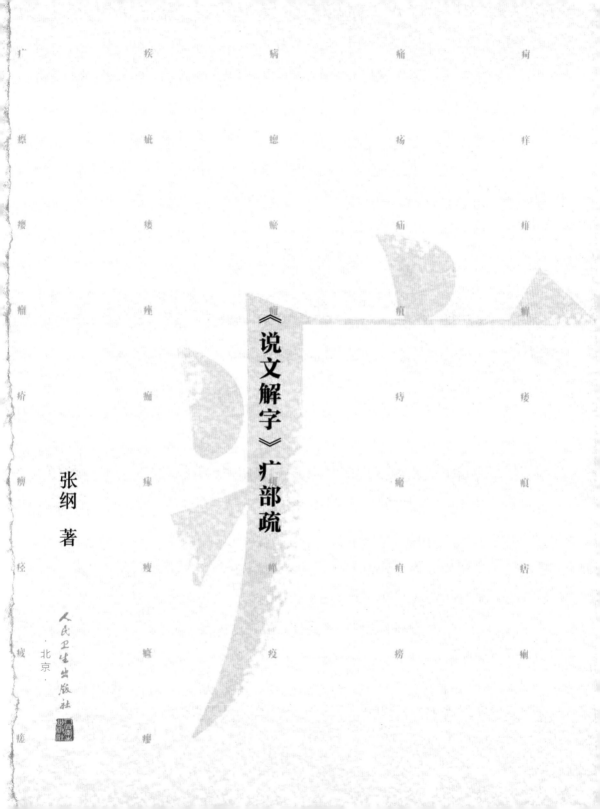

《说文解字》疒部疏

张纲 著

人民卫生出版社
· 北京 ·

图书在版编目（CIP）数据

《说文解字》疒部疏 / 张纲著 . —北京：人民卫生出版社，2021.8

ISBN 978-7-117-31881-5

Ⅰ.①说… Ⅱ.①张… Ⅲ.①《说文》–研究 Ⅳ.①H161

中国版本图书馆 CIP 数据核字（2021）第 155569 号

| 人卫智网 | www.ipmph.com | 医学教育、学术、考试、健康，购书智慧智能综合服务平台 |
| 人卫官网 | www.pmph.com | 人卫官方资讯发布平台 |

《说文解字》疒部疏
《Shuowen Jiezi》Nebu Shu

著　　者：张　纲

出版发行：人民卫生出版社（中继线 010-59780011）

地　　址：北京市朝阳区潘家园南里 19 号

邮　　编：100021

E - mail：pmph @ pmph.com

购书热线：010-59787592　010-59787584　010-65264830

印　　刷：北京顶佳世纪印刷有限公司

经　　销：新华书店

开　　本：889×1194　1/24　印张：18.5

字　　数：362 千字

版　　次：2021 年 8 月第 1 版

印　　次：2021 年 9 月第 1 次印刷

标准书号：ISBN 978-7-117-31881-5

定　　价：89.00 元

打击盗版举报电话：010-59787491　E-mail：WQ @ pmph.com

质量问题联系电话：010-59787234　E-mail：zhiliang @ pmph.com

作者简介

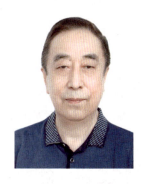

　　张纲，男，1952年生，山东省青岛市人，硕士研究生学历。当代中医名物训诂学家、中医疾病史学家，民国时期"济南四大名医"之一王兰斋之曾外孙。

　　受书香门第家庭氛围的影响及"文革"初期母患重病的激励，于14岁（即古所称"十五岁"）志学之年即发愤学医，兼习古文；19岁弱冠之年乃悬壶乡里，扶伤救危；29岁而立之年毕业于卫生部中医研究院（即今"中国中医科学院"）研究生班，深得方药中、谢海洲等导师之亲传。毕业后从事中医编辑、中医临床及文献考据工作三十余年。退休后于日常应诊之余，继续文献研究工作至今。

代表著作：《中医百病名源考》，1997年人民卫生出版社出版；后由台湾文光出版集团于2002年出版繁体字版。

主要论文：《癫痫持续状态治验一则》《肺闭耳聋证治浅谈》《大柴胡汤治疗杂病的体会》《岂止"温"胆，并"温"五脏——也谈古方温胆汤》《〈内经〉癫狂名实辨》《〈内经〉"食亦""淋露"考》《〈医縢〉释病刊误二则》等，发表于《中医杂志》《北京中医》《辽宁中医杂志》《医古文知识》（现名《中医药文化》）等十余家国内中医期刊。

治学格言：不盲从权威，不迷信定论；循名而责实，格物以致知。

序

　　东汉许慎《说文解字》十五卷，系我国第一部系统分析字形、辨识声读、说解字义、考究字源并按部编排之汉语字典。全书收字9 353个，重文1 163个，叙篆文以合古籀，凡秦代小篆文体几搜罗靡遗，而两周古文籀文亦数量可观，学者可因此而上溯商周甲文金文造字之源，下析秦汉分隶行草流变之迹，诚乃中国文字学长河中纵行之舟楫、横渡之津梁也。全书以指事、象形、形声、会意、转注、假借之六书理论，分析字形、辨别声读，以说解字义、推求字源，务求所释文字之义，必密合其形，所推文字之源，由来于其声也。如所谓"仓颉之初作书，盖依类象形故谓之文，其后形声相益即谓之字，字者言孳乳而浸多也""文，错画也，象交文""刃，刀也，象刀有刃之形""祭，祭祀也，从示，以手持肉""祠，春祭曰祠，品物少、多文词也"是也。而义与形合者，为字之本义；字出某声者，乃字之来源。故其依类象形、形声相益等说解，洵所谓求本字、推字源者也。与传笺之解经，但随文释义，字无定诂者，迥然不同。而后世语言文字学中所言因形求义、因声索义者，此其滥觞焉。又，全书在编排上，则分别部居，据形系联，类分9 353字为540部，首开中国字典编纂史上部首编排法之先河，至今延续应用，奉为圭臬。较之其前《尔雅》《方言》类之以事以物、分卷分章编排者，优胜之处不知凡几，可谓"检一字而顷刻即得，得一字而同类咸备"，其筚路蓝缕之功，实具有里程碑式之作用。不特此也，在所分540部中，诸凡天文、地理、宗教、历法、农耕、畜牧、医学、生物、矿产、丝织、乐器、货币等，无不涵盖于内，所谓"六艺群书之诂，皆训其意；而天地鬼神、山川草木、鸟兽蚰虫、杂物奇怪、王制礼仪、世间人事，莫不毕载"，为各门类人员进行专业性研究带来极大便利，故直呼为中国古代之百科全书，不为过也。尤其《疒部》所含医学资料，蔚为大观，对于中医疾病史之研究，当裨益非凡。

《说文》之为书，功莫大焉，非但为后世文字研究、字典编写，提供了诸多启迪性方法，而且为现代百科全书之分门编纂，亦提供了大量原始性资料，颇值得今人重之宝也。然以《说文》成书，年代久远，韦绝简散，加之许翁说解，辞简义奥，披会亦难，故每致后人始而神往，而终则却步焉。有鉴于此，五代至宋间，徐氏兄弟之大小徐本《说文》相继问世，于校勘、辑遗、注音、释义方面，均做出开创性工作，使《说文解字》一书，遂有此既完且善之定本也。而迄于清代，更是盛况空前，治《说文》者何止百家之多，而其中成就最高、影响最大者，当推段（玉裁）、桂（馥）、王（筠）、朱（骏声）之《说文》四家。四家之中，段公玉裁又雄踞其首，为其翘楚也。所著《说文解字注》，几穷尽段公毕生之力，历时近三十年始告完成，洋洋洒洒，字逾百万，堪称巨著。无怪乎为同时代人王念孙公誉为"千七百年来无此作矣"。

段公玉裁几毕其一生之力著《说文解字注》，成就卓著，可谓"慎翁之后，直至段公"矣。然毕竟以一人之力、一生之功，格万物之理，而欲其皆精者，当非唯物。尤其于专业性较强之学科门类如医学类，则实其短板。此由段公之文字、音韵、训诂水平俱属上乘，而独于《疒部》之注乃惜墨如金者，可知其殆亦深知：医乃巨事，未可漫言也。段公玉裁如是，而其余三公亦然。此《说文》540部中，专业性较强之门类，须有专业人员参与注解者，乃势之必然也。

余生也晚，未及朴学隆兴之乾嘉盛世，论国学功力当远逊于段公，不及其万一，而犹孜孜兀兀，欲为其《疒部》注而作疏，以纠偏补遗者，诚以近百年来地下甲骨鼎彝、竹简帛书之不断出土，其上文字饱含上古医学文献，此类文献，清人不经见，而今人可遍览，不仅可证许，亦且可证段。且余一医者，涵泳于医学文海之中得其沐浴濡染者五十余年，段公之讽《诗》《书》，亦正犹余之诵《内》《难》也。又，平日闲暇，于段公之《注》即常加披览，而志学之年，已对许翁之《说文》尊崇备至。此余之所以今为此书，以襄段弘许也。

　　余著是书，一则兴趣所使，一则抱负致然，无关世间名利，不涉人格褒贬。倘如段公九泉有知，亦必起而相揖，嘉许于余之此心焉。

张纲

2020年6月24日灯下　于仰兰斋

凡　例

1.本书目次之编排，初应一仍《说文·疒部》字序之旧，然因《说文》以说解文字为基，本书以疏解病名为准，故对本为二字，而实属一名者，则多采取合二而一、并而论述之原则，如将原书之"疾"与"病"、"瘀"与"疝"、"疹"与"痛"、"瘢"与"痕"、"痨"与"瘵"、"痈"与"疽"等本各自独立之单列字，组合而为"疾病"、"瘀疝"、"疹痛"、"瘢痕"、"痨瘵"与"痈疽"等两两复合之双音词者，即职是之故。而对于"瘝"与"痹"二单列字，本亦应遵从此原则，合并之为"瘝痹"，但以其一名之中之二字，古既自可成名，而又各具别义，故为尽量维系《说文·疒部》之原貌，则姑仍其旧，不作变更也。

2.本书于正文之中每病疏解之开篇，均分列四节。首节为宋·徐铉等校订之《说文解字》之原文，世称此本为大徐本《说文》，本节于文前不作书名之标记。次节为南唐·徐锴所纂《说文系传》之原文，世称此本为小徐本《说文》，本节简称为"系传"，标志于文前。三节为清·段玉裁所撰《说文解字注》之原文，本节简称此书为"段注"，亦标志于文前。末节乃晚生为段注作注之所谓"疏"者，本节简称为"纲疏"，并亦标志于文前。全书体例率皆如此，前后不变。

3.每篇首节所列《说文解字》之原文，乃独据大徐本《说文》者，则以东汉·许慎《说文解字》成书后，历经晋唐间之鲁鱼亥豕、辗转传抄，李阳冰之师心自用、"刊定修正"，以致窜乱讹脱，不可卒读。幸于宋雍熙年间，徐铉等奉诏，精加校理，始复其貌。故宋之以来，凡治《说文》者，皆据此本。

4.每篇次节复载小徐本《说文》之文以为继者，乃以铉弟徐锴，治《说文》之学，功埒其兄，且《系传》之文，与铉本或异，故两相参览，可互见长短。加之锴本文中，间或有注，其注则时有神来之笔，颇具点睛之用。故将其兄弟之文，前后列出，以为双璧。

5.每篇三节列注而独取段玉裁《说文解字注》者，则以《说文》成书，年代久远，风迹殊变，加之许翁说解，辞简义奥，披会亦难，故每令欲治此学者，却步不前。而金坛段氏，不畏其难，积三十年之功著成《说文解字注》得为《说文》四大家之首，有清一代无出其右者。故凡治《说文》之学者，倘舍弃此书则不足以观。

6.每篇四节以至于篇末乃余之疏。疏者，为注作注之谓，意即为旧注进行阐释、疏解与订正。历来注《说文》者，首推段氏《说文解字注》。但段注浩博，文字既简，讹误亦多，盖以其术业非专攻也。遂于其正确者发扬之，于其疏漏者补苴之，而于其显为谬误者则径又予以驳正之也。此无他，聊使习经读史者有所遵循，研究医籍者不致彷徨耳。

7.本书对所有疾病名义之训释，均采用名物训诂之方式而进行。在览群书识众物、熟古音谙古字之前提下，始则因于字音而求名，据于字形而探义，于各自厘清其名实后，进而结合经典，循其名而责其实，援其实而证其名，亦即实而不能确其义者，因名求之，名而不能定其由者，因实求之。如此循环往复，既独立探寻，复相互求证，务使名实相安，而各得确诂矣。

8.本书以名物训诂之方式对于汉代《说文》之疒部以训释，自应按文字之古音古形而进行。书中对古音中韵部之划分，主要采纳王力先生之古韵二十九部之说，并兼取郭锡良先生之调整方案；声纽之归类，则主要依据黄侃先生之古声十九组之说，并兼采曾运乾先生之"喻三归匣""喻四归定"之修正意见。而上古字形，则主要参照《甲骨文编》《金文编》《古文字类编》及《古汉语文字字形表》等书。

补充说明

1. 本书稿于呈交人民卫生出版社后，编辑同志虑及读者对象不同，所取不一，建议于每篇正文之前，增写一短文，由省略正文之详尽考证而成，旨在围绕主题，通贯大义，俾读者一目了然，便捷领会。余深以为然，欣然接受。现每篇标题之下，正文之前所增"概说"者是也。

2. 为更加清晰、确切解释字形、字义，文中保留部分汉字的繁体字形。

3. 个别类推简化字参考《汉语大字典》第2版（四川辞书出版社　崇文书局2018年版）选用。

目　录

疒　　疾　　病　　痛　　疴

瘵　　疵　　瘜　　疡　　痒

瘿　　瘘　　瘵　　疝　　瘅

瘤　　痤　　痫　　疽　　癣

疗　　痢　　瘕　　痔　　痿

痹　　瘝　　痩　　瘟　　痕

痉　　瘦　　瘅　　疳　　痣

疲　　瘈　　疫　　痨　　痢

瘥　　瘘

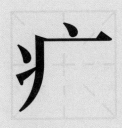

概说

　　疒（疒）即卧（卧）字，由隶定甲骨文等古文字时所据其"床"符之不同（因视角不同，床腿不等）而字形各异（今卧字所从之"臣"当为"目"讹），遂因以字形之为卧者言常卧，而以字形之作疒者言病卧也。此由疒卧之字，本俱象人于床卧之形，而古读卧声或正如疒者，可以证矣。疒言病卧者，殷商时期有疒首、疒目、疒齿、疒止（趾）之名，本用为凡疾凡病之统称；而迨至秦汉，复又有"凡疾凡病之属皆从疒"之律，转用之为疾病名字之部首也。疒之初文本同于卧者，以甲骨文字常须横看始见其义，横看则疒正为卧，竖看则疒又为倚也。而秦汉以来，人皆训疒而为倚者，当由不知传承为"古""籀"等古文字，其"疒"字亦当须横看之故也。

疒，倚也，人有疾病；象倚箸之形。凡疒之属皆从疒。女戹切。

【系传】

疒，痾也，人有疾病；象倚著之形。凡疒之属皆从疒。臣锴曰：今日谓人勉强不得已曰戹，疒则此字。痾者，病气有所倚也。疒象人垂四体也；一，所倚之物也。女戹反。

【段注】

疒，倚也：倚与疒，音相近。人有疾痛也：也字，《玉篇》有。象倚箸之形：横者直者相距，故曰象倚箸之形。或谓即牀状牆戕之左旁，不知其音迥不相同也。女戹切：十六部。凡疒之属皆从疒。

【纲疏】

"疒"谓人有疾病象倚着形，则所倚者为"床"，而倚床者乃"人"也。故其"疒"者固系床字，而疒旁之"一"者，则当为人字矣。由观"从疒员声"之"痕"字，西周金文形作"𤻲"（见师痕簋），"从疒肙声"之痟字，春秋金文形作"𤵼"（见国差𦉴），其"疒""北"之符，正即"从床"并"从人"，则小篆"疒"字本当为左疒右人，而实亦即甲骨文中象人病卧床之"𤶃"（或作"北"作"牀"。见《殷虚文字乙编》7797. 6819. 7488甲片）者，可无疑矣。（按：甲骨文中之象形字，常须横看，始见其义。如"𤶃""北""牀"横看作"𥄋""𥄋""𥄋"，则人病卧床并汗出淋漓之象自可显见。）

疒字之形象人病卧床，此证之甲骨文字，自属昭然。而至其先秦或即其殷商之本音者，清·徐灏《说文解字注笺》云："疒，女

疒

2

尼切，读与匿同。高诱注《吕览·论人》云：'匿，犹伏也。'即睡卧之意也。"章太炎《文始》云："今音在舌上娘纽，古音宜在舌头泥纽，亦作浅喉音，旁转歌变易为倚依也，稍侈在深喉又变易为卧伏也。"（按：章氏所言"浅喉"与"深喉"，本与常说正相反。故其所谓"浅喉音"者，当即常说之深喉音，而其所谓"深喉音"者，又实即常说之浅喉音。）乃以"疒"字之二徐之音"女尼切"、《广韵》之音"尼尼切"者，辗转相训而求之也。然二徐、《广韵》之疒音，当俱来源于孙愐之《唐韵》，而《唐韵》所本，不过为颜之推等之《切韵》，则其所谓"女尼切"（"尼尼切"）者，当既非两汉之"疒"音，而更非殷商之"疒"音矣。故以此魏晋以来之"中古音"，而欲索两汉以前之上古称者，宜其所费不少，而所得无多也。

今谓"疒"于殷商究读若何？虽难以遽然而定之，然若即两汉之音以索之，似仍可得其端倪也。大徐本《说文》云"疒，倚也"，训疒为"倚"；小徐本《说文》云"疒，痾也"，训疒为"痾"。而倚与痾音本无异，均为"上古音"之深喉影纽歌部字。故《说文》训疒为"倚""痾"者，即不特为义训，亦当为音训。而字可互为音训者，其音即不相同，亦必不相远。今由疒可音训为倚、痾，并结合其甲骨文之形本象人于床卧，则疒之先秦之古音，或即其殷商之本音者，初殆正即读为"卧"也。

疒之音本读为卧者，上古音卧属浅喉疑母歌部，倚痾属深喉影母歌部，卧与倚痾，音颇相近，故浅喉略转入深喉，而卧即音为倚痾矣。此其一也。古者名由音系，而音在字先，故殷商之民盖初因人之病卧而立"卧"名，而后复因卧声而制"疒"字，以象人有疾病之卧于床形。此其二也。《说文》训疒为倚者，盖不知"人所倚箸"之"爿"者，实即"床"字，当须横看。横看正即为卧，竖看则又为倚。而时处东汉之许君，既误疒字之形体为"亻"立人倚，故而音略转之以求密合耳。此其三也。《说文·卧部》收"臥"字，"从卧食"，本乃"楚谓小儿嬾（懒）"之名。而据《玉篇》"楚人谓嬾曰臥"之训以观之，则今本《说文》殆衍"儿"字。而臥训"小嬾"，当即所谓食后困倦欲暂卧者（食饱则懒而欲卧，食消则懒已而起，以懒不持续，故谓"小懒"）。故字"从卧食"之"臥"者，亦当以"卧"为其声，本属"会意兼声"之例矣。臥之既以卧为声，而《广韵》音"臥"为"尼厄切"，与"疒"字之音读又全然无别，则先秦时期之音"疒"为"卧"者，即正犹魏晋以来之音"疒"为"臥"耳。此其四也。而由此数端以观之，则"疒"字之古音初当为"卧"者，可以明矣。盖人有疾病者每须卧床，故远古之民本即以"卧"声而称之，而时至殷商又制"疒"字以名焉。

按殷商时期疾病以"疒"为名者，本当为百病之统称，而非为一病之专名也。此由卜辞之中凡疾首病止（趾）、病目疾齿之"首""止""目""齿"之上皆冠以"疒"字，而为"疒首""疒齿""疒目""疒齿"者，即可知之。然凡言疾病即冠此"疒"于病所前，于发音、书写均不便，故后人为趋于约易而简便，则于手书之时即用为部首，于口读之时则径予省之矣。如卜辞中之"疒役"名，后世合二而一之为"瘦"者（瘦，即今之疫字。参本书"疫"篇），即其明证。

"疒役"之称，后世演变为"瘦"名，此依托于文字而"疒"始

疒

得以保留者，然凭借于语言则"疒"必又无所寄托也。此以语言者为但取其声，而文字者兼具其形。瘕之凡以文体现者，"疒"可为其字之"形符"，而瘕之若以语体现者，则但可显其"声符"之"役"之音耳。而周秦时尚音，汉以来尚形，故疾病之名字先秦固有从"疒"者，而更多则为不从者。如《五十二病方》中"瘴""痫""疝""癫"诸名本但作"虐""间""山""颓"，而不从"疒"者，即其证也。故今之所见古代疾病名字几皆从"疒"者，则殆又为汉以来人为强求一律所后加耳。如本篆下云："凡疒之属皆从疒。"即其证也。而要之，疾病之名本多由古人近取诸身，远取诸物，取类比象之所立，故病如"泄（瀑布）"之下泻者，即名为"泄泻"。而名此病为"泄泻"，可知即为"疒泄泻"，而不必定加"疒"符于"泄泻"上也。诚然，若加"疒"符于"泄泻"上，更可明确区别于瀑布下泻之"泄泻"，然如此造字以解决文字之意义分化者，则必致滥而无穷尽矣。此正如唐·陆德明《经典释文·序录》云："岂必飞禽即须安鸟，水族便应著鱼，蟲类要作虫旁，草类皆从两中？如此之类，实不可依，今并较量，不从流俗。"亦一犹日人丹波元简《医縢·文字从疒》云："医书文字，温疫之为瘟疫，水肿之为浖瘇，鼓胀之为癥痕，消渴之为痟瘑，劳瘵之为痨瘵，霍乱之为瘬乱，历节之为疬痹，哮嗽之为痔瘚，眩晕之为痃痹，鼠漏之为瘰瘺，痄腮之为痄瘟，便毒之为瘲毒，发背之为发痟，辣离之为癞癰，休息痢之为痳瘜痢。凡此类强从疒者，郭忠恕所谓'飞禽即须安鸟，水族便应著鱼'，正是此之谓也。"故汉之以来疾病名字之多从"疒"者，以其渊源有自，固无可厚非，然周秦之时以其尚音不尚形，故所立疾病名字或不从"疒"者，当亦为止例，而未可遽谓之假借也。且文字之初即从"疒"或后复从

"疒"者，其"疒"符之为义，若就殷商以言之，则无非相当于"疒X"，倘即秦汉而言之，亦不过略同于"X病"。故综合古今以观之，凡字之形符为"疒"者，除为示其字之所记为病症名外，当无他义；而可真切表明每一疾病名称之含义者，则在于各字"疒"下之"声符"耳。此所谓声之所在，即义之所在也。而本书于考释各病名称时，每置其所冠"疒"之"形符"而不释，但刻意诠解其"声符"（或曰"本字"）者，即由斯也。

至于"疒"所从来之"卧"称，其字《说文》谓"从人臣"者，杨树达先生《积微居小学述林·释卧》云："字从人臣，殊无义理，说者多以臣象屈服之形说之，亦为牵强。朱骏声疑臣字为臣（纲按：臣即颐字。《臣部》云："臣，顄也；象形。顄，篆文臣。"）之形误，谓人卧则臣隐于几。按卧不必于几，即隐几而卧，亦不必以臣当几也。余谓古文臣与目同形，卧当从人从目。盖人当寝卧，身体官骸与觉时皆无别异，所异者独目尔，觉时目张，卧时则目合也。"盖杨氏以《说文》之卧"从人臣"者，当为"从人从目"之会意，谓人之目合正所谓"卧"也。

今谓朱氏骏声之"臣"为"臣"讹、"人"为"几"讹之说（按：朱氏并以"人""臣"为"几""臣"之讹，杨氏征引未备。参《说文通训定声》），固属穿凿，可无论矣，而杨氏树达之"臣"当为"目"、卧从人目之论，殆亦牵强。此以"人目"会意，非所谓"人眼"，即所谓"视""见"，其与"闭合"何干耶？且古所谓"卧"者，非尽谓"眠"，其与"人目"复何干耶？而若谓"人臣"之"臣"者果为讹，则其所讹之字正当为"爿"，而"卧"实乃字从"爿人"以会意也。由观"爿"之古文形体本作"目"（《说文》疾之古文"𤕫"字从此），或亦作"目"（"爿"或"片"，象床之侧面观，故但见两腿；"目"或"目"象床由一角视，故遍见四腿），而书之稍讹则易为"臣"者，可以知矣。然则字从"目人"之"卧"者，正当为字从"爿人"之"疒"耳。二者不特音相同，而其形亦本无异也。

若小篆"卧"之"臣"符果有讹，而"卧""疒"实本为一字，则甲骨文中即当先有"𠂤"字以言常卧，后有"𤕫"字（象人病卧床而汗出之形）以言病卧，而"𤕫"则本由"𠂤"而来也。然殆由殷商之人于契刻卜辞时为趋便捷，于本当作"𤕫"者或亦作"𠂤"，遂致于甲骨文之"𠂤""𤕫"渐不分，而本言常卧者亦言病卧耳。因此之故，"𠂤"之与"𤕫"后人遂一并以"疒"作，而"凡疒之属皆从疒"之义谓病卧之"疒"者，则一犹"𤕫"，而与本言常卧之"𠂤"（"卧"）无别也。

疒本卧字，从爿从人，象人卧床形，古人习以言病卧，则许君训疒为倚，而段氏从而附和者，俱误！

疾病

概说

　　疾本外证，名字来源于箭镞伤；病乃内证，名字来源于心忧烦。然但凡外证，大多轻浅，而凡内证，则多深重，故疾病之本由言内外，转而又可谓轻重矣。此即古人析言之时，以病为疾加、疾为病减，谓二者不同之所由来也。然疾之由浅入深者，亦可称病；病之由重转轻者，亦可名疾。此则古人统言之时，以疾亦病、病亦疾，于二者不分之故也。盖疾病对言，则疾轻浅而病深重。故古人即尝诫曰"世人以觉病之日，始作为疾，犹以气绝之日，为身丧之候也"，因而力倡"圣人不治已病，治未病"，否则"病已成而后药之"，则邪已入深，多达于骨髓或膏肓，病必不治，即所谓"其在骨髓，虽司命无奈之何！""在肓之上，膏之下，药不至焉，不可为也。"故古人之所谓"治未病"者，乃言于"疾未至病时"之治也，而非所谓"未疾前之防治"也。以"未疾"之前，则但可云"防"，不可云"治"，而直至于"既疾""未病"时，始可以言"治"矣。

疾，病也；从疒，矢声。秦悉切。𤕫，古文疾。𤶽，籀文疾。

病，疾加也；从疒，丙声。皮命切。

【系传】

疾，病也；从疒，矢声。慈悉反。𤶽，籀文疾。臣锴曰：病来急，故从矢，矢急疾也。𤕫，古文。病，疾加也；从疒，丙声。臣锴曰：《春秋左传》曰：公疾病也。疲柄反。

【段注】

疾，病也：析言之则病为疾加，浑言之则疾亦病也。按经传多训为急也、速也，此引伸之义，如病之来多无期无迹也。《止部》曰：疌，疾也。从疒，矢声：矢能伤人，矢之去甚速，故从矢会意，声字疑衍。秦悉切：十二部。𤕫，籀文疾：从廿者，古文疾也。从𣎴者，𤶽省也。廿，古文：各本篆体作𤕫，是仍与小篆无异，今正。考窃篆下曰：廿，古文疾。童篆下曰：廿，古文以为疾。此廿为古文疾之明证。而《集韵》《类篇》皆曰：廿，古文疾。𤶽，籀文疾。此丁度所见不误之明证也。其曰籀文作𤶽、又作𤕫者，乃当其时已有误本同今本，而因并入之，又讹古为籀也。病，疾加也：苞咸注《论语》曰：疾甚曰病。从疒，丙声。皮命切：古音在十部。

【纲疏】

疾病者，统言之则疾亦病、病亦疾，疾病之义并无所别。本文云："疾，病也。"《吕氏春秋·尽数》云："凡养生莫若知本，知本则疾无由至矣。"《周礼·天官冢宰·疾医》云："以五味、五谷、五药养其病。"是也。而析言之则疾轻浅，病深重，疾病之义又颇不同矣。本文云："病，疾加也。"《睡虎地秦墓竹简·日书甲种·病》云："甲乙有疾……戊己病（按：木来克土，故疾加而病）……；丙丁有疾……庚辛病（按：火来克金，故疾加而病）……；戊己有疾……壬癸病（按：土来克水，故疾加而病）……；庚辛有疾……甲乙病（按：金来克木，故疾加而病）……；壬癸有病……丙丁病（按：水来克火，故疾加而病）。"是也。

　　按：上古但有疾称，而无病名。此由殷商甲文、西周金文，以及《易》《诗》《春秋》之中，屡屡言疾，而独不及病者，可以知矣。而疾，甲文作"𤕫"、作"𤕫"（见《殷墟文字乙编》383《殷虚书契后编》下35.2），金文作"𤕫"（见《毛公鼎》），均象人着箭矢于腋下形，当即疾字之初文也。王国维《毛公鼎考释》云："疾之本字，象人亦（腋）下著矢形。古多战事，人著矢则疾矣。"是也。至于字之由"𤕫"转为"疾"者，殆又始之于春秋矣。如《侯马盟书》疾作"𤕫"《上官鼎铭》疾作"疾"者，即其明证。而此"𤕫""疾"之二形，当又为周原甲文及《说文》古文中疾之字形之省减也。如《周原甲骨文》图1疾作"𤕫"，云："三止（趾）又（有）𤕫。"《说文·疒部》云："疾，病也；从疒，矢声。𤕫，古文疾。"是也。故春秋时期之疾字，本即殷商之"𤕫"至周而为之增"爿"者也。而"爿"者，象"床"之形，当即床字之初文（爿，本当作"丌丌"，或从古文𤕫之形符而作"丌丌"。盖为书写之美观，故后乃作"爿"作"爿"矣。此由甲骨文中"虎""豹""犬""象"诸象形文字，亦均竖写，可以知矣），则从"大"（甲骨文"大"象人正立之形）从"矢"而益以"爿"符之疾者，盖本即以会人腋着矢而病卧床榻之意，且正合隶变之"疾"字（见《汉语大字典》）之形者，亦可知之矣。

疾之初文本作"𤶊"，由其从大从矢，知其本谓矢伤病，此因形求之而得其义者。然若进而因声以求之，求其名所由来者，则"𤶊"字音"疾"乃本言急疾也。此殆以人为矢伤者病势急，而治疗之举措并亦疾，故因此疾声而为称，遂有此疾之一名耳。疾以名病本言急疾者，此由疾之为字，本言病急，而并言凡急，如《诗·大雅·召旻》"旻天疾威"，郑玄笺云"疾，犹急也，《左传·襄公十一年》"晋不吾疾也"，杜预注云"疾，急也"，可以知矣。盖古时本先有疾声以言急疾，而无其字；至为矢伤以制"𤶊"，始有义谓急疾之"疾"字，然又本为矢伤为病之所制，以言其病势之急疾耳。故由声而论，疾之为名固源于急疾，然以字而言，则疾言凡急者又为本言病急之引申义，此名源于急疾之义之疾者，何以本以言病急，而后用之言凡急也。《潜研堂文集·答问音韵》云："人有形即有声，声音在文字之先，而文字必假声音以成。"是也。

"古多战事，人著矢则疾矣"。然战事之伤，不独由矢，即刀枪棍棒、跌仆扭捩者，当并在其列矣。且上古战事既多，而野兽亦夥，故由兽啮为疾者，亦复不少。然观甲骨文中乃无此相应伤病之名字，盖不烦一一而造字，遂并以此"𤶊"字而赅焉。此疾之一名当兼括刀枪、棍棒、跌仆、扭捩、虫兽诸伤而言者，亦由可知也。而箭矢、刀枪、跌仆、虫兽之伤者均来源于外，故总括诸伤而言之疾者，遂渐为疾病之由"外因"所致之统名矣。此由其后约当于春秋初中期，疾之一名复被引申之以称"客气"（指自然界之风、寒、暑、湿、燥、火等"六淫之气"，由外袭人而致病者）所伤而为病者，如《诗·小雅·小弁》所云"疢如疾首",《释名·释疾病》所谓"疾,疾也,客气中人急疾也",即可知之。唯"客气"为病,固亦属"外伤"(今称"外感"),但实又为箭矢等"外伤"之引申义,故《释名》以"客气中人急疾"以释上古名疾之由者,则属以今为古,失其义也。

至于病者,则又名承"疢"来,义与"疾"对,而为专即七情所伤、火从中生之疾病所言者也。此殆以时至于西周末年或春秋初期,人已知疾病之生者不独由外,即自身之内在因素亦可为之;而内在之因,必诊始明,且火邪为多。故因"诊"之声而名为"疹",后字复从火而定作"疢",此"内伤"之疾病遂有其名矣。(参本书"疢"篇。)唯此火从中生之"疢"者,本多由抑郁所伤、五志过极所致然,一如《诗·小雅·小弁》之所谓"踧踧周道,鞠为茂草。我心忧伤,惄焉如捣。假寐永叹,维忧用老。心之忧矣,疢如疾首",故为表义之确切,约至于春秋之末年,斯"病"之一名继又生焉。《论语·子罕》云:"子疾病,子路使门人为臣。"是也。

以"病"为名,而称忧伤抑郁、火从中生者,盖病之言怲也,怲者忧也,谓忧心如燔而火生于内也。《素问·玉机真藏论》云:"忧、恐、悲、喜、怒,令不得以次,故令人有大病矣。"《史记·扁鹊仓公列传》云:"周身热、脉盛者,为重阳。重阳者,逿心主,故烦懑食不下……此悲心所生,病得之忧也。"此忧心如燔,火从中生,乃可致人于病者也。又,《说文·心部》云:"怲,忧也;从心,丙声。《诗》曰:'忧心怲怲。'"又云:"惔,忧也;从心,炎声。《诗》曰:'忧心如惔。'"此又病之言怲,怲义如惔,而谓人之忧心如燔者也。忧心如燔,则病易内生,而《诗》之怲怲,又正状此忧,故因乎人所熟知之《诗》句，以病言恟而称之，遂有此"病"之一名耳。而由此本言"忧心恟恟"之"病"名立，专即忧伤抑郁、火从中生之疾患言，与夫本谓外伤、外感之"疾"对立，故"病"以言内而主内伤，"疾"以言外而主外伤（兼指外感），至此而界限分明，表里判然。此传统中医所谓"外感六淫""内伤七情"之病因学，已尽于春秋末年由此"疾""病"之严格分界而得以体现矣。至如《三因极一病证方论·三因论》所谓："六淫，天之常气，冒之则先自经络流入，内合于脏腑，为外所因。七情，人之常性，动之则先自脏腑郁发，外形于肢体，为内所因。其如饮食饥饱、叫呼伤气、尽神度量、疲极筋力、阴阳违逆，乃至虎狼毒虫、金疮踒折、疰忤附着、鬼魇溺水等，有悖常理，为不内外因。"以外感六淫为"外因"，内伤七情为"内因"，而反以"虎狼毒虫、金疮踒折"等外伤为"不内外因"者，则又为千六七年后之南宋时代之事耳。

春秋末年以来，既以疾言外而病言内，则疾与病遂相对立矣。然二者既相对立，则必相统一，故"病"之由深而浅、由里转表者亦可称"疾"，而"疾"之由浅入深、由轻而重者亦可称"病"，此"疾""病"之名本由其在外在表者为"疾"，在内在里者为"病"，转而又为病之轻浅者为"疾"，而疾之深重者为"病"矣。故初为区别于外伤之"疾"称，而立之内伤之"病"名，借之以两相对待者，乃由疾病之由表入里、由内达外之自身规律所决定，自其为名之日即蕴育疾浅病深、疾轻病重之转义，固又非初名疾病之本意耳。《论语·子罕》云："子疾病，子路使门人为臣。"《左传·宣公十五年》云："初，魏武子有嬖妾无子。武子疾，命颗曰：'必嫁是。'疾病则曰：'必以为殉。'及卒，颗嫁之，曰：'疾病则乱，吾从其治也。'"

所言"疾病"者，当均谓"疾而病"，即由疾而转病、渐及于危笃之谓也。此由本文云"病，疾加也"、《子罕》包咸注云"病，疾甚也"者，可知之矣。又《史记·扁鹊仓公列传》云："扁鹊过齐，齐桓侯客之。入朝见，曰：'君有疾在腠理，不治将深。'……后五日，扁鹊复见，曰：'君有疾在血脉，不治恐深。'……后五日，扁鹊复见，曰：'君有疾在肠胃，不治将深。'……后五日，扁鹊复见，望见桓侯而退走。……后五日，桓侯体病，使人召扁鹊，扁鹊已逃去。桓侯遂死。"所言"疾""病"，正"疾"浅"病"深，义相对待者；而若由"疾"转为"病"，则邪之日深，渐至危殆也。此与《素问·阴阳应象大论》所谓"故邪风之至，疾如风雨，善治者治皮毛，其次治肌肤，其次治筋脉，其次治六腑，其次治五脏。治五脏者，半死半生也"，义亦正同矣。"疾""病"对待，本谓"外""内"；转而言之，又言"浅""深"。而《释名·释疾病》云："疾，疾也，客气中人急疾也。病，并也，与正气并在肤体中也。"乃径以"客气"入肤与"正气并"，而释"病"之所谓"疾加"者，殆即误以"病"言"疾加"者为本义，而不知"疾加"固为"病"本谓"内"之转义耳。而"疾""病"转言谓"浅""深"者，其"浅""深"质言之乃"轻""重"矣。此《史记》之所以始称桓侯初病轻浅之为"疾"，而终称其疾久深重之为病者也。而清代著名训诂学家王念孙《读书杂志三·史记第五》"体病"条云："桓侯之病由腠理，而血脉，而肠胃，而骨髓，至此则病发而体痛，故《养生论》曰：'桓侯以觉痛之日，为受病之始。'若言体病，则非其指矣。《太平御览》'人事部''方术部'引此作'体病'，则所见本已误。《文选·为石仲容与孙皓书》注引此正作'体痛'，《韩子·喻老》《新序·杂事》亦作'体痛'。"则又以此与"疾"相对言之"病"者，乃为"痛"字之讹也。按，王氏之校勘、训诂不为不精，然于此乃以"病"为"痛"者，则一间未达矣。观其所据《养生论》"桓侯以觉痛之日，为受病之始"之句，已经由后人之妄改，言辞乖戾，谬误之甚矣。此由葛洪《抱朴子·极言》所谓"世人以觉病之日，始作为疾，犹以气绝之日，为身丧之候也"，两相比勘，可以知矣。且嵇康（《养生论》作者）、葛洪，为魏晋时人，而魏晋去汉未远，当熟知此"疾"轻浅而"病"深重义，断不致以"痛""病"对言，以"痛"为人之濒危症，谓"病"乃人之轻浅候，而道此"以觉痛之日，为受病之始"之不伦不类、堕人云雾之言也。此由南北朝人尚知疾轻病重相为对言之旨趣，如《世说新语·容止》所谓"卫玠从豫章至下都，人久闻其名，观者如堵墙。玠先有羸疾，体不堪劳，遂成病而死"，而反云时处其前，且善于养生、精于文辞之魏人嵇康乃昧此义，又岂非咄咄之怪事哉！又据《养生论》是节之下，唐·李善注引《韩非子》云"扁鹊谓桓侯曰：君有疾在腠理，犹可汤熨，桓侯不信。后病，迎扁鹊，鹊逃之"，则非但《养生论》之"痛"当为"病"、"病"当为"疾"，一如葛氏之所言；即《韩非子》之"体痛"者，亦并经后人之误改，而其正当作"体病"也。至于《新序》之亦作"体痛"者，其致亦然，兹不复赘焉。而王念孙氏所据之本既多失真，宜其征引固博，而谬误难免。且其于汉前之人"对言"疾病之名时，每每寓有浅深轻重之不同者，忽焉不察、了无致意，则其谬误即定属必然，在所难免矣。古所谓智者千虑、必有一失者，此其例也。此春秋以至于南北朝，"疾""病"之义由本谓"内""外"，又转称"深""浅"之故也。

　　古以"病"与"疾"对而言其"深"者，其"深"之尺度本无限定焉。如若以《睡虎地秦墓竹简》及《说文》《释名》所论以观之，则但凡邪气深入、疾加而重者，即可谓"病"，而不必危象既见始可称之矣。然若据《论语》《左传》《史记》及《抱朴子》所论以言之，则凡以"病"称者，其邪气已或入骨髓，或入膏肓，而人已濒死矣。如《史记》中扁鹊之所以谓桓侯为"体病"者，则正如其文中之所谓"其在骨髓，虽司命无奈之何。今在骨髓，臣是以无请也"。又如《左传》中成公之"疾"之所以转而为"病"者，亦正犹其文中之所谓"公疾病，求医于秦。……医至，曰：'疾不可为也，在肓之上，膏之下，攻之不可，达之不及，药不至焉，不可为也。'""疾"而转"病"，每已濒死，故濒死之症古称为"病"者，初非所谓忌讳语，而清·黄生《义府·卷上》"殆将病"条乃云："《礼记·檀弓》：'夫子殆将病也。'病者，师弟子之辞，不敢斥言其死也。"此殆不知古之称"病"者，每每谓疾病已入骨髓与膏肓，本一犹言之"殆将死"也。

疾病者，本相互对立言"内外"，复转由"内""外"谓"深""浅"，此其析而言之本不同者。然"疾"之由浅入深可"疾"而"病"（古每称之为"疾病"），"病"之由深出浅可"病"而"疾"（古或称之为"病间"），此其统而言之又无异者也。"疾""病"之析言本不同，故"疾"自"疾"而"病"自"病"，古人于对言"疾""病"时每如此；而"疾""病"之统言之又无异，故"疾"亦"病"而"病"亦"疾"，古人于散言"疾""病"时则多若是焉。

至于许君于本篆下云"㣻，古文疾。㢿，籀文疾"，窃篆、童篆下云"屰，古文疾"，"屰，古文以为疾字"，而段注乃是《集韵》《类篇》"屰，古文疾。㢿，籀文疾"之说，以为古籀之"疾"当分作

"ᄉ""𥄂"者，今校以甲文金文，则皆无证焉。盖许君之时，固"郡国亦往往于山川得鼎彝，其铭即前代之古文"，然终因所见不广，致有此误矣。而段氏去古已远，于山川鼎彝更"叵复见"，虽其以许证许，谓猴非古文，可谓许君诤臣，然终亦因生非其时，未得亲览身后甲金文字之昌明之学，而因于许说之非，不得尽纠耳。

此外，疾为外证，病为内证，而外证表浅，内证深重，此人之思维习惯之必然，亦词义引申延展之必然。而段注见不及此，但引包咸注《论语》"疾甚曰病"之说，以证许书"病，疾加也"之训，而未能道出其所以然，此亦段注"疾病"之缺憾也！

痛

概说

痛，本作甬俑，而亦作悤溒。其本作甬俑者，乃以甬为声，比拟于人由疼痛所发之声也（古甬声如痛）。又作悤溒者，则以涌者动也，言疼痛之作，必关乎心动也。故痛者本为象声词，为用状人为物伤、由心发动，而自口发出之近乎甬（tong）声之呻吟也。古言疼痛，必关乎心动，今言疼痛，必以其不通。所谓："针石之道，非神不使，药饵气味，非神不应。《内经》论诸痛，皆属于心，亦以痛之微甚，出于心之躁静，非专于气血之通塞也。"此古今言痛，机理各异，而迥然不同者也。

痛，病也；从疒，甬声。他贡切。

【系传】

痛，病也；从疒，甬声。臣锴曰：自此以下多见《尔雅》。他弄反。

【段注】

痛，病也；从疒，甬声。他贡切：九部。

【纲疏】

痛，殆初为象声词，以状人由疼痛所发近乎"甬"声（甬声，古音近"痛"）之呻吟也。《心部》云："恫，痛也。一曰呻吟也。"其恫痛音近，而许君以恫为痛言其苦，又以恫为呻表其状者，殆即谓此。又，颜师古《匡谬正俗·六》云："今痛而呻者，江南俗谓之呻唤，关中俗谓之呻恫，鄙俗言失恫者，呻声之急耳；太原俗谓恫唤云通，此亦以痛而呻吟。其义一也。"殆亦谓此也。故"痛，病也"者，谓人之疼痛之病也。盖人于痛时，始必噤齿禁气以忍之，及至忍无可忍，遂声气呻出，而一犹先抑后扬、声"t"韵"ong"之"甬"声，故因于此声而为名，遂有"痛"之一称耳。《后汉书·邓皇后记》云："后曰：非不痛也，难伤老人意，故忍之耳。"亦痛当有呻而因呻名痛之证也。

痛之为名，本源于人病疼痛所发之声。故古之初为此名者，即但取其声似而以声为名，而后乃继定其名字，始形声相益兼表其义耳。《马王堆汉墓帛书·阴阳十一脉灸经》云：阳明脉"其所产病，颜甬……颈甬、乳甬。"《说文·人部》云:"俑,痛也;从人,甬声。他红切,又余陇切。"是也。盖以甬为痛者,为但拟其声;而从人作俑者,谓痛出于人也。至于《武威汉代医简》简13云"创立不愿",简52云"治金创愿",转以古甬俑之字复为"愿""愿"之形者,则更是以形声相益,欲人睹其字形而遂可获知其病原也。盖字之从心甬声而作愿者,言疼痛之作,必关乎心也。《素问·至真要大论》云:"诸痛痒疮,皆属于心。"《汉书·武帝纪》云:"支体伤,则心憯怛。"是也。而字之从心涌声而作愿者,谓疼痛之作,由乎心动也。《广雅·释诂》云:"愿,动也。"本部云:"痌,动病也。"(痌即痛字。见本书"痌"篇。)《圣济经》卷之七《知极守一章第二》:"针石之道,非神不使;药饵气味,非神不应。《内经》论诸痛皆属于心,亦以痛之微甚,出于心之躁静,非专于气血之通塞也。"吴禔注云:"《内经》论诸痛皆属于心,则心者神之舍,一失其平,则诸痛作,岂特气血通塞使之然耶? 其微其甚,盖心之或躁或静致之尔。"痛必关心,而心动则痛,故义之引申,凡物伤心,所致心之憯怛、涌动不宁者亦皆谓痛,又不特肢体损伤为然也。汉《费凤碑》"癗兮切恻",《武荣碑》"癗乎我君",《李翊夫人碑》"癗感路人",所言癗者皆谓哀痛,而其癗亦古痛字也。然则癗即痛而亦即愿,愿之益扩乃为癗,癗之省心则为痛矣。而今由迄于汉时痛字演变之诸形体,以观此先秦以来之痛之名,则其名所由来者,均已昭显于其中而无所匿焉。

痛必关心而心动则痛,此外而锡创螫啮、内而惕怆憯怛,凡痛为病之必然之理,故以甬为声、本用称外痛之痛名,古所以并以称内痛也。《荀子·礼论》云:"创巨者其日久,痛甚者其愈迟。"此痛之本以称外痛者。又,《说文·心部》云:"惕,忧也。"《广雅·释诂》

云："惕，痛也。"《荀子·礼论》云："哀痛未尽，思慕未忘。"此痛之又以称内痛者也。然锡创螫啮之外痛，固又不同于惕怆憯怛之内痛，故古人为予分辨，乃复别痛而为"痁""恸"，以分言痛病之外内耳。本部："痁，动病也；从疒，蛊省声。"段注云："痁即疼字。……今义疼训痛。"（按段说迂曲，痁字本即痛字也。说详本书"痁"篇）。又《论语·先进》："子哭之恸。"皇侃疏云："恸，谓哀甚也。"是也。痁之与恸，固其所分有内外，然由恸从心动、痁训动病以观之，则内外之痛，又俱以心动之所为也。

上之所谓"心动则痛"者，此古言痛之成因之本说，而为今之医家多所不知。而另有所谓"不通则痛"者，则为古言痛因之又说，乃为今之医家无不了然也。盖心动则痛，所涵者广，外而锡创之痁，内而惕怆之恸，无不由之；而不通则痛者，则所赅者狭，似但为邪阻经络、痹着而痛者所可为然矣。《素问·举痛论》："寒气入经而稽迟，泣而不行，客于脉外则血少，客于脉中则气不通，故卒然而痛。"是也。且后起之"不通则痛"说，本无碍于固有之"心动则痛"一说之宏旨，即如经络痹阻之痹而言，以痹有轻重，痛有微甚，痹痛之甚者，遍历骨节而如虎啮，则其非应心之痛又当云何？此正《圣济经》所谓"亦以痛之微甚，出于心之躁静，非专于气血之通塞"者也。

不通则痛者，其"通"字本但可以言痛之发作与否之理，而不可用释痛之所以得名之由也。此一犹"心动则痛"者，其"动"字亦但可以言痛之发作与否之理，而不可用释痛之所以得名之由矣。而无如汉之刘熙不明其理，释痛以通，因至于结论大谬也。如其于

《释名·释疾病》云："痛，通也，通在肌脉中也。"盖释痛以通，以言痛名之由来者，本与常理之"不通则痛"则正相反。常理以为不通则痛，通则不痛，而今既云其通，则又何痛之有耶？此当即由其滥用声训使之然也。而迨于宋代，王安石于《字说》继云之"宜通而塞则为痛"。此殆为纠《释名》之谬误而言者。然由其既知"不通则痛"实即"塞则为痛"，而犹牵合于与"塞"义反、与"痛"音近之"通"字为释，乃云之"宜通"，则其为说固甚誖，而因循《释名》之误，以痛为通、滥用声训者，亦尽在不言矣。而凡此又皆以失于深究，不知痛之言甬，本象声为名之故耳。

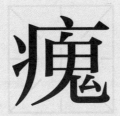

概说

瘣之言块①也，亦块壘也，盖物之成块者必突出，物之突出者必不平，故疾病之以瘣为名者，则一谓体表块壘突出之瘿瘤疾，一谓胸中块壘不平之忧恚病也。故《疒部》训瘣为"病也"者，所指应即忧恚病，而云"一曰肿旁出"者，所指当为瘿瘤疾也。唯《说文》释瘣，引《诗》为"譬彼瘣木"，而今本《诗经》作"譬彼坏木"，坏与瘣异，因使古代注家多所不解，遂致影响于瘣之确解。不知坏木之坏，正当为块，坏字所从之裹，初当为裹，而字之从土裹声者，则正即瘣之名所由来、义言块壘之块字也。坏既块字，而非坏字，故古代注家以块为坏，训瘣之为"内伤病"所致外形败坏者，即大误矣。

---

① 为便于读者分析理解，"块"保留繁体字形"塊"。书中类似情况很多，前文已有说明，今再申之。

瘣，病也；从疒，鬼声。《诗》曰"譬彼瘣木。"一曰肿旁出也。胡罪切。

【系传】

瘣，病也；从疒，鬼声。《诗》曰"譬彼瘣木。"一曰肿旁出也。臣锴按：《尔雅》"抱道木，魁瘣。"注："谓树木丛生，根枝节目盘结魂磊。"户隈反。

【段注】

瘣，病也；从疒，鬼声。胡罪切：十五部。《诗》曰"譬彼瘣木"：今《小雅·小弁》作"坏木"。《传》曰："坏，瘣也，谓伤病也。"《笺》云："犹内伤病之木，内有疾，故无枝也。"按：疑今《毛传》坏瘣二字互讹，许及樊光所引作"瘣木"为是。一曰肿旁出也：此别一义。《释木》："瘣木苻娄。"郭云："谓木病尫伛瘿肿无枝条。"《考工记》："凡揉牙外不廉而内不挫旁不肿。"《注》："肿，瘣也。"

【纲疏】

疾病之古以瘣为名者，盖瘣之为言块也，魂也，亦魂垒也。此以块即魂即魂垒，块、魂之长言即魂垒，魂垒之短言乃块、魂耳。而魂垒，亦作魂磊、魂礧与魁壘，倒言之又作磊砢、礧魂与磊块，本乃以声托义之连语，用状土石木节等凡物之垒结而成块者也。《山海经·北山经》："（肥水）其中多礨石。"晋·郭璞注云："礨，或作壘、魂垒，大石貌。"《尔雅·释木》："枹遒木，魁瘣。"郭璞注云："谓树木丛生，根枝节目盘结魂磊。"南朝梁·何逊《何水部集·和

瘣

24

刘谘议守风诗》云:"萧条疾帆过,磈礒冲波白。"又,汉·司马相如《上林赋》:"蜀石黄碝,水玉磊砢。"郭璞注云:"磊砢,魁礨貌也。"唐·杜甫《杜工部草堂诗笺八·三川观水涨》云:"枯查卷拔树,礧磈共充塞。"宋·陆游《剑南诗稿十三·蔬圃》云:"剪辟荆榛尽,钼犁磊块无。"是也。而以物之成块者必突出,物之突出者必不平,故疾病之以瘣为名者,则一谓体表磈礨突出之瘿瘤疾,一谓胸中磈礨不平之忿忿病也。前者如《文选·吴都赋》:"楠榴之木,相思之树。"刘逵注云:"楠榴,木之盘结者。"《慧琳音义》卷七十三云:"《通俗文》:'肉胅曰瘤。'谓肉起如木节者是也。"《博物志》卷一云:"山居之民多瘿肿疾,由于饮泉之不流者。"《诸病源候论》卷三十一《瘿瘤等病诸候》云:"瘤者,皮肉中忽肿起,初如梅李大,渐长大。"后者如《诗·小雅·正月》云:"心之忧矣,如或结之。"《世说新语·任诞》云:"阮籍胸中礨块,故须酒浇之。"《剑南诗稿·家居自戒诗》云:"世人无奈愁,沃以杯中酒,未能平磊块,已复生堆阜。"金·元好问《遗山集》云:"纵横诗笔见高情,何物能浇磈磊平。"是也。然则许君训瘣为"肿旁出"者,本指瘿瘤之疾固无疑,而训瘣之为"病"者,乃谓忿郁之病则亦必矣。此由人生瘿瘤,其肿物之突凸之形,本一犹木节盘结之磈磊状,而人病忿郁,其胸次之梗塞之形,又一似异物结聚之磈磊状者,可知之矣。惟瘿瘤之病之称作瘣者,为取瘣言磈磊之本义,忿郁之病之名为瘣者,则取瘣言磈磊之喻义,而《说文》乃取其喻义为本训、为正解,转以其本义为一曰、为别说者,则以许君训瘣乃主从《诗》义,而《诗》之言瘣(壞)则正譬之以木,用称人之忧忿所致胸中磈磊者耳。由观其所引"譬彼瘣木"之《诗》句,本出于《诗·小雅·小弁》,而今本《诗经》此章乃作"譬彼坏木，疾用无枝；心之忧矣，乃莫之知"，毛传云"坏，瘣也，谓伤病也"，郑笺云"夫子放逐，而不得生子，犹内伤之木，内有疾，故无枝"者，可以证焉。

至若忧忿为病致胸中魂磊者即可谓瘣，而《诗》之以木拟人，乃于"譬彼瘣（坏）木"之句下，复接以"疾用无枝"者，殆即以木之干伤而魂磊，必无以滋荣，久之而枝叶遂凋零，而此又正犹人以忧忿而魂磊，必眠食俱衰，久之则形容乃憔悴耳。《离骚·远游》云："遭沈浊而污秽兮，独郁结其谁语！夜耿耿而不寐兮，魂营营而至曙。……意荒忽而流荡兮，心愁凄而增悲。神倏忽而不反兮，形枯槁而独留。"《素问·疏五过论》云："尝贵后贱，虽不中邪，病从内生，名曰脱营；尝富后贫，名曰失精。……身体日减，气虚无精，病深无气，洒洒然时惊。病深者，以其外耗于气，内夺于荣。"是也。

又若瘣下引《诗》"譬彼瘣木"，而今本《诗经》瘣乃作"坏"者，盖坏正当为壞，而亦即块字也。故所言"壞木"者本即"块木"，而亦即所谓块磊或魂磊之木也。而《诗》之壞字当作褱，即块壘短言之块字者，由褱即裹字，而瓌即瓌（傀）字，虽许君于褱、裹强分"名""动"别之为二，而实则褱、裹音义俱同字本为一者，可以知矣。《衣部》云："褱，袖也，一曰藏也；从衣，鬼声。户乖切。""裹，侠也，（小徐《韵谱》作"挟"。《尔雅·释言》："挟，藏也。"）一曰囊橐也；（据《类篇》引补。）从衣，罘声。户乖切。"《玉篇·衣部》云："裹，为乖切，苞也，智袌藏物也，抱也。在衣曰裹，在手曰握。褱，同上。"又，《人部》云："傀，伟也；从人，鬼声。瓌，傀或从玉、

瘣

26

裏声。"《玉篇·人部》云："傀,《声类》傀字。"《方言·三》:"傀,盛也。"注云："言璁玮也。"是也。而由物之塊壘本称为塊,人之塊壘转又作瘣。可知今本《诗经》本不误,其"壞木"之壞初即作壞,殆即以壞而为壞、而为塊也。至于《说文》引《诗》而易壞为瘣者,盖许君固已知所言人病之瘣字,既来源于塊而又有别于塊,然引《诗》为证,又不得不尔;而若不改其字,径云为"瘣,病也。《诗》曰:"譬彼壞木",则以壞证瘣,恐人不知其所云耳。而后世注家,不明其意,各逞臆说,如段公所谓"《诗》曰:'譬彼瘣木。'今《小雅·小弁》作'壞木'。传曰:'壞,瘣也,谓伤病也。'笺云:'犹内伤病之木,内有疾,故无枝也。'按:疑今毛传壞瘣二字互讹"。王筠《说文句读》所谓:"此许君从毛公改字也。《小雅·小弁》:'譬彼壞木,疾用无枝。'传:'壞,瘣也,谓伤病也。'案毛公之意,若是毁壞之木,则无枝已久,岂得于既壞之后乃云无枝? 故改壞字为瘣字。笺云:'内有疾,故无枝也',即申毛也。若壞则腐朽矣,岂待言有疾! 毛公改字之例,人多不知,故《释文》牵连下文'肿旁出'以说之。徐干《中论》云:'木无枝叶,则不能丰其根干,故谓之瘣',虽未引《诗》,然亦述毛公说也。"二公旨在"维护"许说,谓《诗》之"壞木"为毛本之旧误,而非许君所改者,殆俱由不明《诗经》之"壞"实即"壞"("塊")字,而《说文》之"瘣"乃名源于壞("塊")耳。

疴

概说

疴，字本作痾，从疒阿声。而阿者，偏也、邪也。盖物有偏邪，则势必倚凭，而人有疾病者，亦每需倚靠于床头之板或近床之壁以凭阿，故疴本以阿为声义，而为战国以来凡言疾病之总名也。或云：同言疾病，殷商时期，初本因卧为疒而为名，战国以来转又因倚为疴而为称者，何也？盖殷商之民，床简室陋，无以凭靠，故其为病则但可卧之；而战国之民，室完床善，因可倚附，故其为病则兼可凭阿。此同言疾病，而古则或称为疒、或名为疴，所呼不同之故也。至于今人或以疴字而通苛，言其为谓大病重病者，此当以其不明疴之名所由来也，故甚误矣。

疴，病也；从疒，可声。《五行传》曰："时即有口疴。"乌何切。

【系传】

疴，病也；从疒，可声。《五行传》曰："则有口疴。"臣锴曰：疴，犹倚也，因人之衅以生。《五行传》刘向所作，演《尚书·洪范》之意也。五行有失，则有疴恙从之也。一何反。

【段注】

疴，病也：《鸿范五行传》郑注同。从疒，可声。乌何切：十七部。《五行传》曰："时即有口疴。"《五行传》者，伏生《鸿范五行传》也。言之不从，是谓不义，时则有口舌之疴。

【纲疏】

《系传》于此"疴"篆下云："疴，犹倚也。"于前"疒"篆下云："疒者，病气有所倚也。"俱取倚义而释疴者，甚是！盖疴本谓倚者，疴《五行传》作痾，本以阿而为声义，由知字之作疴者乃痾之省耳。而阿者，义本谓"偏"谓"邪"，而物有偏邪则势必倚阿也。《诗·鄘风·载驰》："陟彼阿丘。"毛传云："偏高曰阿丘。"《商颂·长发》："实维阿衡。"郑笺云："阿，倚也。"苏洵《木假山记》云："虽其势服于中峰，而岌然决无阿附意。"《广雅·释诂》云："阿，邪也。"《玉篇·阜部》云："阿，倚也。"是也。且痾从阿声，与倚音同，古均为影母歌部字，是痾之与倚，不唯义通，亦且声同也。然则疾病之古以疴为名者，疴之为言倚也。盖人有疾病者每须倚卧，故古人即或因卧声而为疒，或以倚声而为疴，疴之与疒义遂相通，而为凡疾凡病之统名也。（互详本书"疒"下疏。）

人有疾病而称疒者，此殷商时代所起之名；人有疾病而名疴者，则又战国以来所兴之称也。此由汉·伏生《尚书大传·洪范五行传》"爰用五事，建用五极。长事一曰貌。貌之不恭，是为不肃……时则有下体生于上之疴。（郑玄注云：疴，病也；貌气失之病也。）次二事曰言。言之不从，是谓不艾……时则有口舌之疴。（郑注云：言气失之病。）次三事曰视。视之不明，是谓不悊……时则有目疴。（郑注云：视气失之病。）次四事曰听。听之不聪，是谓不谋……时则有耳疴。（郑注云：听气失之病。）次五事曰思心。思心不容（郑注云：容，当为睿。睿，通也），是谓不圣……时则有心腹之疴。（郑注云：思心气失之病。）王之不极，是谓不建……时则有下人伐上之疴"，所言"口舌之疴""目疴""耳疴""心腹之疴"，于殷商卜辞中本作"疒口""疒目""疒耳""疒腹"，如《殷墟文字缀·123》"贞：疒口，御于妣甲"，《殷契佚存·524》"贞：子渔疒目，福告父乙"，《殷契遗珠·271》"贞：疾耳，隹有老"，《殷墟文字乙编·5839》"贞：勿于父乙告疒腹"，则疴之与疒，义本无别，而一源于战国，一出于殷商者，可以知矣。

同言疾病，殷商时期初本因卧为疒而为名，战国以来转又因倚为疴而为称者，盖殷商之时，民多游居，床第既简，而室壁亦陋，无以凭靠，故及其为疾为病则但可卧之；而战国以来，民有定所，床榻既善，而室壁亦完，因可倚凭，故及其为疾为病则兼可倚焉。此则同为疾病之名，而古或称为疒，或名为疴，所呼不同之故耳。

疴

痛

概说

《说文》训痛为"病"者，所言当为"力极病"也。所以然者，盖痛之为言，匍匐也；匍匐者，谓力尽仆地而伏行。故古之以痛名病者，则本谓人病疲顿，而不能起行也。然则，《诗》之所谓"我仆痡矣"者，乃言其因劳力极委顿于地，虽勉力挣扎意欲起行，然终因精极力竭而不可得矣。

痛，病也；从疒，甫声。《诗》曰："我仆痛矣"。普胡切。

【系传】

痛，病也；从疒，甫声。《诗》曰："我仆痛矣"。普胡反。

【段注】

痛，病也：《释诂》《毛传》同。从疒，甫声。普胡切：五部。《诗》曰："我仆痛矣"：《周南·卷耳》文。

【纲疏】

"痛，病也"者，谓人病疲顿、不能立行也。《诗·周南·卷耳》："我仆痛矣，云何吁矣！"孔颖达《正义》引孙炎云："痛，人疲不能行之病。"是也。盖痛以为名，义谓人病疲顿而不能立行者，乃以痛之为言匍匐也，匍匐谓力尽仆地而伏行也。《诗·邶风·谷风》："凡民有丧，匍匐救之。"郑笺云："匍匐，言尽力也。"《礼记·问丧》："孝子亲死，悲哀志懑，故匍匐而哭之，若将复生然。"郑注云："匍匐，犹颠蹶。"是也。按匍匐本谓伏地手行，《勹部》云"匍，手行也""匐，伏地也"，而郑玄于《诗笺》《礼注》乃训为"尽力""颠蹶"者，殆以《诗》之所言本所谓"凡民有丧事，当急往处之，纵至于力竭仆地，犹应伏地前行，以趋于义，而有所为矣"，《礼》之所言又所谓"子闻亲死，遂哀而哭之，纵至于力尽蹶地，犹欲手行前往，以完其孝，且冀亲苏矣"。此观之汉·刘熙《释名·释姿容》"匍匐，小儿时也。匍，犹捕也，藉索可执取之言也；匐，伏也，伏地行也。人虽长大，及其求事之勤，犹亦称之。《诗》曰'凡民有丧，匍匐救

痛

之'",则益可知也。故匍匐者,本谓伏地而手行也,亦谓力竭而蹶地也。此人之病疲顿地而不能行者,古所以因其合音之匍为声,而名之为痡之故耳。

至若郑玄《诗笺》之训匍匐为"尽力",而本文乃但以"力尽"训之者,盖尽于力者其力易尽,而及其力尽斯易为蹶也。故痡之言匍(匍匐),即一犹癉之言勤矣(见下文);癉之言勤者,殆本以尽力之勤为其始,而终于力尽而为癉也。

瘝

概说

《说文》训瘝为"病"者，当即所谓"劳病"也。此以瘝之言勤也，而"勤，劳也""劳，勤也""劳、瘝，病也"。故病以瘝称者，一犹名劳，乃谓勤力所致劳病也。盖汉代以前之所谓劳者，所赅者广，凡因劳致虚致羸者，并皆属之，而非若后世复据其寒热与否、马刀与否、相染与否，复分之为虚劳与劳瘵。故病以劳称者，又实括虚劳与劳瘵于其内也。劳者如此，而瘝者亦然，故其亦当为兼赅二病而言者也。

瘂，病也；从疒，堇声。巨斤切。

【系传】

瘂，病也；从疒，堇声。巨巾反。

【段注】

瘂，病也：《释诂》曰："瘂，病也。"字亦作懃。从疒，堇声。巨斤切。

【纲疏】

"瘂，病也"者，盖瘂之为言勤也，谓勤力所致劬劳病也。《汉书·文帝纪·十三年诏》："农，天下之本，务莫大焉。今瘂身从事，而有租税之赋，是谓本末者无以异也。"《史记·孝文帝本纪》"瘂"作"勤"。《尔雅·释诂上》："瘂，病也。"郝懿行《义疏》云："瘂者，《说文》云：'病也。'通作懃。《释文》：'字亦作懃。'按：懃即勤字，与劬劳同意，故训病矣。"是也。故瘂者，义同于癆（劳）也；瘂之言勤，一犹癆之言劳也。《释名·释姿容》云"尽力之勤"，此言勤者；而及其力尽为病，斯为瘂矣。《淮南子·氾论训》云："竭力而劳"，此言劳者；而及其力竭为病，斯为癆也。《尔雅·释诂上》："勤，劳也。""劳，勤也。""劳（癆）、瘂，病也。"邢昺疏云："瘂者，劳苦之病也。"是也。唯因勤为病者，其于汉代名已为瘂，瘂乃勤病之本称；而因劳为病者，其于汉代名仍为劳，癆乃痢病之异名也。殆直至于明朝，病以癆称者始言劳，谓积劳成疾之劳病耳。汉·扬雄《方言·卷三》云："凡饮药傅药而毒，南楚之外谓之痢，北燕朝鲜之间谓之疬，东齐海岱之间谓之瞑或谓之眩，自关而西谓之毒。瘌，痛也。"明·张自烈《正字通·疒部》云："今俗以积劳瘦削为痨疾。"即其证也。

盖病以瘝称者，于历代方书中无所征。而若以瘝即劳（痨）而劳（痨）即瘝、瘝与劳（痨）实则同病之例以观之，则古所谓瘝者，本即劳病中所括虚劳与劳瘵也。汉·张仲景《金匮要略·血痹虚劳病脉证并治第六》云："男子脉虚沉弦，无寒热，短气，里急，小便不利，面色白，时目瞑兼衄，少腹满此为劳使之然。劳之为病，其脉浮大，手足烦，春夏剧，秋冬瘥，阴寒精自出，酸削不能行。"此因勤因劳而致虚，本名为虚劳而后世亦称为虚劳者，以其本无今所谓劳瘵为病之发寒热也。《金匮要略·血痹虚劳病脉证并治第六》继又云："人年五六十，其病脉大者，痹侠背行，若肠鸣、马刀侠瘿者，皆为劳得之。"此则因勤因劳而致虚，本称为虚劳而后世乃名为劳瘵者，以其并具今所谓劳瘵为病之生马刀也。所以然者，盖唐之以前，凡因劳致病者本但称劳或虚劳，而非若后世复据其寒热与否、马刀与否、相染与否，继分为虚劳与劳瘵之二途也。劳既如是，而瘝当亦然。故古所谓瘝者，不外乎此，当亦含虚劳与劳瘵二病于其内也。

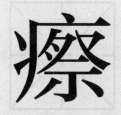

概说

　　瘵之为言，祭也；而祭，所以攘灾除病者也。盖先秦人敬事鬼神，凡罹疾患病者必祭之，故瘵遂为当时凡称疾病之总名也。然瘵有祭义，以言祭祀，又有際义，以言交際，故五代以来，复以際之交際接续之义以言瘵，而瘵遂又为交相染注之痨瘵名。此瘵之源流本相异者也。然反观今人言瘵，则但知其为痨瘵称，不知本乃凡病名，则于理解先秦之瘵，势必龃龉不合矣。

瘵，病也；从疒，祭声。侧介切。

【系传】

瘵，病劣也；从疒，祭声。侧介切。臣锴按：郭璞曰："江东呼病曰瘵。"侧介反。

【段注】

瘵，病也：《释诂》曰："瘵，病也。"《小雅·菀柳》毛传同。《笺》云："瘵，接也。"则谓《诗》叚瘵为际也。从疒，祭声。侧介切：十五部。

【纲疏】

"瘵，病也"者，盖谓瘵一犹病，乃为百病之凡称，而非一病之专名也。《诗·小雅·菀柳》："无自瘵也。"毛亨传云："瘵，病也。"《尔雅·释诂》："瘵，病也。"郭璞注云："今江东呼病皆曰瘵。"是也。而人呼百病皆曰瘵、瘵乃百病之凡称者，盖瘵之为言祭也，祭者所以攘灾除病者也。此当以先秦之人敬事鬼神，凡罹疾患病者必祭之，故因祭之声而为瘵，遂为人之凡疾凡病之统名矣。《史记·扁鹊仓公列传》云："扁鹊过虢，虢太子死。扁鹊至虢宫门下，问中庶子喜方者曰：太子何病，国中治穰过于众事？"按"穰"，《太平御览》七二八卷、《册府元龟》八五八卷并引作"禳"。盖穰当作禳者，穰借为禳，而禳之言攘，谓攘灾除病之祭也。《说文·示部》云："禳，磔禳祀，除疠殃也，古者燧人禜子所造；从示，襄声。"《广韵·阳韵》云："禳，除殃祭也。"《周礼·天官·女祝》："掌以时招梗禬禳之事，以除疾殃。"郑玄注云："却变异曰禳。禳，攘也。"《左传·昭公二十六年》："齐有彗星，齐侯使禳之。"杜预注云："祭以禳除之。"此古之不问何病何灾皆须祭，祭乃凡患疾病之必先务者也。

先秦时期瘵乃百病之凡称者，此古之以瘵名病之本义，亦大徐本所谓"瘵，病也"，训瘵为病之所本也。而小徐本则云"瘵，病劣也"，转以百病之一之劣病而释瘵者，殆又据五代至宋间瘵之后起之义而为训矣。盖小徐本所云病劣者，本即所谓疲病，亦即所谓劳疾，而终又不外乎汉代张仲景所言劳与虚劳之病也。本部后文云："疲，病劣也；从疒，及声。"徐锴《系传》云："《本草》云：苟杞疗虚疲病，谓疲疲无气力也。"徐铉《稽神录》卷一云："瓜村有渔人妻，得劳疾，转相染著，死者数人。或云：取病者生钉棺中弃之，其病可绝。顷之，其女病，即生钉棺中，流之于江。"张仲景《金匮要略·血痹虚劳病脉证并治》云："男子脉虚沉弦，无寒热，短气里急，小便不利，面色白，时目瞑，兼衄，少腹满，此为劳之使然。劳之为病，其脉浮大，手足烦，春夏剧，秋冬瘥，阴寒精自出，酸削不能行。""人年五六十，其病脉大者，痹侠背行，若肠鸣、马刀侠瘿者，皆为劳得之。"是也。盖劳而虚羸之虚劳，汉代以其为虚极（極），故又称之为"疲"病，五代以其为病属，故亦称之为"劳疾"，然则五代之所谓劳疾者，由名而论，以疾即瘵、瘵即疾，则其当正即两宋所称之"劳瘵"也。无如宋代医家，或以瘵与疾异，而因谓劳瘵与劳疾为二病也。如宋·陈言《三因极一病证方论·劳瘵叙论》云："其变有二十二种，或三十六种，或九十九种。大略令人寒热盗汗，梦与鬼交，遗泄白浊，发干而耸，或腹中有块，或脑后两边有小结核，连复数个，或聚或散，沉沉默默，咳嗽痰涎，或咯脓血，如肺痿、肺痛状，或复下利，羸瘦困乏，不自胜持，积月累年，以至于死，死后乃疰易傍人，乃至灭门者是也。"严用和《济生方·劳瘵论治》云："夫劳瘵一证，为人之大患。凡受此病者，传变不一，积年染疰，甚至灭门，不胜叹哉！大抵合而言之曰传尸，别而言之曰骨蒸、殗殜、复连、尸疰、劳疰。"又，陈言于其《三因极一病证方论·五劳证治》复云："五劳者，皆用意施为，过伤五脏，使五神不宁而为病。……世医例以传尸骨蒸为五劳者，非也。彼乃瘵疾，各一门类，不可不知。"即其例也。所以然者，盖五代末年至宋时，人于先秦瘵之言祭、义本同病者已渐不知，而转以瘵之言際，以際之交会接续之义而名其病矣。

瘵之言際，際谓交会接续者，《易·丰卦》："天際翔也。"陆德明《释文》云："郑云：'（際）当为瘵。'瘵，病也。"《诗·小雅·菀柳》："无自瘵也。"郑玄笺云："瘵，接也。"孔颖达疏云："郑读为交際之際，故云接也。"《尔雅·释诂》："際，捷也。"郭璞注云："捷，谓相接续也。"是也。瘵之言際也，際之既谓交会而接续，则瘵自当为交会接续之病矣。而积劳为病之劳疾中，其寒热时作及马刀侠瘿者，多相染着而注易，又正合于瘵之言際、义谓交会接续之病者，故因之以"瘵"易"疾"而称之为"劳瘵"矣。此本同于虚劳之劳疾者，至宋而又别出劳瘵名，以专称劳疾之中之相互染着注易者耳。然以瘵易疾，转称劳疾中部分病患为劳瘵者，其意固在于别义，而实则义既未别反增其乱。乃以秦汉以来，疾即瘵，瘵即疾，两字互易，义本不殊，而至宋乃以劳瘵与劳疾本不同，因谓之为"彼乃瘵疾，各一门类"者，其"瘵疾"之云，犹言"疾疾"，而"疾疾"之言，则直使人堕入于五里云雾之中，而不知其所云为何也。且古人之读瘵而为際者，本亦由瘵之言祭之所来，乃以人凡祭祀者，皆意在于与神際会、与神交接，故際言際会与交接，本乃谓人与神之際会，而非谓人与人之交接耳。《说文·示部》云："祭，祭祀也；从示，以手持肉。"《广雅·释诂》云："祭，際也。"《春秋繁露·祭义》云："祭之为言，際也。"《孝经》"守其祭祀"，邢昺疏云："祭者，際也；人神相接，故曰際也。"然则瘵之为字固有際义，而所言又初非人与人之病相染者，亦由可知矣。

瘨

概说

瘨（癫）之言颠（蹎）也，颠者倒也。故先秦时期初即因颠而为瘨，用称人之形体仆倒之疾也。而唐代以来又转以此本言形颠者为言神颠，则癫遂又为神思颠倒之病也。然则，古今之癫者，同名而异指焉。古所谓癫者，乃今之痫，今所谓癫者，属古之狂耳。而当代中医高等教育统编教材中，所述疾病为当今癫狂，而所引文献乃《灵枢·癫狂》。似此而指鹿为马、张冠李戴者，即由其混淆于癫狂之古今概念所使之然。

瘨，病也；从疒，真声。一曰腹张。都年切。

【系传】

瘨，病也；从疒，真声。一曰腹张也。臣锴按：扬雄曰："臣有瘨眩病。"瘨，倒也。丁年反。

【段注】

瘨，病也：《大雅·云汉》传同。按今颠狂字也。《广雅》："瘨，狂也。"《急就篇》作"颠疾"。从疒，真声。都年切：十二部。一曰腹张：张，汲古阁作"胀"，误！今依宋本订。古无胀字，《左传》"晋侯獳将食，张，如厕"，即今胀字也。瘨与膜、瞋字意略同。《集韵》称人切。

【纲疏】

瘨以名病者，本作"颠"，而亦作"癫"。《素问·腹中论》云："石药发瘨，芳草发狂。"而此"瘨""狂"，《汉书·艺文志》所录古佚方书《客疾五藏狂颠病方》本作"颠""狂"，《灵枢》中专述瘨狂证治之《癫狂》篇又作"癫狂"者，是也。

盖古今之瘨者，同名而异指焉。古所谓瘨者，乃今之痫；今所谓瘨者，属古之狂耳。《灵枢·癫狂》云："癫疾始生，先不乐，头重痛；视举，目赤，甚作极；已而烦心。……癫疾始作，而引口啼呼喘悸。……癫疾始作，先反僵，因而脊痛。……骨癫疾者，顑齿诸腧分肉皆满而骨居……筋癫疾者，身倦挛急脉大……脉癫疾者，暴仆，四肢之脉皆胀而纵。"又，《韩非子·解老》云："心不能审得失之地，则谓之狂。"《说文·言部》云："谬，狂者之妄言也。"
《灵枢·本神》云："魂伤则狂忘（妄）不精，不精则不正。"《太玄经·聚》注云："不正称狂。"《素问·至真要大论》云："肝移寒于心，狂、膈中。"《灵枢·癫狂》云："狂始生，先自悲也，喜忘、苦怒、善恐者，得之忧饥。……狂始发，少卧不饥，自高贤也，自辩智也，自尊贵也，善骂詈日夜不休。"是也。而唐·王冰注《素问·腹中论》"石药发瘨，芳草发狂"云："多喜曰瘨，多怒曰狂。"直谓《内经》之瘨即为唐时之瘨者，乃混淆古今之说也。盖王注之所以不合于古者，乃以其"多喜曰瘨"之说解，本正即后世"夫癫者，喜笑不正常，而颠倒错乱之谓也"（见明·龚信《古今医鉴》卷七），而与《内经》以"暴仆""挛急"为瘨者，则名同而实异焉。

按：痫之为病古名为瘨者，盖瘨之为言颠也，颠者，倒也。此由瘨之为字初本作颠，而颠之为义古每训倒，如《急就篇》卷四"疝瘕颠疾狂失响"；《易·鼎卦》"鼎颠趾"，陆德明《释文》云"颠，倒也"，可以知矣。颠言颠倒，瘨谓仆疾，此瘨病之名本由颠来而义谓倒仆者也。

颠言颠仆，瘨谓仆疾，故瘨病之名，本由颠来也。然颠者义本谓顶、谓头顶，故此言义谓颠倒、跌仆之颠者，又固系经传相承之借字，其字则本当为"蹎"或"趚"也。《页部》云："页，头也；从百，从儿，古文𦣻首如此。凡页之属皆从页。页者，𦣻首字也。""颠，顶也；从页，真声。"《足部》云："蹎，跋也；从足，真声。"《广韵·末韵》云："蹎，仆也。"《走部》云："趚，走顿也；从走，真声，读若颠。"徐锴《系传》云："顿，倒也。"邵英《说文群经正字》

云：蹎蹷"二字音义俱同，盖一字而分入两部也。……颠蹎、颠仆，当作蹎，或作蹷。今作颠者，假借字也。"是也。颠谓颠倒、颠仆者既借为蹎、蹷，则瘨之据以为名而义谓倒仆之颠者，其字本当为蹎、蹷矣。

瘨之言颠（蹎、蹷），义谓颠倒者，盖于隋前本指形体颠倒（跌仆）之疾，而至唐代又转谓心神颠倒（错乱）之病，此时代变迁，语言发展，词义由言具体而转谓抽象使之然也。

瘨于隋前本指形体颠仆之疾，亦即今之所谓痫者，《马王堆汉墓帛书·足臂十一脉灸经》云："足泰阳脉……数瘨疾。"《素问·长刺节论》云："病初发，岁一发；不治，月一发；不治，月四五发，名曰癫病。"《难经·五十九难》云："癫疾始发，意不乐，僵仆，直视。"汉《金匮要略·妇人杂病脉证并治》："奄忽眩冒，状如厥癫。"晋《针灸甲乙经》卷十一云："癫疾，僵仆、转筋。"隋《诸病源候论·风病诸候·风癫候》云："其发则仆地，吐涎沫，无所觉是也。"此先秦两汉以至于隋，病以瘨称者均即发而有间、暴仆筋挛之痫者言也。固传世本魏·张揖《广雅》有"痳、癫，狂也"之训解，颇似例外，然以其前无古人，后（指晋至隋）无来者，则其"癫"字当为唐以来人所后加，亦由可推知矣。

瘨由唐代转谓心神颠倒之病，亦即今之所谓瘨者，如初唐孙思邈于《备急千金要方》卷十四中云"治风癫瘛，口眼张大，口出白沫或作声，或死不知人"，本以瘨为形体颠倒疾，而又云"凡诸百邪之病，源起多途，其有种种形象，示表癫邪之端而见其病：或有默默而不声，或复多言而漫说，或歌或哭，或吟或笑或眠，坐沟渠啖食粪秽，或裸形露体，或昼夜游走，或嗔骂无度"，乃复以癫为心神颠倒之病也。盖此一名而兼赅二实者，则正先秦形颠之癫突变为后世神颠之癫之前之渐变耳。此癫之名义始转于唐者，本甚明矣。而其演变，约至唐代中叶已告完成。如王冰注《素问·腹中论》云："多喜曰癫，多怒曰狂。"颜师古注《急就篇》云："颠疾，性理颠倒失常。"是也。自是而后，由宋元以迄于明清，除少数尊古之士，如宋之赵佶、明之景岳辈，言必《内》《难》，动辄《病源》，犹因袭癫为形颠之古说外，而癫谓神颠之病者几为不二之义焉。其崇尚《内》《难》《病源》，谓癫为形颠之病者，如赵佶敕编《圣济总录》卷之十五《风癫》云："每发则仆地，吐涎沫，无所觉知。"此直为照录《病源》之原文也。又张景岳《景岳全书》卷三十四《癫狂痴呆》云："癫狂之病，病本不同。狂病之来，狂妄以渐，而经久难已；癫病之至，忽然僵仆，而时作时止。狂病常醒，多怒而暴；癫病常昏，多倦而静。由此观之，则其阴阳寒热，自有冰炭之异。故《难经》曰：'重阳者狂，重阴者癫'。……癫即痫也，观《内经》所言癫证甚详而痫则无辨，即此可知。"则又纯系《内》《难》之说之翻版焉。而遵从时说，谓癫为神颠之病者，如金·刘完素《素问玄机原病式·六气为病·火类》云："喜为心志，故心热甚则多喜而为癫也。"元·朱丹溪《丹溪心法·癫狂》云："癫属阴，狂属阳，癫多喜而狂多怒。"明·王肯堂《证治准绳·杂病·神志门》云："癫者，或狂或愚，或歌或笑，或悲或泣，如醉如痴，言语有头无尾，秽洁不知，经年累月不愈。"清·程钟龄《医学心悟》卷四云："癫者，痴呆之状，或笑或泣，如醉如梦，言语无序，秽洁不知。"是也。此语言发展，词义变迁，癫言颠倒由其实指，转为虚指，由言具体，转言抽象，癫由形颠而转谓神颠者，

癫

46

遂终为主流焉。要之，若撰著之为注解经典，则言必期之合于古；而若为经世济人，则言必欲之切于时耳。此唐宋以来之以古为今者，所未尝了然也。

至于"癫，一曰腹张"者，盖古曰张，今曰胀，故腹张即所谓腹胀也。《左传·成公十年》："将食，张，如厕。"杜预注云："张，腹满也。"陆德明释文云："张，中亮反。"《玉篇》作："将食，胀，如厕。"引张为"胀"。是也。而"癫，一曰腹张"者，殆又以癫之言䐜，而癫即䐜字矣。《肉部》云："䐜，起也；从肉，真声。昌真切。"则䐜当谓腹肉起也。而腹之皮肉之凸起，又恒由寒凝气滞所撑胀，故古言䐜者则正谓胀耳。《急就篇》云："寒气泄注腹胪胀。"《素问·阴阳应象大论》云："寒气生浊，热气生清。清气在下，则生飧泄，浊气在上，则生䐜胀。"是也。盖癫之言䐜本一犹痕之言胀也，乃以䐜之省肉从疒而为癫者，则正犹胀之省肉从疒而作痕也。《广雅·释诂》云："痕，病也。"《玉篇·疒部》云："痕，满也。"是也。

癫谓癫痫者名源于蹎，癫谓腹胀者名源于䐜。此其音义俱异，而但为字形之偶合者。今之所谓同字异词者，此其例也。

瘼

概说

　　人于病后，每每神思昏糊不慧憭，而及其病愈则清爽，故以此凡病则不慧不憭之为状，古之方言或即以瘼为名而统称之也。盖古或以瘼而名病者，瘼之为言漠漠也，漠漠者，天地之昏沉迷蒙之状也，亦人之不慧不憭之象也。故因此漠漠而为瘼，遂有此统称疾病之又名也。而于此统称疾病之瘼名，或有以百病之中莫可名状之专病而释之者，此殆不知瘼本古方言中凡称疾病之统称，而实非某一疾病之专名。所谓"瘼，病也""病……东齐曰瘼"是也。

瘼，病也；从疒，莫声。莫各切。

【系传】

瘼，病也：从疒，莫声。臣锴按：《诗》曰："求民之瘼。"郭璞曰："病，东齐曰瘼。"摩博反。

【段注】

瘼，病也：《小雅》："乱离瘼矣。"《释诂》《毛传》皆云："瘼，病也。"《方言》曰："瘼，病也。东齐海岱之间曰瘼。"从疒，莫声。莫各切：五部。

【纲疏】

"瘼，病也"者，盖瘼之为言漠漠也；漠漠，亦作默默，本用状天地之迷蒙昏暗貌也。而以人之神思不慧者为状似之，故移以言人，而并以称焉。汉·王逸《九思·疾世》云："时眊眊兮旦旦，尘漠漠兮未晞。"（漠漠，一本作"莫莫"。）唐·杜甫《茅屋为秋风所破歌》云："俄顷风定云墨色，秋天漠漠向昏黑。"郑还吉《博异志·张遵言》云："于时昏暗，默无所睹。"又，《庄子·天运》云："荡荡默默，乃不自得。"《素问·刺痛论》云："其病令人善言，默默然不慧。"是也。漠漠于人，既言其神思不慧貌，则人凡罹病者恒有之，而非某一疾病之可独为然也。汉·张仲景《伤寒论·太阳病脉证并治》云："伤寒五六日中风，往来寒热，胸胁苦满，默默不欲饮食，心烦喜呕。"《金匮要略·百合狐惑阴阳毒病证治》云："百合病者，百脉一宗，悉致其病也。意欲食复不能食，常默默"。晋·葛洪《肘后备急方·治传尸鬼注方》云:"其变动乃有三十六种至九十九种,大略使人寒热,淋沥,恍恍默默,不的知其所苦。"是也。而神思不慧之漠漠貌,既为人之罹病者恒有之,则名源于漠漠之瘼者,自当如疾、如病、如疢、如瘵,而本为百病之统称者,亦由可知矣。《诗经》所谓"求民之瘼""乱离瘼矣",《尔雅》所谓"瘼,病也",郭璞注云"今江东呼病曰瘵,东齐曰瘼",即其证也。而汉·史游《急就篇》:"疟厥瘀痛瘼温病",唐·颜师古注云:"瘼者,无名之病,常漠漠然也。"乃以瘼言漠漠为特指莫可名状之某一或某类疾病言,而因谓瘼为百病之中无名之病之专名者,即大误也。

　　瘼之为言漠漠也,本以漠然不慧而为凡疾凡病之统名者,又可由古于疾差病愈而均可称慧称憭者以反证焉。《素问·脏气法时论》云:"肝病者,平旦慧,下晡甚……心病者,日中慧,夜半甚……脾病者,日昳慧,日出甚……肺病者,下晡慧,日中甚……肾病者,夜半慧,四季甚。"《方言》卷三云:"差、间、知,愈也。南楚疾愈者谓之差,或谓之间,或谓之知。知,通语也;或谓之慧,或谓之憭。"郭璞注云:"慧、憭,皆意精明也。"是也。而古于疾差病愈者均可以慧以憭而称之,可知古以为凡罹疾病则不慧憭,而不慧不憭又正即瘼言漠漠之漠然不慧不憭义。然则古所谓瘼者,本乃凡疾凡病之统称,而非某一或某类疾病之专名者,其义益明也。

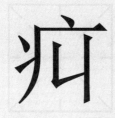

概说

　　疝之为言，丩也。丩者，纠缭也，字象瓜蔓之相纠缭。而纠缭者，绞也，急读纠缭音正为绞。故从疒丩声之疝者，则本音纠而又音绞，而为古称腹中绞痛之名也。腹中绞痛古称为疝者，或以为本为古之所谓霍乱病，如云"方书疝，秽气感触邪热而发""今之绞肠痧也"，所言即此。盖不知古称腹中绞痛之为疝者，乃凡腹绞痛之总称，而非某病腹痛之专名，由仲景之言"妇人怀娠，腹中㽷痛"，其㽷即疝字，所称妇人怀孕腹中绞痛亦为疝者，可证之矣。

疛，腹中急也；从疒，丩声。古巧切。

【系传】

疛，腹中急痛也；从疒，丩声。臣锴曰：今人多言腹中绞结痛也。姑咬反。

【段注】

疛，腹中急痛也：痛字，依小徐及《广韵》补。今吴俗语云绞肠刮肚痛，其字当作疛也。古音读如纠。《释诂》云："咎、病也。"咎盖疛之古文叚借字。从疒，丩声。古巧切：古音在三部。

【纲疏】

"疛，腹中急痛也"者，疛之为言丩也；丩者，物相纠缭也。《说文·丩部》云："丩，相纠缭也，一曰瓜瓠结丩起；象形。凡丩之属皆从丩。"又云："茻，艸之相丩者；从艸，从丩，丩亦声。"又云："纠，绳三合也；从糸、丩。"以丩言瓜瓠之相纠缭，茻言草茎之相纠缭，纠言绳索之相纠缭，是凡字之从丩者皆有纠缭之义也。而物相纠缭则多紧急，纠缭紧急又正所谓绞，此从丩之疛所以可用称腹中绞急作痛之病者也。而丩言纠缭者义谓绞，而纠缭之合音又近绞，故后世遂径以音丩之疛字呼之为绞，并进而以绞为声字又作痎也。大徐本《说文》："疛，古巧切。"小徐本《说文》："疛，姑咬反。"段氏《注》云："疛，古音读如纠。"又，《玉篇·疒部》云："痎，痎痛也。"《集韵·巧韵》云："疛，《说文》：'腹中急也。'或作痎。"桂馥《札朴·乡里旧闻·疾病》云："腹急曰痎。"此之谓也。故古之疛，即今之痎也，本俱以纠缭而为义，以谓腹中绞痛之病也。

　　盖疝言腹中之绞痛者，但腹中急痛若绞者即可称之，本不限于绞肠痧之一病也，此由疝之一字，俗又作"疞"，乃凡言"腹中绞痛"，而一同于疝之"腹中急痛"者，如《金匮要略·妇人妊娠病脉证并治》"妇人怀娠，腹中疞痛，当归芍药散主之"，《抱朴子·内篇·至理》"当归芍药之止绞痛"，《广韵·巧韵》"疝，腹中急痛。俗作疞。古巧切"，可以知矣。然则桂馥《说文义证》之所谓"方书疝，秽气感触邪热而发"，王筠《说文句读》之所谓"疝，今之绞肠痧"也，乃均以疝为绞肠痧病，而亦即古所谓霍乱病者，则并属以偏概全，失之也狭矣。

瘨

概说

瘨从疒、員（员）声；员者，字象鼎口之正圆，当即方圆之圆本字。而物之圆者极易转动，故义之引申，又正谓旋、谓运，而员乃音随义转又读若旋、读若运也。然则，病之以瘨而为名者，殆以其员之音转之旋、运，而谓今之所言旋晕病也。《素问》"其逆则头痛员员"，所言员员，注家或释之为"周转"，或释之为"旋转不宁之貌"，均用喻旋晕之发作之状者，可证古以瘨而名病者，则正谓人之旋晕病也。

瘨，病也；从疒，員声。玉问切。

【系传】

瘨，病也；从疒，員声。于问反。

【段注】

瘨，病也；从疒，員声。玉问切：十三部。

【纲疏】

瘨，本亦作"員"，人病头晕旋转之名也。本文"瘨，病也。"桂馥《说文义证》云："病也者，头眩病也。"《素问·刺热》："其逆则头痛员员。"张志聪注云："员员，周转也。"方以智《通雅·释诂·重言》云："员员，言头晕也。《内经》'头痛员员'，正谓作晕，故今人言头悬。"胡文英《吴下方言考》卷五《头员》云："《黄帝内经》：'头痛员员。'案：员员，旋转不宁之貌。今吴谚谓头昏曰头员。"是也。

盖古称头旋之病而为瘨者，瘨之为言员也；员，甲文作"𪔅"（《殷契佚存》一一），金文作"𪔂"（《员壶》），俱象鼎口之正圆，当即方圆之圆本字也。而物之圆者，极易转动，故义之引申，又正所谓"旋"也。《孟子·离娄上》云："不以规矩，不能成方员。"《山海经·中山经》云："（鼓钟之山）有草焉，方茎而黄华，员叶而三成。"《淮南子·氾论训》云："是犹持方柄而周员凿也。"《银雀山汉简释文·0072简（孙膑兵法）》云："引而员之，员中规；引而方之，方中矩。"此古以员为圆字者。又《淮南子·原道训》云："员者常转，藁者主浮，自然之势也。"《论衡·变动篇》云："夫以果蓏之细，员圜易转。"此圆物本易转动者。又《世说新语·忿狷篇》云："王蓝田性急，尝食鸡子，以筋刺之，不得，便大怒，举以掷地，鸡子于地圆转未止，仍下地以屐蹍之。"《吴下方言考》卷九"旋"云："《楚辞·招魂》：'旋入雷渊，麾散而不可止些。'案：旋，圆转不止也。"此员之引申而义正谓旋者也。员之引申正谓旋，而员旋之音又本相近，故古则每每以旋而为员，亦往往以员而为旋也。《庄子·达生篇》："工倕旋而盖矩。"陆德明《经典释文》引司马彪注云："旋，圆也。"又《诗·郑风·出其东门》："缟衣綦巾，聊乐我员。"戴震《毛郑诗考正》云："员，旋也。言聊乐于与我周旋。"是也。盖员、旋之字之古可通作者，亦正犹"圜"本一字而二读，其读为"旋"者即言"旋"，而读为"圆"者则谓"员"也。《说文·囗部》云："圆，规也；从囗，员声。"《古文苑·篆势》章樵注云："圜，音旋，规也，所以为圆。"又，《广雅·释诂》云："圜，圆也。"《字汇补·囗部》云："圜，《说文长笺》：'与圆同'。"是也。故员之与旋，本音近义通也。规之旋转可为圆，故字本谓旋者可引申为圆并读为圆，而形圆之物易旋转，故字本谓圆者可引申为旋并读为旋也。而员旋之字既可引申而互通，故病之以瘨而为名者，则正以其员声而谓旋，所言亦正即今人所谓头旋病耳。至于桂馥言瘨为"头眩"，方以智谓瘨为"头悬"，似其眩、悬与旋异，然由其所言俱为晕，亦即胡文英所训"头员"为头之"旋转不宁之貌"者，则其眩、悬与旋又实无别焉。

人病头晕旋转今称"头旋"者，其"旋"本由"员"而来，乃为言"转"之"员"字之音转也；而人病头晕旋转今名"头晕"者，其"晕"亦由"员"而来，亦并为言"转"之"员"字之音转

瘨

56

也。所以然者，乃以头晕之"晕"字，古亦作"运（運）"，义本谓"转"，而言"转"之"员"，音又为"运"，与"运"本亦相通焉。《灵枢·经脉》云："五阴气俱绝，则目系转，转则目运。"《仁斋直指方论·眩运》云："眩言其黑，运言其转……其状目闭眼暗，身转耳聋，如立舟船之上，起则欲倒。"《医学统旨·眩晕》云："晕者运也，谓头目若坐舟车而旋转也。"《广雅·释诂》云："运，转也。"即"晕"古亦作"运"而义本谓转者。又《广韵·仙韵》云："员，玉权切，又云运二音。"《说文·口部》："圆，圜全也；从口，员声。读若员。"王筠《句读》云：《五经文字》；圆音运，古读伍员亦如运。"《墨子·非命中》云："若言而无义，譬犹立朝夕于员钧之上也。"《墨子·非命上》"员"作"运"。则言转之"员"音亦为运而与"运"通也。而言转之"员"者，古既亦音运而与言转之"运"字通，故痹之言员，头晕之病之古名为痹者，字亦作"痕"，直以其转音而为名也。《五十二病方·痕》云："痕，取兰□□□一方：炙榑□□□□痕。"马继兴《考释》云："（痕）或疑为痹字。痕字，从疒，云声。云，上古音为匣母、文部韵。痹字，据《说文·疒部》'从疒，员声'，其上古音亦匣母、文部韵，故与痕同音通假。痹为头眩病。《说文》：'头眩病也。'《灵枢·卫气》：'上虚则眩。'"是也。盖痹字为痕而犹可用称头晕（运）者，则以痕从云声，而云古雲字，象雲之转形；又由其"王分"之切音，知其古音亦为匣母文韵，则其音义与夫晕运本亦通矣。《雨部》云："霣……从雨，员声；一曰雲转起也。于敏切。"《雲部》云："雲，山川气也；从雨云，象雲回转形。王分切。云，古文省雨。云，亦古文雲。"是也。故痹之为痕者，即一犹雲之为霣也；痹以名晕（运）而字别作痕者，乃以其与晕运音义同也。

员字言圆者本音"圆"，而言转者则一通于旋字而音"旋"，一通于运字而音"运"，此头晕旋转之病古代名"运"者本一犹名"旋"，而皆为义谓圆转之"员"之语转。盖"旋""运"俱为"员"之一语之转者，古音旋为邪纽元部字，运为匣纽文部字，而员（圆）本匣纽元部字也。故员之为旋者，本乃叠韵之音转，而员之为运者，则又双声之音转，盖由地域方音之差异，故言转之员则或因叠韵而音转为旋，或以双声而音转为运也。

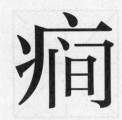

概说

痫于唐前，本谓惊风，而至唐代，始谓癫痫。盖小儿惊风本称为痫者，痫之言间也，间者隙也，故随热起伏、阵挛阵止之惊风病，初即以痫而名之也。然病发有间，则必有闲暇，故痫（癎）字则本音间，而后音闲，一由其所从閒而为声义矣。至于由唐而转以痫谓癫痫者，盖以癫痫之发，本亦断而有续、作而有间，故古今之痫，同名而异义焉。尝见今或以古籍中所载"惊痫""食痫""风痫"，而论述癫痫，岂知所言诸痫皆谓惊风，由惊风之名正取其"惊痫""风痫"名之所冠"惊""风"来，以言其病起心肝、症现惊搐，且以对应"心主惊""肝主风"之古说也。

痫，病也；从疒，间声。户间切。

【系传】

痫，病也；从疒，间声。侯艰反。

【段注】

痫，病也；从疒，间声。户间切：十四部。按：今俗语皆呼间切。方书："小儿有五痫。"王符《贵忠篇》云："哺乳多则生痫病。"元应引《声类》云："今谓小儿癫曰痫也。"

【纲疏】

痫之于今谓癫痫，而于唐前则谓惊风矣。日人丹波元简《医賸·痫》云："王符《潜夫论》云：'婴儿常病伤饱也，父母常失在不能已于媚子，哺乳太多，则必掣纵而生痫。'徐嗣伯曰：'大人曰癫，小儿曰痫。'《巢源》云：'痫者，小儿病也。十岁以上为癫，十岁以下为痫。'此痫即宋以后所谓惊风也。"是也。

盖先秦两汉，乃至于唐前，本无惊风之名谓，宋来之所谓惊风病，唐之以前则主称为痫。《神农本草经》云："发髲……疗小儿痫。""蛇蜕……疗小儿百二十种惊痫。"《潜夫论·贵忠篇》云："哺乳太多，则必掣纵而生痫。"《伤寒论·辨太阳病脉证并治》云："若被火者，微发黄色，剧则如惊痫，时瘛疭。"《诸病源候论》卷四十五《小儿杂病诸候》云："夫小儿未发痫欲发之候，或温壮连滞，或摇头弄舌，或睡里惊掣，数啮齿，如此是欲发痫之证也。""痫者，小儿病也。十岁以上为癫，十岁以下为痫。其发之状，或口眼相引，而目

痫

60

晴上摇，或手足挚纵，或背脊强直，或颈项反折。诸方说痫，名证不同，大体其发之源，皆因三种。三种者，风痫、惊痫、食痫是也。风痫者，衣厚汗出，而风入为之；惊痫者，因惊怖大啼乃发；食痫者，因乳哺不节所成。然小儿气血微弱，易为伤动，因此三种，变作诸痫。"所言痫者均为惊风，即其证也。然谓唐前之痫本即惊风者，此统言也。而析言之，则急惊属实者始名为痫，而慢惊属虚者乃称为瘛耳。如《五十二病方》分痫与瘛为二门，于《婴儿病间方》云："间（痫）者，身热而数惊，颈脊强而复（腹）大。"于《婴儿瘛》云："婴儿瘛者，目繲䁾然，胁痛，息瘿瘿（嘤嘤）然，戻（屎）不□化而青。"又《神农本草经》云："露蜂房……主惊痫、瘛疭。""蜣螂主小儿惊痫、瘛疭。"《针灸甲乙经·小儿杂病》云："婴儿病，其头毛皆逆上者死。婴儿耳间青脉起者，瘛，腹痛，大便青瓣，飧泄。"乃以瘛与痫别而虚实各异者，即其证也。

盖小儿急惊之本称为痫者，痫（癎）之为言閒也；閒者，隙也。《門部》："閒，隙也；从門，从月。"徐锴云："夫門夜闭，闭而见月光，是有閒隙也。"故随热起伏、阵掣阵止之急惊风，初乃以痫而为名者，本谓其病之发作断而复续、作而有间也。而断而复作之有间者，亦正所谓有闲暇，故痫（癎）之为字则本音"间"（古閒切）而后音"闲"（户閒切），一由其所从之閒而为声义也。（按：今间闲之字，古均作"閒"，特以其间则有闲，而得分化。）此小儿急惊本称为痫者也。然殆又以急惊不愈，每成慢惊，慢惊之发，前承急惊，故本以名"急"者，并以称"慢"，而凡惊之病，又统称为痫矣。此先秦之痫，统言之凡谓惊风，析言之又特谓其急者也。

至于凡惊之病即皆名痫，而无所谓统言析言者，乃始于隋也。由其复分痫为阴阳痫，所言本谓急慢惊者，如《诸病源候论》卷四十五所谓"病先身热，瘛疭，惊啼叫唤，而后发痫，脉浮者，为阳痫，内在六腑，外在肌肤，犹易治。病先身冷，不惊瘛，不啼唤，乃成病，发时脉沉者，为阴痫，内在五脏，外在骨髓，极者难治。病发时，身软时醒者，谓之痫。……凡诸痫发，手足掣缩，慎勿捉持之。"可知之矣。殆以隋去先秦已远，而不知古所称瘛者本即阴痫，故遂于痫中复分阴阳焉。此隋时之痫已与惊风尽等同矣。

　　至云痫由唐代始谓癫痫者，如《备急千金要方》卷五上既云："凡养小儿，皆微惊以长血脉，但不欲大惊。……儿有热，不欲哺乳，卧不安，又数惊，此痫之初也。……凡小儿腹中有疾生，则身寒热，寒热则血脉动，动则心不定，心不定则易惊，惊则痫发速也"，即初本以痫为惊风病者。而又云："痫有五脏之痫，六畜之痫。……肺痫之为病，面目白，口沫出。马痫之为病，张口，摇头，马鸣，欲反折。……牛痫之为病，目正直视，腹胀。……羊痫之为病，喜扬目吐舌。……猪痫之为病，喜吐沫。……犬痫之为病，手屈拳挛。……鸡痫之为病，摇头，反折，喜惊，自摇。"则又复以痫为癫痫病者也。此一名而兼言二实者，可视为痫由初谓惊风而转谓癫痫之过渡阶段。然则痫谓癫痫本始于唐者，可无疑矣。盖至唐转以痫名而称癫痫者，则以癫痫之为病本亦断而有续、作而有间焉。清·刘默《证治百问》卷四云："痫字从广从间，以病间断而发，不若别症相连而病也。此病一如疟状，初有间一年而发者，或有间半年而发者，或有间数月而发者，发久气虚，则月近日密，甚有间一二时而即发者。发后神清气爽，与无病之人一般，故取义为痫也。"

痫之一名，由本谓惊风而转谓癫痫者，渐变于唐，而至宋已趋于定形矣。《太平圣惠方·治风痫诸方》云："治风痫，发即卒倒，口吐涎沫，手足俱搐，一无所觉，苏而复发，宜服龙齿丸方。""治风痫，发作渐频，呕吐涎沫，不问长幼，宜服黄丹丸方。"《三因极一病证方论·癫痫证治》云："病者旋晕，吐涎沫，搐搦腾踊，作马嘶鸣……名曰马痫。作羊叫声……名曰羊痫。作鸡叫声……名曰鸡痫。作猪叫声……名曰猪痫。作牛吼声……名曰牛痫。"即宋之言痫皆谓癫痫者也。盖由唐至宋痫谓癫痫者既已过渡完毕而定形，故小儿惊病则不复沿用痫之名，遂另据心主惊、肝主风，其病起心肝，症现惊搐，而称为惊风焉。《永乐大典》卷九百七十八《小儿急慢惊》引《养生必用·论急慢惊风》云："小儿惊痫，古医经方论但云阴阳痫，而今人乃云急慢惊。"引阎孝忠《阎氏小儿方论》云："小儿急慢惊者，后世名之耳。……阳动而速，故阳病曰急惊；阴静而缓，故阴病曰慢惊。此阴阳虚实寒热之别，治之不可误也。"又《医说·急慢惊风》云："小儿发痫，俗云惊风，有阴阳证。因身热面赤而发搐搦上视、牙关紧硬者，阳证也；因吐泻或只吐不泻，日渐面色白，脾虚成冷，而发惊不甚，搐搦微微，目上视，手足微动者，阴证也。"即先秦至唐之痫名，至宋而又称惊风者也。

疵

概说

许书《疒部》云:"疵,病也。"《女部》云:"姪,女出病也。"则疵从出声,出声兼义,当正谓姪,而为妇人阴之下脱之挺出病也。然则,姪之言挺也,疵之言出也,二者本各以"挺""出"之声而为称,故名虽不同,而实则无异。然观之古或以"疵,妇人带下有出病"而释之者,其说即误矣。

疒，病也；从疒，出声。五忽切。

【系传】

疒，病也；从疒，出声。吾忽反。

【段注】

疒，病也；从疒，出声。五忽切：十五部。

【纲疏】

疒从出声而训为病者，《女部》云："妷，女出病也。"则出声兼义，当正谓妷，而即先秦之时所言妇人阴之暴脱之挺出病也。《黄帝明堂经》（辑校本）云："然谷，主'女子不字，阴暴出'；上窌，主'女子绝子，阴挺出'；大敦，主'女子阴挺出'"。隋·巢元方《诸病源候论》卷四十《阴挺出下脱候》云："胞络伤损，子脏虚冷，气下冲则令阴挺出，谓之下脱。亦有因产而用力偃气而阴下脱者。"是也。而古代医籍之于妇人阴脱之病每每以"挺出"而言之者，盖"挺出"云者，同义连文，谓由挺而出也。故挺之与出，本一事耳。而由此挺出者，为先秦本言妇人子脏因挺而出之常语，故后复因挺为妷，因出为疒，则妇人之阴脱为病者，遂有此从女之妷与从疒之疒之专名也。然则妷之言挺也，疒之言出也，妷之与疒，名虽为二，而实则乃一，本俱以"挺出"而为义，以谓妇人之阴脱之病也。而明·张自烈《正字通·疒部》云："疒，妇人带下有出病。"其说即误矣。

疒从出声，则音当如出。而二徐本据于《唐韵》乃俱以"五忽"为声韵而反切之者，则不知何所取义也。

疵

概说

  疵之为言玼也。玼者，瑕也，本玉之斑点之谓也。盖人之有痣，如玉之有玼，故因玼为疵而称之，遂有此疵之一名也。肤之生痣古称为疵，此以疵名病之本义。而古复有以疵谓疵疠言灾疫者，则为以疵为名之又义矣。盖疵谓疵疠者，疵渍音近，疵乃渍借，渍本以谓水瀸污，而疫之相染者则一犹水之相渍污，故递相渍染之疫疠病，初即以渍而为名，而后或假疵以称焉。

疵，病也；从疒，此声。疾咨切。

【系传】

疵，病也；从疒，此声。臣锴曰：《庄子》曰："物不疵疠。"才资反。

【段注】

疵，病也：古亦叚玼为之。从疒，此声。疾咨切：十六部，《广韵》疾移切，是也。

【纲疏】

"疵，病也"者，疵之为言玼也。玼者，瑕也，本谓玉之斑点玼瑕也。盖肤之有痣，如玉之有玼，故因玼为疵，移以言人而称焉。《盐铁论·晁错》云："夫以玙璠之玼而弃其璞，以一人之罪而兼其众，则天下无美宝信士也。"此以玼为名本称玉病者。《后汉书·宦官传·吕强》云："夫立言无显过之咎，明镜无见玼之尤。"此以玼为名转谓人病者。《太平御览》卷三六五引王隐《晋书》云："赵孟，字长舒，入补尚书都令史，善于清谈，有国士之风，其面有疵黯。人有不决者，群云当问疵面。"此因玼为疵而称黯斑者。《诸病源候论》卷三十一《黑痣候》云："黑痣者，风邪搏于血气，变化所生也。夫人血气充盛，则皮肤润悦，不生疵瘕；若虚损则黑痣变生。"此疵称黯斑本指黑痣者也。

疵之言玼也，玼者瑕也，故古人则每每以玼为疵，或疵瑕互作也。《后汉书·宦官传》："不欲明镜之见玼，则不当照也。"李贤注云：

"玼，与疵同也。"《汉书·中山靖王刘胜传》："有司吹毛求疵。"《后汉书·杜林传》作"吹毛求瑕"。是也。然玼之训瑕，此统言也；而析言之，则玼本玉之黑斑，而瑕乃玉之赤斑也。此由与"此"音近之字如兹、甾、滓等多有黑义，而以"叚"为声之字如霞、暇、騢等又多具赤义者，可以知矣。然殆以人之病痣者，其色多黑，而色赤者鲜，故古人即初但名瑕以疵而统称痣病，而不复因瑕为瘕以另立其名矣。由观本部"瘕"篆之训，但谓"女病"而无关"肤病"者，亦可知矣。虽汉之以来，间或有以从疒之瘕字而名痣者，似为疵以言黑、瘕以言赤之端倪，然以其或则瘕疵连文而疵瘕不分，或则疵瘕连文而以瘕为疵，如《淮南子·诠言训》所谓"岂若忧瘕疵之与痤疽之发，而豫备之哉"之以瘕疵连文而统言肤病，《诸病源候论》卷三十一《黑痣候》所谓"夫人气血充盛，则皮肤润悦，不生疵瘕，若虚损则黑痣变生"，《赤疵候》所谓"面及身体皮肉变赤，与肉色不同，或如手大，或如钱大，亦不痒痛，谓之赤疵"之以疵瘕连文而但谓黑痣，另于赤痣名为赤疵者，可知古人于此疵瘕二者本无疵黑瘕赤之分也。

疵之言玼，谓肤生黑痣如玉玼者，此古之以疵为名之本义也。而《穀梁传·序》云："川岳为之崩竭，鬼神为之疵疠。"《外台秘要·序》云："使岁无疵疠，人不夭横。"又皆以疵疠连文而称灾疫者，则乃古之以疵为名之又义也。至疵疠连文以疵为疠而称灾疫者，盖疵即瘠，亦即瘠，而其又皆为渍之借也。《公羊传·庄公二十年》："夏，齐大灾。大灾者何？大瘠也。大瘠者何？㾫也。"何休注云："㾫者，民疾疫也。"陆德明《释文》云："瘠，在亦反，病也。本或作痟，才细反。一本作渍，才赐反。"此疵、瘠（痟）、渍音近义通者。

《玉篇·疒部》云："瘠，瘦也。"《方言》卷十云："凡物生而不长大，亦谓之鮆，又曰瘠。"《礼记·曲礼下》云："天子死曰崩……四足曰渍。"郑玄注云："渍，谓相瀸污而死也。"此疵谓灾疫字当作渍者也。盖渍之为言浸渍也，本浸物于水中之谓也。而浸物于水中，每可由水之瀸污而为其所染，故递相渍染且染之多死之痾疫病，遂即以渍而名焉。固《礼记》言渍，但谓四足，专即牛马之疫言，即孔颖达《礼记正义》所谓"四足曰渍者，牛马之属也。若一个死，则余者更相染渍而死"者，而与夫《公羊传》之本作"大灾者何？大渍也。大渍者何，痾也"所言渍乃人病之名者所指各异，然由古之名疫为渍者初本言染，故至谓其所染为畜为人则固非其病之名义所可定矣。然则古之以渍而名病者，渍之为言浸渍也，亦染渍也，人之病疫递相染渍者可名为渍，而畜之病疫递相染渍者亦可名焉。此疵以名疫，正当作渍，而义谓病相染渍者也。

瘦

概说

　　瘦，废疾也，因病致废，无所能事之谓，古所谓"喑（瘖）、聋、盲、伛、跛躄、断者、侏儒、痴呆"者并皆属之。瘦本废疾，而《说文》乃训为"固病"者，则以病而致废，则恒为顽疾而难疗，故又均可归于固疾，而称之为痼也。盖以瘦为名者，瘦之为言废也，则废谓凡废，瘦谓病废，废为动字，瘦为名字，瘦之所言正即废疾，瘦之名称本源于废也。而古之注《说文》者，或以"瘦疾作废无义"，或以"瘦为正字，废为假借字"者，则皆以于二者之关系，未尝了然也。

瘦

70

瘢，固病也；从疒，发声。方肺切。

【系传】

瘢，痼疾也；从疒，发声。臣锴按：《律》有废疾。方吠反。

【段注】

瘢，固病也：按，此当云"瘢固，病也"，瘢固为逗，浅人删瘢字耳。下文痼为久病，瘢固则经传所云瘢疾也，其义不同。锴本作"痼疾也"，则尤误矣。瘢犹废，固犹锢，如瘖、聋、跛躄、断者、侏儒皆是。瘢为正字，废为叚借字，亦有叚瘢疾字为兴废字者。从疒，发声。方肺切：十五部。按，废瘢可入，发伐可去，南人作韵书分别，遂若约定俗成矣。古无去入之别。

【纲疏】

段注谓"瘢，固病也"当为"瘢，瘢固，病也"者，此以正为误、淆乱是非之说也。又谓"瘢为正字，废为假借字"者，则又倒果为因、颠倒本末之言也。《礼记·问丧》云："然则秃者不免（冕），伛者不袒，跛者不踊，非不悲也，身有锢疾，不可以备礼也。"其伛者、跛者本皆瘢疾，而并以"锢疾"（即固病、痼疾）称之者，可证瘢即固病，即痼疾，而二徐本之作"瘢，固病也""瘢，痼疾也"者本不误也。又残本《玉篇》卷九云："固疾为瘢，字在疒部也。"《资治通鉴·齐明帝建武元年》："时上长子晋安王宝义有废疾。"胡三省注云："痼疾不可用，为废疾。"其并明言固疾为瘢、痼为废疾者，亦可证瘢即固病，即痼疾，而二徐之本本不误也。盖义谓固病、锢疾之"痼"者,《说文》于本部字作"痼"。而痼之作痼者,痼之言古也,古者故也、久也;痼字之作痼者,痼之言固也,固者坚也,亦久也。故古之以痼或痼而为名者,本俱以坚久之疾而为义也。本部云:"痼,久病也。"《玉篇·疒部》云:"痼,久病也。"《字汇·疒部》云:"痼,久固之疾。"《正字通·金部》云:"锢,久固之疾曰锢。俗作痼。"《资治通鉴》卷四十八:"汉和帝长子胜,有痼疾。"注云:"痼疾,坚久之疾也。"是也。而许君训痀为痼疾者,则殆以喑(瘖)、聋、盲、伛、跛躃、断者、侏儒、痴呆等古之谓为痀疾者,虽或始于先天,或源于后天,起因不同,而其病又率皆坚久滞固而难去,抱之终身而不能愈,故亦当归并于痼之列耳。此许君之训痀为痼,以痀为"固病"之故也。

瘖、聋、盲、伛、跛躃、断者、侏儒、痴呆诸病者,以其率皆坚久滞固而难愈,故可归属于固病,而以"痼"名称之也。至其古又视之为废疾,而以"痀"名者,则以痀之为言废也,废者顿也,病名之痀正源于废顿之废而来也。《说文·疒部》云:"废,屋顿也;从疒,发声。"《页部》云:"顿,下首也;从页,屯声。"此许书拘于字形而言其所谓本义者。以废字从疒,故训之为顿而必冠以屋;顿字从页,故训之为下而必冠以首也。而实则上古先有语言后有文字,凡物之倾圮、坍塌者本皆可称废,皆可称顿,初非屋废与首顿可独领其名也。而特以后世之人因声制字,以凡言物之倾圮、坍塌者具形为废、具形为顿,而遂有此密合字形之屋废、首顿之训耳。《淮南子·览冥训》:"往古之时,四极废,九州裂。"高诱注云:"废,顿也。"所言废顿,即凡称者也。而凡物之倾圮、坍塌,本言其残伤,本言其败坏;而物之残伤败坏者,则置而废弃、无所用之,故凡言废者,则每每寓此无所用之之义焉。《尔雅·释诂》云："废，舍也。"郭璞注云："舍，放置。"郝懿行疏云："《说文》：'废，屋顿也。'盖屋倾顿则人不居，故其义为舍也。"朱骏声《说文通训定声》废下云："倾圮无用之意。"是也。而物既如此，人亦犹然，故移以言人，则凡由衰老、残伤以及先天痴愚之疾所致无所能事、难以自存者，初亦以凡废之废后缀之以疾字而名之，即所谓"废疾"，后又因废而为瘈，而遂为"废疾"之专名耳。《周礼·地官·司徒》："辨其贵贱老幼废疾可任者。"贾公彦疏云："废疾，谓废于人事疾病，若今癃不可事者也。"《礼记·王制》："废疾非人不养者，一人不从政。"孙希旦集解云："废疾，谓废于人事（之疾），若瞽者之类是也。"《荀子·正论》："是犹伛巫跛匡大自以为有知也。"杨倞注云："匡，读为尪，废疾之人。"《易林·施之离》云："既痴且狂，两目又盲，箕踞喑哑，名为无用。"《六书故·人事部》云："病不可事，谓之瘈疾。"《札璞》卷四"痴"云："《语林》：'王蓝田少有痴称，王丞相辟之，既见，云：王掾不瘈，何以云痴？'案《户令》：'痴症、侏儒、腰折、一肢废，如此之类，皆为废疾。'馥谓：痴为瘈疾之一，人谓蓝田痴，故有瘈称。"即其证也。然则段注以为"瘈为正字、废为假借字"者，其说即误矣。

瘈之言废也，谓废而不用之病。此废为动字，瘈为名词，瘈之所言即废疾者，本亦甚明。故瘈之病名，单言之字当为"瘈"，以别于凡言废顿之废名，双言之可作"废疾"，以专言废而不用之病也。《说文系传》于本文"瘈，痫疾也"下云："按：《律》有废疾。"《说文辨字正俗》云："瘈，固即经传所云废疾，当从疒。"均视瘈之所言即废疾者，即其明证。无如古今之注《说文》者，多昧此理，如

《说文群经正字》云:"瘃疾作废无义。"似此颇有类于段注"瘃为正字,废为假借字"之翻版者,即为其例。而《庄子·让王》:"左手攫之则右手废,右手攫之则左手废",《太平御览》卷三六九乃引作"左手攫之则右手瘃,右手攫之则左手瘃",于名动之字全然不辨者,殆亦此类也。

瘏

概说

《说文》于瘏但训为"病"，而未云之为何病，今据其音义以析之，当正即《广雅》所训瘏之为"疲"者，而与《玉篇》义训"力极"之所谓"痵"，则初本一名，殆为其一声之转者也。盖瘏本即痵者，瘏之言奢也，痵之言侈也，而侈即夛字，亦即奢字，奢训"张大"，侈训"掩胁"，殆腹大宽缓则形必张大，胸肉弛纵则势必掩胁，此瘏痵之同以宽缓弛纵义，而可为人之病疲，形体懒惰、筋肉弛纵，以至于委顿仆地，而不能起行之名也。至于诸《说文》之注家，于此瘏字多不能释者，即由其不明于瘏本由痵来之故也。

瘏：病也；从疒，者声。《诗》曰：我马瘏矣。同都切。

【系传】

瘏，病也；从疒，者声。《诗》曰：我马瘏矣。达胡切。

【段注】

瘏，病也：《周南·卷耳》曰："我马瘏矣。"《释诂》《毛传》皆曰："瘏，病也。"《豳风·鸱鸮》传同。从疒，者声。同都切：五部。《诗》曰：我马瘏矣。

【纲疏】

"瘏，病也"者，瘏犹匑也；匑者，仆地伏行之谓也。故一犹病以痡称者，痡言匍匐，谓疲极力尽而蹶地手行，此病以瘏名者，当亦谓是耳。《诗·周南·卷耳》云："我仆痡矣，我马瘏矣。"《玉篇·勹部》云："匍，步乎切，匍匐，手行尽力也，颠蹶也。""匑，且乌切，伏行也。"是也。

瘏谓疲极力尽而仆地，据地匍匐而手行者，此人之过劳力作、萎软困顿之习见之形，故病以瘏称者当一犹痡，而本为人病之名耳。然殆以人之疲极者易蹶仆，而马之疲极者易跌踬，一如《太公六韬·阴谋》之所谓"马不可极，民不可剧。马极则踬，民剧则败"，故借人病之名以谓马，而遂有《诗》之"我马瘏矣"之言也。然则《尔雅·释诂》"瘏，病也"孙炎注云："瘏，马疲不能进之病。"所言即误矣。

瘏

76

病疲而以瘏为名者，于古今方书中均无所征；然即其音义以求之，殆初本与疼为同名，而为其一声之转者也。《人部》云："侈，掩胁也；从人，多声。一曰奢也。"《奢部》云："奢，张也；从大，者声。奓，籀文。"张衡《西京赋》："心奓体忲。"李善注引《声类》云："奓，侈字也。"此瘏从者声与夫疼从多声之音本相通者。又，本部云："疼，马病也；从疒，多声。《诗》曰：疼疼骆马。"《广雅·释诂》云："瘏，疲也。"《玉篇·疒部》云："疼，力极也。"此从者之瘏与夫从多之疼之义复相通者也。盖病之本以疼为称者，疼之为言侈也；病之又以瘏为名者，瘏之为言奢也。而奢即奓字，亦即侈字，此瘏之与疼本为同名者，固甚易明矣。至于奢之与侈既为同字，而奢训张大，侈训掩胁，似义不相若者，殆不知奢字之所训张大者谓肉张大，而侈字之所训掩胁者谓肉掩胁，此以其所从"者"声"多"声既本相通，而"多"复声中有义，以所从二肉会意肉多也。而人肉多者，每多宽缓与下垂，故就其宽缓而言之，若腹大宽缓则形必张大，而即其下垂而言之，若胸大下垂则势必掩胁耳。此《说文》训奢为张大、侈为掩胁，《声类》谓奢之与侈本为一字者也。奢既同侈，而为因形见义本字之侈之音转字，与侈共谓人体肉之宽缓与下垂，由知古于人之病疲而形体懈惰、筋肉弛纵以至于委顿仆地、不能立行者，殆初即以侈奓之本音为"多"者名之为疼，后乃以奓奢之音转为"者"者称之为瘏耳。（可互参后之"疼"篇。）此人之病疲而称瘏，本一犹人之病疲而称疼者也。

瘛疭

概说

瘛疭之为言掣纵也，本用状小儿之瘛疭发作时，其一掣一纵之搐搦貌也。而后，或以其言掣之瘛者总其称，则小儿之瘛疭始有此瘛之一名也。盖先秦两汉之所谓瘛者，本即唐前之所谓痫，亦即宋来之惊风，然瘛之为痫为惊风者，本属于痫与惊风中之阴痫与慢惊，乃以其多为阳痫之转阴，或急惊之转慢，而见脾肾虚寒、搐搦徐缓之证候，故必当与阳痫与急惊相鉴别，勿令其相互以混淆焉。又瘛疭之瘛，或以之与瘈为同字，因而以瘈代之者。殊不知瘛音 chì，本谓小儿之惊病，而瘈音 zhì，乃谓野犬之狂病，二者形音俱异，而义复有别，本不得互用。固时至于宋朝，法定瘛瘈可通用，然以此而研读先秦两汉与隋唐书，则颇易于歧路而亡羊矣。

瘛疭

78

瘛，小儿瘛疭病也；从疒，㜎声。臣铉等曰：《说文》无㜎字，疑从疒，从心，挈省声。尺制切。疭，病也；从疒，从声。即容切。

【系传】

瘛，小儿瘛疭病也；从疒，㜎声。尺制反。疭，病也；从疒，从声。子容反。

【段注】

瘛，小儿瘛疭病也：《急就篇》亦云"瘛疭"。颜师古云："即今痫病也。"按今小儿惊病也。瘛之言挈也，疭之言纵也。《艺文志》有"瘛疭方"。从疒，㜎声：徐铉等曰："《说文》无㜎字，疑从疒、从心，㜎省声也。"尺制切：十五部。疭，病也；从疒，从声。将容切：九部。按《广韵》《集韵》将容切内皆不收此字，盖与瘛疭为二病。

【纲疏】

古称瘛疭之病者，本但为瘛。而瘛者，人病筋脉挛急之名也。《素问·玉机真藏论》云："是故风者，百病之长也。今风寒客于人，使人毫毛毕直，皮肤闭而为热。当是之时，可汗而发也……弗治，肾传之心，病筋脉相引而急，病名曰瘛。当此之时，可灸可药。"是也。然殆以人病筋脉挛急者，每每见之于小儿，故古言瘛者，遂多视之为小儿病耳。本文云："瘛，小儿瘛疭病也。"是也。

按：小儿瘛疭之病古名曰瘛者，盖瘛之言挈也，本由挈而得其名。《广雅·释诂》："挈，引也。"王念孙疏证云："挈，音充世反，即掣字也。"《灵枢·论疾诊尺》云:"婴儿病,其头毛皆逆上者,必死;耳间青脉起者,掣。"《甲乙经》引"掣"作"瘛"。由此瘛掣音义俱同而可互作,知掣乃瘛字之本源字也。然瘛疭病者,本一掣一纵,交相更代而为病,而古人则每但以瘛而总其名者,此殆以瘛疭者固掣纵更代而为病,而特以掣乃风动之象,纵则稍歇之候,故虽掣纵交相为病,而古人乃特取动者,因掣为瘛为其名耳。然若必欲取其静者而因纵为疭以名之,亦无不可。如《说文》于本部单立疭字,与瘛悬隔,而云之"疭,病也"者,即其证矣。故瘛之一名或又称疭,而所言亦即瘛疭病也。

"瘛,小儿瘛疭病也。"然此先秦至两汉之所谓瘛者,殆即唐代以前之所谓痫,亦即宋之以来之所谓惊(风)也。汉·史游《急就篇》卷四:"痈疽瘛疭痿痹痕。"唐·颜师古注云:"瘛疭,小儿之疾,即今痫病也。"汉·王符《潜夫论·贵忠》云:"哺乳太多,则必掣纵而生痫。"宋·戴侗《六书故》云:"掣纵,谓小儿风惊,乍掣乍纵。"是也。而以唐前惊风本多名痫,宋时痫病始名惊风,故诸家说瘛虽貌似不合,而究其原委又实本为一也。

盖瘛即唐前之痫者,此统言也;而析言之,则瘛与痫又证分寒热而势具缓急焉。如《五十二病方》中,分别痫瘛为二门:言痫则"婴儿病间方"云"间(痫)者,身热而数惊,颈脊强而复(腹)大";言瘛则"婴儿瘛"云:"婴儿瘛者,目繲(系)眮(邪)然,胁痛,息瘿瘿(嘤嘤)然,戾(屎)不□化而青。"则痫阳瘛阴,而属性迥别者,本甚显然。然痫瘛二者,虽证分二门,又终为同类,故古人论之,则或析言,或统言焉。盖析言之者以显其异,而统言之者以见其同耳。《灵枢·论疾诊尺》云："婴儿病……耳间青脉起者，掣（《甲乙经》引作"瘛"），腹痛，大便青瓣飧泄，脉小，手足寒，难已。"此本属于瘛病而即称瘛者，即所谓析言之类也。又，《黄帝明堂经·上编·第十一》（辑校本）云："瘛（《医心方》卷二引作"瘛"）脉，一名资脉，在耳本鸡足青络脉。刺出血如豆汁，刺入一分，灸三壮。主小儿痫瘛疭（《医心方》作瘛疭），呕吐，泄注，惊恐，失精。"此本属于瘛病而名称为痫者，又所谓统言之属也。（按文中痫瘛疭，痫言其病，瘛疭言其状也。）而由古论痫瘛，或析言之为二，或统言之为一，可知此二病者，本既相对立，而又相统一也。

　　瘛之与痫既分属阴阳而对立，又相互依存而统一，故魏晋以后为趋约易，遂多以瘛病归并于痫，而复于痫内分阴阳焉。《诸病源候论·小儿杂病诸候·风痫候》云："病先身热，瘛（瘛）疭，惊啼叫唤，而后发痫，脉浮者，为阳痫，内在六腑，外在肌肤，犹易治。病先身冷，不惊瘛（瘛），不啼唤，乃成病，发时脉沉者，为阴痫，内在五脏，外在骨髓，极者难治。……凡诸痫发，手足掣缩，慎勿捉持之。"是也。由知先秦之痫，以其病性属阳，故当即隋时之阳痫；先秦之瘛，以其病性属阴，故应为隋时之阴痫耳。其阴痫之指本即瘛病者，由《五十二病方·婴儿瘛》所谓"婴儿瘛者，目繲䁤然，胁痛，息瘛瘛然，戻不□化而青"，结合于《永乐大典》卷一千三十三《小儿大便青》载《灵兰秘典》所云"泻下如蓝淀，胎中受积惊，盖心受惊。心主惊，心惊则胆怯。胆者，与肝为表里也。胆怯则肝冷，肝传脾，脾受邪，故大便初出微黄，脾之本色，良久复青，肝之本色也。……有便青夹白浓稠粘如涎者，亦是肠寒。久则令儿面白形青，腹痛惊啼，失治则变阴痫也"，两相比勘，其义可见矣。

瘛于唐前本即痫者，乃其阴痫。而瘛由宋时称惊风者，则其慢惊。此以唐前之痫，即宋之惊风；痫以寒热分阴阳，而惊以虚实定急慢也。宋·张杲《医说》卷十《急慢惊风》云："小儿发痫，俗云惊风，有阴阳症。"明《永乐大典》卷九百七十八《小儿急慢惊》引《养生必用》云："小儿惊痫，古医经方论但云阴阳痫，而今人乃云急慢惊。"载阎孝忠《阎氏小儿方论》云："小儿急慢惊，古书无之，惟曰阴阳痫。所谓急慢惊者，后世名之耳。"然以瘛于隋唐已称阴痫，其名至宋久已不传，故以宋之慢惊即汉前之瘛者，除相互比勘其症以印证外，似又须以瘛与慢惊俱系阴痫而理推焉。且瘛名于宋后固鲜见，而言其掣纵症状之瘛疭者，则犹多沿用而未衰减也。盖宋之以来犹多沿用瘛疭者，乃多以之言症，且但施于慢惊，以状其筋脉挛搐之徐缓；即或以之而名病，亦多为慢惊名下之附属名，且绝无用以命急惊者。然则宋之以来之慢惊，本即先秦两汉之瘛病者，亦甚明矣。明《普济方》卷三百七十五《婴孩惊风门》云："急惊变为慢惊者，因壮热精神恍惚，忽发惊搐，医以吐下药太过，多以凉惊药不愈，荏苒经日，脾虚不实，昏睡露睛，涎鸣气粗，肢冷腹痛，时作瘛（瘛）疭，此急惊变成慢惊也。""慢惊变为急惊者，因伤乳食，或吐或泻，时作瘛（瘛）疭，医以温热药太过，以暖惊药不愈，体热涎盛，面红目赤，大便不通，小便赤涩，舌白唇红，忽发惊搐，此慢惊变成急惊也。"清《张氏医通》卷六《瘛疭》云："瘛者筋脉拘急也，疭者筋脉弛纵也，俗谓之搐。小儿吐泻之后，脾胃亏损，津液耗散，故筋急而搐为慢惊也。"又，《永乐大典》卷九百七十八《小儿急慢惊》载《卫生宝鉴》云："小儿吐泻病久，脾胃虚损，大便不聚，当去脾间风，先以宣风散导之，后用使君子丸、益黄散，其利则止。若不早治，即成慢惊，名曰瘈（瘛）疭，似搐不甚搐，脾胃虚损，致被肝木所乘，属诸藏受病也，用温补羌活膏主之。"是也。盖先秦以症见"瘛疭"而立阴"瘛"之名，后世以症见"瘛疭"而称为慢惊者，则并以瘛之言掣，掣义为引也。故一引一纵之瘛疭者，其引之为状固可谓急（《素问》："病筋脉相引而急，病名曰瘛。"），然较之"卒口噤，背反张"而复"挛急"之痉挛者，其势则缓，且又但限于手足也。《温病条辨》卷六《解儿难》所谓"瘈（瘛）者，蠕动引缩之谓"，是也。然则瘛疭者，即但可施之于"搐不甚搐"之慢惊病，而不得用于"颈脊强"（《五十二病方·婴儿病间方》）之急惊病也。

瘛之为病，固多见之于小儿，而成人亦非尽无之，故于成人之为此患者，遂亦比之于孩童，而或取瘛以名其病，或取瘛疭以言其状焉。《素问·玉机真藏论》云："病筋脉相引而急，病名曰瘛。"《伤寒论·辨太阳病脉证并治》云："太阳病，发热而渴，不恶寒者，为温病。……若被火者，微发黄色，剧则如惊痫，时瘛疭。"是也。此虽貌似有违瘛言小儿为病之通说，然与瘛之为名之义则甚相合焉。

"瘛，小儿瘛疭病也；从疒，恝声。"而于此"从疒，恝声"、义谓"小儿瘛疭病"之瘛者，宋之以来之医家，又多以"瘈"字而为之。如本文所引《卫生宝鉴》"名曰瘈疭"、《普济方》"时作瘈疭"、《温病条辨》"所谓瘈者"，即其例也。所以然者，殆即由瘛瘈形近，人或以之为同字，而不知其本形声各异，义复迥别也。盖瘛音 chì（尺制切），本谓小儿惊风病，而瘈音 zhì（征例切），则又本谓犬之狂也。《左传·哀公十二年》："国狗之瘈，无不噬也。"杜预注云："瘈，狂也。"此言瘈者，即其义也。明·谢肇淛《五杂俎》卷九云："有一种狗，不饮不食，常望月而噑者，非瘈，乃肚中有狗宝也。"此言瘈者，亦其义也。虽然时至于宋，法定瘈瘂可通用，如《集韵·霁韵》云："瘂，瘂瘈，痫疾。"又云："瘈，《博雅》：'瘈瘂，病也。'或作瘂。"然以此为文，或释读古书，则颇易歧路而亡羊矣。此瘈瘂之不可不辨者也。

瘁

概说

人为寒袭，每每现肌肤凛凛、毛孔粟起之恶寒貌，于此之状，古人初则往往以洗洗、洒洒、淅淅、嗇嗇、洒淅、癄索云云比况之，而无定称；后乃因声而为名，遂取其急读之声、二合之音，以从疒辛声之瘁为之，此《说文》"瘁，寒病也"之训之所由来也。而段公玉裁殆不识此理，于其《说文解字注》中曰"《素问》《灵枢》《本草》言洒洒、洗洗者，其训皆寒，皆瘁之假借"，则实系倒果为因之说也。

痒，寒病也；从疒，辛声。所臻切。

【系传】

痒，寒病也；从疒，辛声。臣锴按：字书：寒，噤也。所伈反。

【段注】

痒，寒病也：古多借洒为痒。《晋语》："狐突曰：玦之以金，铣寒之甚矣。"韦注："玦犹离也，铣犹洒也。洒洒，寒貌。"唐人旧音云："洒，或为洗。"《本草》："为色洗洗是寒貌。"玉裁谓：凡《素问》《灵枢》《本草》言洒洒洗洗者，其训皆寒，皆痒之假借。古辛声、先声、西声，同在真文一类。《国语注》洒音铣，不误。从疒，辛声。所臻切：十二部。

【纲疏】

"痒，寒病也"者，痒之为言洗洗也，亦洒洒也，亦淅淅也，亦啬啬也，亦洒淅也，亦瘷索也，亦痒瘷也。盖洗洗、洒洒、淅淅、啬啬、洒淅、瘷索、痒瘷，本乃一声之转，初用状人之畏恶风寒之貌者也。《神农本草经》䗪虫条云："寒热洗洗。"当归条云："温疟寒热洗洗在皮肤中。"又，牡蛎条云："温疟洒洒。"阿胶条云："洒洒如疟状。"又，《灵枢·杂病》云："淅淅身时寒热。"《伤寒论·辨太阳病脉证并治》云："啬啬恶寒，淅淅恶风。"《备急千金要方》卷二十二云："啬啬欲守火。"又，《灵枢·邪气藏府病形》云："虚邪之中身也，洒淅动形。"《素问·调经论》云："邪客于形，洒淅起于毫毛。"又，《备急千金要方》卷二十二云："皮肤瘰痛，壮热，瘷索恶

痒

86

寒。"又，皮日休诗："枕下闻潇淅，肌上生瘆瘶。"是也。盖人为寒袭，于其肌肤懔懔、毛孔粟起之恶寒貌，古人初即以洗洗、洒洒、淅淅、啬啬、洒淅、瘷索、瘆瘶云云以比状之，而无定称；后乃因声而为名，取其急读之声、二合之音，以从广辛声之瘆字而当之，此病寒而名瘆之所从来也。而段注倒果为因，以洒洒、洗洗皆瘆之假借者，即由其不识此比状与定名之因果关系使之然耳。

瘷

概说

《说文》训瘷为头痛，其说之确否，千百年来无证之者，盖以瘷字为《说文》所首出，苦无相关资料以参验也。今按：瘷，从疒、或声，若按音义以求之，其名当源于馘字也。盖馘者，军战中所断之首级，即《季虢子白盘铭》所谓"献馘于王"者。而断首者必以刃，初或斧裂，后或刀劈，故馘又分别为搣字，字复从手，而言挥刀以劈、举斧以裂，即《广雅》所谓"斩、搣、劈、劂，裂也"者。而后又引申之为瘷，字复从疒，殆谓人之头痛之剧烈，本一犹刀之劈、斧之裂，则此又正合《说文》"瘷，头痛也"之说解也。故疾病之以瘷为名者，瘷之为言馘也，亦搣也，本即以馘、搣之断首、劂裂义，而喻头痛之剧一犹刀劈与斧裂，《医醇滕义》所谓"有因于火，肝阳上升，头痛如裂"者，则其类也。然则《说文》训瘷为头痛者，当甚确切。盖其所收瘷字与所训头痛之载籍，至汉已佚，幸得许慎"博问通人，考之于逵（慎师贾逵）"，而始得仅存也。

痏，头痛也；从疒，或声，读若沟洫之洫。吁逼切。

【系传】

痏，头痛也；从疒，或声。读若洫。吁域反。

【段注】

痏，头痛也；从疒，或声。吁逼切：一部。读若沟洫之洫：按洫声在十二部，或声在一部。然《毛诗》洫作淢，古文阈作阈，是合音之理也。

【纲疏】

头痛之以痏为名者，于古代方书中无所征；而若按音义以求之，则其名当源于"馘"字也。《说文·耳部》云："聝，军战断耳也，《春秋传》曰：'以为俘聝。'从耳，或声。古获切。馘，聝或从首。"《又部》云："取，捕取也；从又，从耳。《周礼》：'获者取左耳。'《司马法》曰：'载献聝。'聝者耳也。七庾切。"按，聝字从耳，当训断耳；而馘体从首，则当训断首矣。此以古之交战，断耳断首以计功者，率皆有之，故因以为字，而有此作聝作馘之不同矣。盖断耳断首，所断不同者，除敌有首从，首恶者恒须断首以明之外，而时代之先后、战事之大小，则又其所断为何之要素也。殆于春秋之前，战争之规模既小，双方之杀戮亦少，故毙敌邀功者，多为断首以上呈也。如《季虢子白盘铭》云："趄趄子白，献馘于王。"《诗·鲁颂·泮水》云："矫矫虎臣，在泮献馘。"其献于周王、鲁王之馘者，当皆与馘字所从之首者合，乃军战中所断之首级，而非所断之左耳也。然战国以来，战争之规模既渐大，双方之杀戮亦增多，如鞍之一战之损兵数万，秦王之怒之伏尸百万，则断首以归，殊为不便，故遂转断首为断耳尔。此军战所断之字，初本从首作馘，后复从耳作聝之故也。而许君生当汉世，所见所闻，乃但为断耳者；固由其博采，而知字有从首从耳之两形，然囿于见闻，终置馘字之从首者于不究，而专以聝字之从耳者说解之，因有此"军战断耳"之训也。而馘字从首，本训为断首者，由后世引申之凡断首处死亦以为称者，可以证矣。《后汉书·曹节传》云："王甫父子，应时馘截。"是也。馘字从首，既本训断首，而断首者必以刃，初或斧裂，后复刀劈，故馘又分别为掝，从手而谓挥刀以劈，举斧以裂，或又引申作瘯，从广而谓头之剧痛，如刀劈斧裂也。《广雅·释诂》云："斩、掝、劈、劀、劋，裂也。"本文云："瘯，头痛也；从广，或声。"是也。然则头痛之古以瘯为名者，瘯之为言馘也，亦掝也，本以馘、掝之断首、劀裂义，以喻人之头痛之剧烈，而一犹刀劈斧裂之状也。清·费伯雄《医醇賸义·诸痛门》言头痛之"有因于火，肝阳上升，头痛如裂"者，即其类也。而《诗·小雅·小弁》言头痛之因"心之忧矣，疢如疾首"者，亦其类也。盖火热上冲之头痛，恒如刀劈；而"疢"者火热之病，"疾首"者刀矢伤首，故"疢如疾首"本亦火热上冲、头痛如劈之谓也。然则《医醇賸义》所谓"有因于火，肝阳上升，头痛如劈"者，又可谓是《诗》之所谓"疢如疾首"之绝佳注释矣。

馘字始见于周《季虢子白盘铭》，本谓刀劈斧断之首级，瘯字首见于汉《说文解字》，乃谓如刀劈斧裂之头痛，且二字俱以或为声，此瘯字之本由馘而来，馘瘯二字当为同源者也。然则《庄子·列御寇》"（曹参）见庄子曰：夫处穷闾阨巷，困窘织屦，槁项黄馘者，商之所短也；一悟万乘之主，而从车百乘者，商之所长也"中黄馘之馘者，亦正由其断离首级之本义来，引申之以谓面黄如尸首之无生气也。此由《经典释文》释之曰"馘，古获反；徐，况璧反。司马云：谓面黄熟也"，可以知矣。盖司马氏之所谓"面黄熟"者，其"熟"乃正与"生"相对，谓其如首之离体之色耳。《左传·僖公三十三年》云："狄人归其元（首级），面如生。"即其证也。无如清末著名经学家、古文字学家俞樾先生于《诸子平议·庄子·黄馘》中乃谓"馘者，俘馘也，非所施于此。馘，疑瘨之假字。《说文·疒部》：'瘨，头痛也。'黄馘，谓头痛而色黄"，而以馘为瘨之借者，则大误也。盖俞氏既以馘为瘨借，而因谓黄馘乃为"头痛而色黄"者，则不特令《庄子》之本以槁项、黄馘并列而谓枯项、黄面者不能并列，即但以之释黄馘者亦甚不辞也。乃因若谓馘当为瘨训头痛，则黄馘即但可训为"黄头痛"，而未可释为"头痛而色黄也"。此俞氏之于司马氏"馘，谓面黄熟也"之本甚确切之注者，未得其解，而误言假借使之然也。

瘠

概说

《说文》"瘠，酸瘠，头痛"云者，盖瘠即酸瘠之合音。而酸瘠者，亦作酸削、酸消、酸嘶等，本为凡体疼痛之统称，而非但头疼痛之专名。瘠言酸瘠、谓凡体疼痛，殆为专即风寒郁闭、毛孔粟起之恶寒体痛而言者，此由酸瘠之音，本甚近于洒淅、瘰索，而洒淅、瘰索，初为状人之畏恶风寒、肌肤凛凛之貌者，即可知矣。盖肤为寒闭，以至于毛孔粟起，则身必疼痛，故瘠言酸瘠与夫痹言洒淅虽分为二，然其所言之症象则实不可分，且酸瘠与洒淅，音本相近，而凡言疼痛之酸瘠，可从中得出恶寒义，凡言恶寒之洒淅，可从中得出疼痛义，故二者初本为一语，乃由人之强分而别为二者，亦并可知矣。

痟，酸痟，头痛；从疒，肖声。《周礼》曰："春时有痟首疾。"
相邀切。

【系传】

痟，酸痟，头痛；从疒，肖声。《周礼》曰："春时有痟首疾。"
相邀反。

【段注】

痟，酸痟，头痛也：《周礼·疾医》："春时有痟首疾。"注云：
"痟，酸削也。首疾，头痛也。"疏曰："春时阳气将盛，惟金沴木，
故有痟首之疾。"从疒，肖声。相邀切：二部。《周礼》曰："春时有
痟首疾。"

【纲疏】

"痟，酸痟"云者，盖痟即酸痟之合音也。而酸痟者，亦作酸削、
酸消、痠痟、痠痹、酸嘶、酸嘶，本为凡体疼痛之统称，而非但头
疼痛之专名也。《周礼·天官·疾医》："春时有痟首疾。"郑玄注云：
"痟，酸痟也。首疾，头痛也。"贾公彦疏云："痟者，谓头痛之外，
别有酸痟之痛也。"《神农本草经》卷二云："慈石，味辛寒，主周痹，
风湿肢节中痛，不可持物，洗洗酸消。"此酸痟之亦作酸削、酸消，
而非专谓头痛者。《广雅·释诂》："痟，病也。"王念孙疏证云："痟者，
《玉篇》：'痟，痠痟也。'《广韵》：'痠痟，疼痛也。'《周礼·疾医》：
'春时有痟首疾。'郑注：'痟，酸削也。'酸削，犹痠痟，语之转耳。"
此酸痟之又作痠痟，亦非专谓头痛者。《金匮要略·血痹虚劳病脉证

并治》："劳之为病，其脉浮大，手足烦，春夏剧，秋冬瘥，阴寒精自出，酸削不能行。"《诸病源候论·虚劳候》酸削作"酸瘲"。《神农本草经》卷二云："木虻，味苦平，主目赤痛，眦伤泪出，瘀血血闭，寒热酸惭。"《周礼·疾医》贾公彦疏云："'疕，酸削也'者，人患头痛，则有酸嘶而痛。酸削，则酸嘶也。"此酸疕之又作瘄瘲、酸惭、酸嘶，而亦非专指头痛者也。盖酸疕者，双声连语也；而连语者，乃以声为义，不拘字形也。故此或由来于古之俗语、以状疼痛之貌之酸疕者，亦别作酸削（消）、酸（瘄）瘲（惭、嘶），而书无定字矣。至若疕言酸疕，本为凡体疼痛之统称，而许君乃以之为但头疼痛之专名者，则殆以其所据为《周礼》，而《周礼》本明谓"疕首"使之然也。殊不知《周礼》之所谓"疕首"疾者，乃症见疼痛之首疾耳。若疕之自有头痛义，则初但言"春时有疕疾"者，即已足矣，而不必缀之"首"字以赘疣焉。此疕谓头痛，本由来于许君之误解《周礼》者，益易明矣。

盖疕言瘄疕，义谓疼痛者，其疼痛之指，殆本即外感病中，因风寒郁闭，肌肤懔懔，毛孔粟起之恶寒体痛之所言也。此以酸疕之音，本亦近洗洗，近洒洒，近洒淅，近瘭索，而洗洗、洒洒、洒淅、瘭索，又皆古语之惯常以状人之畏恶风寒，肌肤懔懔，毛孔粟起之貌者。《神农本草经》卷二䗪虫条云："寒热洗洗。"白薇条云："温疟洗洗。"又《金匮要略·痉湿暍病脉证治》云："洒洒然毛耸。"《神农本草经》卷一牡蛎条云："温疟洒洒。"又，《灵枢·邪气藏府病形》云："虚邪之中人，洒淅动形。"《素问·调经论》云："邪客于形，洒淅起于毫毛。"又，《备急千金要方·瘰疬》云："瘭索恶寒"是也。盖肤为寒闭，以至于肌肤懔懔，毛孔粟起，则身必酸痛，故本谓畏寒风寒之洗洗、洒洒、洒淅、瘵索，遂以其音近又作酸痟（削、消）、痠瘬或痠（酸）瘲（嶃、嘶），而转谓人体之酸楚疼痛也。而义言身体疼痛之酸痟、痠瘬或痠瘲，与夫本谓畏恶风寒之洗洗、洒洒或洒淅音近义通、初乃一语者，又可由及此酸痟一语出，古籍中又每可与洒淅之语互换用之者，即可证焉。如本篆下云："酸痟头痛。"《神农本草经》木虻条云："寒热酸瘲。"而《诸病源候论·伤寒候》乃云："头痛洗洗。"《神农本草经》当归条乃云："寒热洗洗。"是也。固或谓之：酸痟头痛，言其头痛之为酸痟状；头痛洗洗，言其头痛之兼恶寒貌。二者所言本各有其指，然由乎寒热与酸痛每每相偕而至，密不可分，洒淅与酸痟又音既相近，义复相因，可知古于此二者，本无意区分，每多率而用之矣。

至于痟言酸痟，与洒淅相因，本即外感风寒之体痛言，而汉之以来复有以称内伤劳极所致身体酸痛者。如《金匮要略·血痹虚劳病脉证并治》云："劳之为病……阴寒精自出，酸削不能行。"《诸病源候论·虚劳候》云："男子劳之为病，其脉浮大，手足烦，春夏剧，秋冬瘥，阴寒精自出，痠瘲。"是也。所以然者，殆以人之病劳者，亦多发寒热，一犹外感风寒之洒淅畏恶、酸痟身痛也。此由《神农本草经》阿胶条所云"劳极洒洒如疟状"，两相比验，可以知矣。

痟言酸痟，《说文》："痟，酸痟，头痛"，以之为称头痛者，固为不确，而《释名·释疾病》"酸，逊也，逊遁在后也，言脚疼力少，行遁在后，似逊遁者也；消，弱也，如见割削，筋力弱也"，转而以之谓腿痛者，当亦误也。盖《释名》之谬，一由其涉猎不广，但取于《金匮要略》所言酸削以为据；一由其失于精审，误以为仲景于劳之腿软痠痛称酸削，而痠削即专谓腿痛耳。要之，酸痛之与洗洗、洒洒、洒淅、瘷索者，本乃一语；人而知此，可于古所谓"洗洗""洒淅"中，从而得出疼痛义，于所谓"酸痛""酸痹"中，从而得出恶寒义，而不得见其文为"洒淅"，即直谓恶寒，文为"酸痛"，即直谓疼痛。如此，始不悖于古之意，而可得闻其弦外音矣。

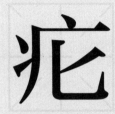

疤

概说

疤《说文》训之为"头疡"。而由《张家山汉简》以"病在头""在身""在胎"者皆可为"疤"，可知《说文》所训"头疡"之"头"者，乃为剩字也。按病以疤名者，疤之言秕也，秕者谷之不充而形瘪也。盖谷之不充，则形如糠秕，故隋唐以来所称"干癣""蛇虱"与"白疤"，以及今之所谓"银屑病"，其肤生疮疡、上被皮屑者，则为状似之，故因秕为疤，先秦两汉初即称之为疤也。唯汉前之头疤，其中或可有渐至于脱发者，即所谓"病在头……疤为秃"，则所言疤者，当又兼赅秃疮于其内，而与今所称银屑病者，又不尽同矣。

疕，头疡也；从疒，匕声。卑履切。

【系传】

疕，酸瘠也；从疒，匕声。臣锴按:《周礼》曰:"有疾病疕痟者。"匹鄙反。

【段注】

疕，头疡也:《周礼·医师》:"凡邦之有疾病疕痟者造焉，则使医分而治之。"注云:"疕，头疡，亦谓秃也。从疒，匕声。卑履切:十五部。

【纲疏】

疕者，肤生疮屑、发无定处之名也。《张家山汉简·脉书》云:"病在头……疕为秃。""在身，疕；如疏养（痒），为加（痂）。""在胳，疕……其疕就就然，为潞。"《五十二病方·身疕》云:"疕毋名而养（痒）……行山中而疕出其身，如牛目。"汉·史游《急就篇》卷四:"痂疕疥疠痴聋盲。"唐·颜师古注云:"痂，疮上甲也。疕，谓薄者也。"是也。疕病既泛发于人之通体而不止于头，则本文云"疕，头疡也"、郑玄注《周礼》云"疕，头疡，亦谓秃也"者，均误!

按:古称肤生疮屑之为疕者，盖疕之为言秕也；而秕，谷之不充而形瘦者。《禾部》云:"秕，不成粟也；从禾，比声。"《玉篇·禾部》云:"秕，谷不成也。"明·徐光启《农政全书·农事》云:"盖麦花夜吐，雨多花损，故麦粒浮秕也。"近人章炳麟《新方言·释植物》云:"今谓不成粟者为秕谷。俗字作瘪。"是也。殆谷之不充，则形瘪如糠。而疕病多屑，为状类之，故因秕为声，而名之为疕，此殆疕之一名之所由来也。由观秕，古或作"粃""秕"，与"疕"声同，如《集韵·旨韵》"秕、粃"下云"《说文》：'不成粟也。'或从米，比省"，《古今韵会举要·纸韵》云"秕，或省作秕"，则肤生疮屑古名为疕，疕乃秕之省禾从疒而专以名病者，固甚明矣。

肤生疮屑形似糠秕而因名为疕，此先秦之时病以疕称之所由来也。而隋朝以来，方书中有所谓"干癣""蛇虱"及"白疕"者，当俱为疕之异名耳。隋·巢元方《诸病源候论·疮病诸候·干癣候》云："干癣，但有匡郭，皮肤索痒，搔之白屑出是也。"明·王肯堂《证治准绳·疡科》云："蛇虱，遍身起如风疹疥丹之状，其色白，不痛但痒，搔抓之起白疕。"清·祁坤《外科大成·白疕》云："白疕，肤如疹疥，色白而痒，搔起白疕，俗称蛇虱。"是也。盖隋称疕为"干癣"者，癣之言藓，言其病状如苔藓也；而癣之干者，易起屑，有异于湿癣之但见流水不起皮也。而明清复称之为"蛇虱"或"白疕"者，则殆又以先秦人本谓其肤生疮屑如糠秕者，而明人则视之如蛇虱，清人乃以其状之如秕而色白也。

疕之疮屑状如糠秕而色白，故清人因先秦之疕名而又称白疕。而白疕者，言其屑色之银白也。故今人多以之为西医所谓"银屑病"也。李博鉴《皮科证治概要·白疕》云："白疕，相当于现代医学的寻常型银屑病，是一种以肤起红疹，上覆银屑，搔之而起为特征的皮肤病。"所言即此。唯白疕之"发于头皮者，毛发紧束，形若毛笔"，其甚者乃"白屑满布头皮，状如头盔"（见上书），然又不至于"头秃"，则先秦言疕之含义广，今人言疕之含义狭，如《张家山汉简·脉书》所谓"（病）在身，疕""在胻，疕"，所言疕者乃确谓今之白疕病，亦即人称"银屑病"者，固无疑义，而其所谓"病在头……疕为秃"，殆又即郑玄所云头疡而秃、今人所称"白秃疮"者，亦由可知矣。故以疕为秃疮、为白疕（银屑病）者，均各造其偏，而以先秦之疕既谓秃疮又谓白疕者，其义始完也。

疡

概说

疡者创也，初或但为金创名，然以人为金刃所伤者，每易继发感染而肿溃，故联类而及，遂亦称痈疽痤疖等肿溃之疾而并为疡也。此由《周礼》"疡医上工八人，掌肿疡、溃疡、金疡、折疡之祝药劀杀之剂"者，可以知之。而本属于痈疽痤疖之肿溃疾，既归于疡类而领疡名，则亦当为创类而可称创。然创字从刀，用名肿疡、溃疡者实不类，故遂又因创而为疮，以本称为金疡、折疡者字仍作创，而名为肿疡、溃疡者则字又作疮矣。然则病以疡名者，不独许慎"疡，头创也"以金创在头为训者，失之也偏，即王念孙"则创在头身四肢皆谓之疡矣"以金创满布于全身为训者，亦失之也狭矣。

疡（瘍），头创也；从疒，昜声。与章切。

【系传】

疡，头疮也；从疒，昜声。臣锴按：《礼》："身有疡则浴。"疡，头疮，而在身也。以箱反。

【段注】

疡，头创也：按：头字盖剩。上文疕下曰头疡，则见疡不专在头矣。郑注《周礼》云："身伤曰疡。"以别于头疡曰疕。许则叠韵为训。疕得呼疡，他疡不得呼疕也。《檀弓》曰："居丧之礼，身有疡则浴。"从疒，昜声。与章切：十部。《鲁颂》叚疡为扬。

【纲疏】

"疡，头创也"者，段注以为头为剩字、疡但训创者，甚是。《广雅·释诂》："疡，创也。"王念孙疏证云："案《曲礼》云：'身有疡则浴。'《襄十九年左传》云：'生疡于头。'《尔雅》云：'骨疡为微。'则创在头身四肢皆谓之疡矣。"即其证也。盖疡训为创，古称头身四肢之创皆为疡者，疡之为言昜也，昜者伤也，而伤则正即创之谓也。《说文·矢部》："昜，伤也；从矢，昜声。"段注云："谓矢之所伤也。"《人部》："伤（傷），创也；从人，昜省声。"段注云："《刃部》曰：刅（即创之本字。纲注），伤也。'二字为转注。"是也。殆言其所伤由刀矢，则为创为昜，而言其所致为人病，则为伤为疡矣。故疡即创，而亦即伤，古言疡者知其谓创，而古言创者知其谓伤也。《左传·襄公十七年》："以杙抌其伤而死。"《经典释文》云："伤，一本作疡。"

疡

102

《穀梁传·文公十一年》："古者不重创。"《左传·僖公二十二年》"创"作"伤"，《礼记·曲礼上》："头有创则沐。"《白虎通·姓名》引"创"为"伤"。《广雅·释诂》："伤，创也。"王氏疏证云："伤者，《月令》：'命理瞻伤察创。'郑注云：'创之浅者曰伤。'此对文也，散文则创亦谓之伤。故《说文》云：'伤，创也。'"是也。

疡之言锡，义本谓创者，初或但为金创名，然殆以人为金刃所伤者，每每易继发感染而肿溃，与夫痈疽痤疖红肿溃脓者颇相类，即《五十二病方·脈伤》所谓"脈久伤者痈，痈溃，汁如靡"者，故联类而及，遂亦并称痈疽痤疖一类之肿溃之病而俱为疡矣。此由《周礼·天官·疡医》称肿、溃、金、折之疾并皆为疡，而分别为肿疡、溃疡、金疡与折疡，所谓"疡医上工八人，掌肿疡、溃疡、金疡、折疡之祝药劀杀之剂"者，可以知矣。本属于痈疽痤疖之肿、溃疾，既与金刃所伤之金创、折伤同归于疡而并领疡名，则亦当为创类而可称创耳。然创字从刀，用名肿疡、溃疡者实为不妥，故遂又因创而另制疮字，以名金疡、折疡者字仍为创，而称肿疡、溃疡者则字作疮矣。如《礼记·曲礼上》"头有创则沐"，《孔子家语》"创"作"疮"，殆即以所言创者本为痈疽疮疖之肿、溃疡，而实非金刃所伤之金折疡耳。然则疡之训创者，所言即广，不独以金创在头为训者，失之也偏，即以金创之生于头身四肢为训者，亦失之也狭矣。

痒

概说

《说文》"痒，疡也"，训痒为疡。然痒以名病，本谓忧病，而先秦两汉无训为疡者。如《诗经》之"痒"，谓"心忧瘉病"者，当即痒之一名所首出，亦痒之为字之本义也。盖痒谓忧病者，痒之言恙，恙者忧也。而许君训痒为疡者，殆据于《礼记》"身有疡则浴"，其或本"疡"乃作"痒"者。然舍弃众本而不从，但据于一本而为说，焉知非"鲁鱼亥豕"之讹耶？或又谓：《礼记》疡或作痒者固不足据，而《周礼》另有所谓"痒疥疾"，以痒疥连文同谓肤病者，则当为痒本谓疡之确证。然殆又不知，"痒疥疾"者，本谓"证见瘙痒之疥疾"，其痒乃瘙痒而非疡也。而痒谓瘙痒者，痒之言蚰，谓肤如蚁蚰之爬行也。然则，古之以痒名病者，既谓忧病，又谓瘙痒，而独无以痒谓疡者也。

痒，病也；从疒，羊声。似阳切。

【系传】

痒，病也；从疒，羊声。似箱反。

【段注】

痒，病也：《小雅》："癙忧以痒。"传曰："癙、痒，皆病也。"《释诂》亦曰："痒，病也。"按：今字以痒为癢字，非也。癢之正字，《说文》作蛘。从疒，羊声。似阳切：十部。

【纲疏】

先秦之痒，多谓忧病，而无训疡疾者。《诗·小雅·正月》："念我独兮，忧心京京，哀我小心，癙忧以痒。"毛传云："京京，忧不去也。癙、痒，皆病也。"孔颖达疏云："所遇痛忧此事，以至于身病也。"此《诗》之言痒本谓忧病者，殆即痒之一字之所首出，亦为痒以名病之本始义也。故《尔雅·释诂》云："痒，病也。"《经典释文》引舍人云："痒，心忧惌之病也。"

盖忧惌之病古名为痒者，痒之为言恙也，恙者忧也，本即因恙之声义而为称也。《说文·心部》："恙，惥也；从心，羊声。"《尔雅·释诂》："恙，忧也。"郭璞注云："今人云无恙谓无忧。"郝懿行疏证云："忧者，惥之假音也。《说文》云：'惥，愁也。'……恙者，《说文》云：'惥也。'《匡谬正俗》八引《尔雅》作'恙，忧心也'"是也。故恙者，古本以之谓心忧，而及至心忧以为病，遂又因恙为痒而名焉。

至于本篆所谓"痒，疡也"，许君训痒为疡者，殆据于《礼记·曲礼上》"身有疡则浴"，而或本作"身有痒则浴"之所来耳。《经典释文·曲礼上》云："疡，音恙，本又作痒。"即谓此也。然征诸先秦至汉之众典籍，本无以痒为疡者，而《礼记》之全书亦未尝有谓痒为疡者，且于其"身有疡则浴"句，众多写本多从此作，而独此一本之书"疡"为"痒"，则焉知此本必可据，而无"鲁鱼亥豕"之讹耶？或谓：《礼记》一本之书疡为痒，固不足据，而《周礼》有所谓"痒疥疾"者，以痒疥连文，当同谓肤病，似亦可佐证许书之训痒为疡为不误也。今谓：古有所谓"孤证不立"说，故许君于《礼记》或本之书疡为痒为主证外，或取此痒疥连文而为其训痒为疡之佐证，然细绎《周礼》所言"痒疥"之疾之全文，《天官·疾医》所谓"春时有痟首疾，夏时有痒疥疾，秋时有疟寒疾，冬时有嗽上气疾"之全段四句以例之，则其痒疥之痒亦非谓疡，实难佐证于许书说也。所以然者，盖其所言"痟首疾""疟寒疾"及"嗽上气疾"云云者，本谓证见酸痟之首疾，证见寒慄之疟疾，证见上气之嗽疾，率皆一言其证而一言其病，病证兼备，以见其详。然则其所谓"痒疥疾"者，当一从此例，应释之为"证见瘙痒之疥疾"，其"痒"者本乃谓瘙痒，亦仅为疥疾之见证耳。而若必谓痒疥之言为疡疥，则疡自一疾，疥自一疾，互不相干，则《周礼》于此即自乱其例矣。然则先秦之痒又谓瘙痒，而许君训之为疡者，误矣。

先秦之痒，亦谓瘙痒者，盖痒之言蛘也，字本作蛘。《虫部》云："蛘，搔蛘也；从虫，羊声。"是也。然蛘本蚁蛘、蚂蚁名，而古乃以之称瘙痒者，则殆以人之病痒者，恒有蛘行肤上之感觉，故取类比象，初即以蛘而直呼之，后复以蛘为声而字作痒、癢也。《方言》

卷十一："蚍蜉，齐鲁之间谓之蚼蝖，西南梁益之间谓之元蚼，燕谓之蛾蛘。"《方言音义》云："蛾蛘，蚁养二音。"郭璞注云："大者俗呼为蚍蜉，齐人呼螘为蛘。"郝懿行疏云：《尔雅·释虫》"《释文》：螘，本亦作蛾，俗作蚁，同。"慧琳《一切经音义》卷十七《如幻三昧经》下卷云："痛蛘：下羊掌反。《广雅》：'皮肤蛘也。'《考声》：'痛之微也。'《礼记》作瘍，云：'瘍不敢搔。'《毛诗传》：'皮肤病也。'又卷三十《持人菩萨经》第二卷云："《说文》：'蛘，亦搔也；从虫，羊声。'《文字集略》或作瘍，《韵略》或作痒，与经文同。三字并同用。"是也。此痒即瘍，而亦即蛘，痒瘍本俱由蛘而来者也。然则病蛘之字之作痒者，未必晚于瘍之字，亦未必乃为瘍之省也。由观以痒谓瘍者，多见于先秦两汉之典籍，如《素问·至真要大论》之所云"诸痛痒疮，皆属于心"，《易林·塞之革》之所谓"头痒搔跟，无益于疾"，则益可证痒之为字初非瘍省，而《周礼》之痒义本谓瘍也。无如后世学人，多谓痒为瘍省，瘍正痒俗，每视书瘍为痒为不伦类，即如段氏之所谓"今字以痒为瘍字，非也"，而似此则又大可不必也。

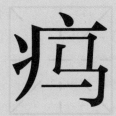

概说

　　《说文》训瘒，凡有三义。其一"瘒，目病"者，殆即目病而多眵之谓也。盖目病多眵，则视物模糊，故因"模糊"之合音本近于"马"者而称之，因有此瘒之一名矣。其二"一曰恶气箸身"者，殆又谓瘒为恶疾之气之着于身也。盖恶疾者，本所谓疠风，亦所谓麻风，染则皮溃肤烂、肉麻肌死、眉脱鼻塌、音哑气败，故因其"麻木"之合音亦近于"马"者而称之，而并得此瘒之一名也。其三"一曰蚀疮"者，当又谓溃有漏管之瘰瘘疾也。而由古称瘰瘘或为瘒、治瘒之方以马颊骨，以及马致人疾名马齿毒，可知马病亦可致人疾，而所致即瘒亦即人之瘰瘘矣。然则治人颊下之瘰瘘，乃独取乎马之颊骨者，或即以瘒为马齿毒乎？若然，则瘰瘘蚀疮古称为瘒者，盖瘒之言马也，谓病由马来，而亦由马去也。此许慎之训瘒亦为蚀疮之所由来耳。

瘍，目病，一曰恶气箸身也，一曰蚀创；从疒，馬声。莫驾切。

【系传】

瘍，目病，一曰恶气箸身也；从疒，馬声；一曰蚀疮。忙霸反。

【段注】

瘍，目病，一曰恶气箸身也，一曰蚀创：凡三义。蚀者，败创也。从疒，馬声，莫驾切：古音在五部。

【纲疏】

段注于"瘍，目病，一曰恶气箸身也"者，注犹未注，直是照录原文耳；于"一曰蚀创"者，亦不过望文生义，未深切窥见其就里矣。今谓："瘍，目病也"者，桂馥《说文・义证》云："谓目病生眵也。俗谓之瘍鼍。"按桂说甚是。由今吾齐鲁方言犹称目病生眵为"眵马乎"者，可以证焉。盖言眵而缀之以"马乎"者，马乎乃模糊之语转也。以目病生眵者，每每由眵之障目而视物模糊，故因其"模糊"（或"马乎"）之急读音近"马"者而称之，因有此"瘍"之一名耳。然则"瘍，目病"云者，瘍之为言模糊也，本即以模糊之合音而为名，以称目病之多眵障目而视为模糊者也。

"瘍，一曰恶气箸身也"者，殆又谓瘍为恶疾之气之着于身也。盖恶疾者，本所谓疠（癞）风也，亦所谓癞风也。染之者每每皮溃肤烂、肉麻肌死、眉脱鼻塌、音哑气败矣。《论语・雍也》："伯牛有疾。"包咸注云："牛有恶疾。"邢昺疏云："恶疾，疾之恶者也。"《仁斋直指方论・癞风》云："吁，此恶疾也！……病证之恶，莫甚于此！"《睡虎地秦墓竹简·封诊式》云："毋（无）麋（眉），艮本绝，鼻腔坏，刺其鼻不嚏（嚏），肘劀□□□两足下奇（踦），溃一所，其手无胈（汗毛），令号，其音气败，厉（疠，癞本字）殹（也）。"《素问·风论》云："疠者，有荣气热胕（腐），其气不清，故使其鼻柱坏而色败，皮肤疡溃。"《神农本草经·下品》云："（石灰主）恶创癞疾、死肌堕眉。"《三因极一病证方论·大风叙论》云："《经》所载疠风者，即方论中所论大风、恶疾、癞是也。"《疯门全书·癞疯二十一论》云："癞疯者，古人呼为疠风，又名恶疾。"是也，然则恶气箸身之古名为疠者，即一犹今之所称麻风也。盖麻风为病古名为疠者，疠之为言麻木也，殆即以麻木之急读音近于马者而为名，以称人为恶疾之气之染着于身，而现皮溃肌死、通体麻木之证也。

至于"疬，一曰蚀创"者，殆此"蚀创"，乃谓溃有漏管之创也。其创多生于颊下之颈间、缺盆及腋下处，未溃之前本又称瘰疬，既溃之后复亦名瘰瘘。《马王堆汉墓帛书·足臂十一脉灸经》云：足少阳脉，"其直者，贯腋，出于项、耳，出枕，出目外眦。其病……产马，缺盆痛，瘘……"《五十二病方·治瘘》云："瘘者，有牝牡。牡高肤，牝有孔。"《灵枢·寒热》云："寒热瘰疬在于颈腋者，皆何气使然？岐伯曰：此皆鼠瘘寒热之毒气也，留于脉而不去者也。"《诸病源候论·诸瘘候·瘰疬瘘候》云："此由风邪毒气客于肌肉，随虚处而停结为瘰疬，或如梅、李、枣核等大小，两三相连在皮间，而时发寒热是也。久则变脓，溃成瘘也。"而于此瘰疬之既溃为瘰瘘，古又以疬（马）而称之者，由《五十二病方》治瘘之方首选马之颊骨并谓之尝验之方，所谓"治瘘：瘘者，痈痈而溃。瘘居右，取马右颊□；左，□□左颊骨。燔，冶之。煮菽，取汁洒瘘，以彘膏已煎者膏之，而以冶马□□□□□傅布□膏□□□更裹，再膏傅，而洒以菽汁。二十日，瘑已。尝试"，则蚀创之以瘑为名者，盖瘑之为言马也，以尝试于以马之颊骨治之有殊效，故因马为瘑而称焉。若此以马之颊骨治之有验，而因称其病为瘑者，本一犹以药之百合治之有验，而因称其病为百合耳。详古人之名病者尝有此例，则今人当未可以其鲜见而忽焉。《金匮要略·百合狐惑阴阳毒病脉证治》云："百合病者，百脉一宗，悉致其病也。意欲食复不能食，常默然，欲卧不能卧，欲行不能行，饮食或有美时，或有不用闻食臭时，如寒无寒，如热无热，口苦小便赤，诸药不能治，用药则剧吐利，如有神灵者，身形如和，其脉微数。""百合病，发汗后者，百合知母汤主之。百合病，下之后者，百合滑石代赭汤主之。百合病，吐之后者，百合鸡子黄汤主之。百合病，不经吐下发汗，病形如初者，百合地黄汤主之。"王孟英《温热经纬》云："此病仲景以百合主治，即以百合名其病。"是也。至若瘰疬瘑瘘之生于颊下，古人何以不取他物而独任马颊疗之者，另据唐·李筌《神机制敌太白阴经》卷七于诸方之前有所谓"治人因马而有疾者，名马齿毒"之条目，可知古以为马病本亦可致人疾矣。然则治人之颊下之蚀创，古独取乎马颊骨者，或即以之为"马齿毒"乎？而既以蚀创为马齿毒，因之而取马之连齿之颊骨以治之，则既可同类相从，且又以毒攻毒而愈其病也。若然，则瘰疬瘑瘘之蚀创而古称之为瘑者，盖瘑之言马也，谓病由马来，而亦由马去也。此"瘑，一曰蚀创"之蚀创名瘑之所由来耳。

古之以瘑而名病者，由《五十二病方》等历代方书以证之，则当以其所称"蚀创"者为本义；以蚀创称瘑，瘑之言马也，乃取瘑之声符、字之为马之本指也。而至其所称之"目病"与夫"恶气箸身"者，则又实非其所以为名及为名之初之所欲赅者矣。故目病之称瘃与恶气著身之称瘃者，当俱为瘃以名病之后起义，乃由其本称为"模糊"及"麻木"者，与瘃声韵俱同或声同韵近，始以瘃一以统之而称焉。此以瘃从马声，而马者明母鱼部字，（《马部》云："马，怒也，武也。莫下切"。）本与模麻为双声，又与糊木相叠韵。故急读目眵之"模糊"音正同瘃，此目病之称瘃之所由来；而急读麻风之"麻木"音亦近瘃，此又恶疾之称瘃之所从出也。然则今大小徐本之"瘃，目病，一曰恶气著身也，一曰蚀创"者，当易为"瘃，蚀创，一曰目病，一曰恶气箸身也"，始密合其古以名瘃之序焉。

瘃

癭

概说

　　《说文》"癭，散声"云者，癭之为言斯也；斯者，析也，亦离也。盖斯本析木，又谓凡析，而析则离，离则散，此从疒斯声之癭字，所以义谓声散者也。而声散者，声之破散之谓也，故癭一犹嘎、一犹哑，而本谓声之破散沙哑也。又，《说文》"癭，散声"，谓人之语音破散也；《广韵》"嘶，马嘶"，谓马之鸣声破散也。似同谓破声，而言人言马，字当各异。而实则称人之声破者，古亦作嘶，称马之嘶鸣者，古亦作癭，癭、嘶初本为一字也。盖癭之与嘶本为一字，初乃俱为人病之名，而特以人之声破者本属于病，故字从斯声而作癭，人之声破者乃发于口，故字从斯声而作嘶耳。而马之鸣者，虽非病声，然其喉奄气逼、尖厉破散之声，又一似人之声音破散者，故移此人病之名而言马，则癭嘶遂并可谓马鸣也。

癬，散声；从疒，斯声。先稽切。

【系传】

癬，散声也；从疒，斯声。臣锴曰：若今谓马鸣为癬也。先迷反。

【段注】

癬，散声也:《方言》:"癬，嚘也。楚曰癬。"又曰:"癬，散也。东齐声散曰癬，秦晋声变曰癬，器破而不殊，其音亦谓之癬。"按：与斯、澌字义相通。马嘶字，亦当作此。从疒，斯声。先稽切：十六部。

【纲疏】

"癬，散声"云者，癬之为言斯也；斯者，析也，亦离也，以物为所析则易离散也。《说文·斤部》云:"斯，析也；从斤，其声。《诗》曰:'斧以斯之。'"《木部》:"析，破木也；从木，从斤。"桂馥《说文解字义证》云:"字从木、从斤，谓以斤分木为析也。"《尔雅·释诂》:"斯，析也。"郝懿行《尔雅义疏》云:"《书》:'有斯明享。'郑注:'斯，析也。'《广雅》云:'斯，分也。'分、析义皆为离。故《诗·墓门》释文及正义引孙炎曰:'斯析之离。'"是也。盖斯本析木，又谓凡析，而析则离，离则散，此从疒斯声之癬，所以义谓声散者也。而声散者，声之破散之谓耳，故癬一犹嘎，而本谓声之破散之沙哑也。《玉篇·石部》云:"破，解离也，碎也。"桂馥《札朴》卷七《沙鸣》云："《周礼》：'鸟麇色而沙鸣郁。'沙，所嫁切。按：《老子》：'终日号而嗌不嗄，和之至也。'《玉篇》：'嗄，声破。'馥谓：嗄、沙音义同。清顾思张《土风录》卷十五"声破曰嗄"云：'《道德经》：终日号而嗌不嗄。嗌，喉也。按嗄音沙去声，《玉篇》：声破也，《集韵》又音隘，楚人谓啼极无声为嗄。今呼如哑，声之转也。又声不响者曰沙胡咙，盖即嗄字。'"是也。

　　《说文·疒部》"癝，散声"，谓人之语音破散也；《广韵·齐韵》"嘶，马嘶"，谓马之鸣声破散也。似同言破声，而言人言马，字当各别也。而实则人之声破者，古亦以嘶而名之，马之嘶鸣者古亦以癝而称之，癝与嘶本为一字也。《汉书·王莽传》云："莽为人侈口蹙颐，露眼赤睛，大声而嘶。"《说文系传·疒部》云："若今谓马鸣声为癝也。"是也。盖癝之与嘶本为一字，初俱以称人病之名者也。以人之声破者本属于病，故字从斯声而为癝；以人之声破者乃发于口，故字从斯声而作嘶也。而马之鸣者，虽非病声，然其喉奄气逼、尖厉破散之声，又一犹人之声音破散者，故移此人病之名而言马，而癝嘶遂得以谓马鸣也。不特此也，古言癝者不止于人马，即器物既破所发之散声亦并可以之而为名。《方言》卷六云："癝，披散也。东齐声散曰癝，器破曰披；秦晋声变曰癝，器破而不殊，其音亦谓之癝。"是也。唯此易于破碎之器者，当多为瓦器，名其破声字仍作癝者似不妥，故后遂因其斯声去其疒符转从瓦，而古言器破之散声因又有"甈"之一名耳。玄应《一切经音义》卷十四引《方言》以甈易癝云："甈，声散也。"是也。至于本书《言部》"謕，悲声也；从言，斯声"，复载一"謕"字训"悲声"者，盖此许君以"悲

115

声为誓"者，又正即《集韵》之"楚人谓啼极无声为嗄"者也。而由字之从言从口者古每可互作，如伩即信而讪即叫，可知此由《说文》而出之誓者，或正即嘶字，而为人所习言之嘶"本字"也。然则，瘖即嘶，而亦即誓，古言瘖者，不独与嘶为同名，亦且与誓为同字也。

喎

概说

喎，字亦作㖞，人病口歪之名也。喎从"咼（为）"声，而以言"歪"者，盖"为""歪"声近，故"为"声之字恒以谓"歪"。如从口为声之字谓口歪、从言为声之字谓言歪、从虫为声之字谓"斜去之貌"者，是也。古"为""歪"声近，故"为"有"歪"义。而义谓不正之歪字，其本字则初乃作蝸也。然则，喎之言蝸，名本由蝸而来也。此由口蝸之喎，古或又作噧者，可以知矣。

瘖，口喎也；从疒，爲声。韦委切。

【系传】

瘖，口喎也；从疒，爲声，于彼反。

【段注】

瘖，口喎也：《口部》曰："喎，口戾不正也。"此亦叠韵为训。从疒，爲声。韦委切：古音在十七部。

【纲疏】

本书于前《口部》云："喎，口戾不正也。"于此《疒部》云："瘖，口喎也。"则此口喎之口，当为剩字，若但云为"瘖，喎也"，训瘖以喎，其义已足，而不必于喎前复冠以口，乃训瘖字为口喎矣。

古称口戾不正之病之为瘖者，盖瘖之为言蠨也；而蠨者，歪也，凡物不正之谓也。《说文·立部》云："蠨，不正也；从立，爾声。火罪切。"《蜀方言》卷下云："不正曰蠨。《说文》：'蠨，不正也。'俗作歪。"是也。古言蠨者，既为凡物不正之统谓，字之俗体又作歪，故古俗于凡言不正时常书蠨为歪，而于专言口歪时又别蠨为喎矣。清·顾思张《土风录》卷十五"物不正蠨"云："《广韵·十三佳》：'蠨，物不正也。'又喎注：'口偏也。'并'火乖切'。俗谓：物不正曰蠨，口不正曰喎嘴。皆有出。"是也。古人既因蠨之声而为喎，而喎与喎瘖又音近义通，殆即叠韵语转者，则三者初本为一语，当俱以蠨而为其源也。至于《通俗文》所谓"喝，口不正也"，乃以喝字而为瘖者，则当以人之口歪本为病属，故字初从疒本作瘖，而所病歪者乃在于

瘖

118

口，故字复从口又作喎耳。

瘑字所从之"爲（为）"声，于古本无歪之义，殆由其音与蠴近，古每每以之而言蠴，故凡以"为"为声之字者，又每每兼具歪之义也。而歪者，不正也。故一犹口之不正之为喎，而言之不正遂为譌矣。他如《辵部》"逶，逶迆，衺去之皃，從辵，委声；蝸，或从虫、爲"，复以字从"爲"声之"蝸"为名，而称逶迆之邪去貌者，则亦喎、譌之言歪之类也。古之"爲"声之字既多谓歪，而歪者本即俗蠴字，此瘑（喎）之本谓口歪病，而名由蠴字之所来者，则益易明矣。

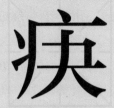

概说

　　《说文》"疢，喎也"，训疢为喎，与喎而并谓口歪者，甚是。唯喎训口歪者，本以其所从"咼"声，与"歪"声通，而真言其"歪"，然疢谓口歪者，乃以其所从"夬"声，而言口歪时之唇难合也。所以然者，盖疢之声夬者，本以言决，而亦以言缺，乃以器缺与水决为比况，而喻人病口歪、唇难闭合，所致口角之流涎之状也。然则，疢之与喎，虽可互训，并谓口歪，然一以喎、歪为名，一以决、缺为义，其立名之义，则迥不同矣。至于《广韵》所谓"疢，疮里空也"、《集韵》所说"疮大者疢"，又并以疢而转谓疮者，盖亦以其决谓脓溃决。然以疮之大者决脓必多，脓之既决疮必中空，故遂以此"疮大""里空"者，而著其疢以名疮之故也。

疢，瘑也；从疒，夬省声。古穴切。

【系传】

疢，瘑也；从疒，夬省声。古血反。

【段注】

疢，瘑也：《广韵》云："疮里空也。"今义也。从疒，夬声。古穴切：十五部。

【纲疏】

本篆疢下云："瘑也。"前篆瘑下云："口喎也。"则疢与瘑同，本亦人病口歪之名也。而人病口歪古又称疢者，盖疢之为言夬也；而夬者，决物使缺之谓也。《又部》："夬，分决也；从又，𠀤象决形。"徐锴云：𠃌，物也。丨，所以决之。"是也。而夬之谓决亦谓缺者，此由《水部》"决，行流也；从水，夬声"、《缶部》"缺，器破也；从缶，夬声"、《𡥀部》"𡥀，城缺也；从𡥀，夬声"、《穴部》"𥨊，穿也；从穴，夬声"、《肉部》"肬，孔也；从肉，夬声"、《玉部》"玦，玉佩也；从玉，夬声"以及《睡虎地秦墓竹简·法律答问》"或与人斗，夬人唇，论可殴"云云，则凡字之为夬或以夬为声者，皆有决及缺义，亦可知矣。故人病口歪而古以疢名者，则殆即以其决与缺义，而谓人病口歪之唇难闭合、口角流涎之状貌，本一犹之器之缺，本一犹之水之决也。然则疢之与瘑，虽可互训，并谓口歪，而一以𪘏、歪为名，一以决、缺为称，名之立义，实不相同。而又以人之口歪者唇必难合而流涎，人之流涎者必由口歪而唇难合，则其歪、其决义复相因也。此痰之与瘑虽立义不同而固可同为口歪一病之名者也。

　　至于《广韵》"痎，疮里空也"、《集韵》"疮大者痎"，又并以口歪之痎而转谓疮者，盖疮以痎称，其痎亦言决，本以其夬声所含之决义，而谓人之病疮之脓溃决也。殆又以疮之大者，决脓必多，故《集韵》以疮之大者之为痎；而脓既决出，其疮必中空，故《广韵》以疮之里空者之为痎也。此疮之名痎本亦以决而为义者也。

瘖

概说

瘖者，唵也，谓奄覆于口则无声、则无言也。故《说文》训瘖为"不能言"也。盖病以瘖称者，义有二焉，一为有声无说之舌瘖，一为寂然无声之喉瘖也。所谓"一曰舌瘖，乃中风舌不转运之类是也。一曰喉瘖，乃劳嗽失音之类是也。盖舌瘖，但舌本不能转运言语，而喉咽音声则如故也；喉瘖，但喉中声嘶，而舌本则能转运言语也"。唯古言舌瘖，似不止于中风，即生而不言者，当亦其属；而言喉瘖，亦不止于劳嗽，即喉痹失音，当亦其类。此古人之以瘖名病之大略也。然古曰瘖，今曰痖，舌瘖喉瘖古称为瘖者，则正犹哑巴与音哑今俱名痖也。

瘖，不能言也；从疒，音声。於今切。

【系传】

瘖，不能言病；从疒，音声。臣锴按：《淮南子》曰："皋陶瘖，有贵乎能言者。"乙禽反。

【段注】

瘖，不能言也；从疒，音声。於今切：七部。

【纲疏】

"瘖，不能言也"者，段《注》无释。《释名·释疾病》云："瘖，唵然无声也。"按唵字，《说文·口部》无载；《大部》"奄，覆也"，则《释名》之唵，盖从俗作，以会意奄口，而谓奄覆于口故瘖无声也。征诸古之以"音"为声之字，每与"奄"通。《荀子·不苟》："是姦人将以盗名于唵世者也。"杨倞注云："唵，与暗同。"《汉书·五行志》："日光唵唵。"颜师古注云："唵，与暗同。"《文选·舞赋》"暗复辍已。"李善注云："暗，犹奄也。古人呼暗，殆与奄同。"而以"奄"为声之字，又每有"覆"义"蔽"义。《诗·鲁颂·閟宫》："奄有下国。"郑玄笺云："奄，犹覆也。"《淮南子·天文训》："掩茂之岁。"高诱注云："掩，蔽也。"则《释名》以瘖病之名为源于唵（当为奄）者，所言甚是也。而复观瘖有或体之作"喑"者，《后汉书·袁闳传》"遂称风疾，喑不能言"，其造字之意正与"唵"同，当亦取乎奄覆于口者而为义，则瘖之言奄也，瘖病之名为源于奄者，义益明矣。

瘖

124

瘖之所称不能言者，凡有二焉。《素问·宣明五气论》："搏阴则为瘖。"明·楼全善《医学纲目》卷二十七《瘖》云："瘖者，邪入于阴部也。《经》云'邪入于阴则为瘖'，又云'邪入于阴，搏则为瘖'。然有二症：一曰舌瘖，乃中风舌不转运之类是也；一曰喉瘖，乃劳嗽失音之类是也。盖舌瘖，但舌本不能转运言语，而喉咽音声则如故也；喉瘖，但喉中声嘶，而舌本则能转运言语也。"所分瘖之为舌瘖、为喉瘖者，是也。唯古言舌瘖，似不止于中风，即生而不言者，当亦其属；而古言喉瘖，亦不止于劳嗽，即喉痹失音者，当亦其类也。《国语·晋语四》云："嚚瘖不可使言，聋聩不可使听。"《北史·齐安乐王仁雅传》云："安乐王仁雅，从少有瘖疾。"即生而不言之瘖，本当归之于舌瘖者。《黄帝明堂经》云：风府主"暴瘖不能言，喉嗌痛"；天窗主"喉痛，瘖不能言"；天鼎主"暴瘖气梗，喉痹咽肿不得息"。乃喉痹失音之瘖，又当属之于喉瘖者也。

瘖之古分为喉舌瘖者，此明代医家据于先秦方书之所分也。而唐·慧琳《一切经音义》卷十二云："瘖症：上邑今反，《说文》'不能言也'；下乌贾反，《埤苍》云'症，瘖也'，《文字集略》云'不能言也'。此等说皆相乱不分明。案：瘖者，寂默而无声；症者，有声而无说，舌不转也，今经文多作哑，非也。"乃以先秦固有之瘖者为专主喉瘖，而以后世复出之症（哑）者为专谓舌瘖也。所以然者，其殆以瘖之为名既本谓唵，则自当即瘖病之中寂然无声之喉瘖言，而有声无说之舌瘖则非其指焉。故以此后出之症字以名之，则喉瘖舌症当不致乱也。殊不知后出之症者，本即为瘖，特以方言语转、古今音变而呼"音"为"亚"，由瘖（喑）始分离出症（哑）之名耳。

此由《说文》"瘖，不能言也"，《文字集略》作"瘂，不能言也"，而《埤苍》云"瘂，瘖也"，可以知矣。固后世于生而不言之舌瘖，名为"哑巴"，似可证瘂为舌瘖之古说，然于喉痹失音之喉瘖者，今乃称之为音哑，则瘂亦喉瘖之名也。故古曰瘖，今曰瘂；一犹汉前于喉瘖舌瘖但称瘖，而今则于哑巴与音哑均称瘂也。

瘿

概说

瘿之为言，婴也；婴者，字象女系贝连之颈饰形，而义本谓缨，殆即以贝饰缨颈为形义也。盖缨于颈前之贝饰，与人颈所生之瘿瘤疾，位既相当，而形亦相似，故古人遂因婴为称、而名为瘿矣。然则，《说文》以瘤必发于颈者始为瘿、因训瘿为"颈瘤"者，甚是。而《段注》则于瘿瘤二病之瘿发有所、瘤发无定着为不知，曲解本文之"瘿，颈瘤也"与后文之"瘤，肿也"之义，而辗转相训为瘿谓"颈瘤"、瘤为"颈肿"，因言之为"颈瘤则如囊者也，颈肿则谓暂时肿胀之疾，故异其辞"者，则大误也。

瘿，颈瘤也；从疒，婴声，於郢切。

【系传】

瘿，颈瘤；从疒，婴声。臣锴按：张华《博物志》："山居多瘿，饮泉水之不流者也。"又"泉水之卤水，瘿。"一井反。

【段注】

瘿，颈瘤也：下文云："瘤，肿也。"此以颈瘤与颈肿别言者。颈瘤则如囊者也，颈肿则谓暂时肿胀之疾，故异其辞。《释名》曰："瘿，婴也，婴在颐缨理之中也。青徐谓之脰。"《博物志》曰："山居多瘿，饮水之不流者也。"凡楠树树根赘肬甚大，析之中有山川花木之文，可为器械，《吴都赋》所谓楠榴之木，三国·张昭作《楠瘤枕赋》今人谓之瘿木是也。瘿木俗作影木，楠瘤俗本作楠榴，皆误字耳。从疒，婴声。於郢切：十一部。

【纲疏】

"瘿，颈瘤也"者，瘿之为言婴也。婴，象女子颈系连贝之饰物形，殆即以贝饰缨颈为义也。《说文·女部》："婴，绕也；从女、賏，賏，其连也。"桂馥《说文解字义证》云："赵宧光曰：'其连，当是贝连。'连贝为婴。"朱骏声《说文通训定声》云："《荀子·富国篇》：'是犹使处女婴宝珠。'注：'婴，系于颈也。'"又，《賏部》："賏，颈饰也；从二贝。"段《注》云："骈贝为饰也。"王筠《说文句读》云："字又作缨。《系传》：'蛮夷连贝为缨络。'是也。《士昏礼》：'主人入，亲说（脱）妇之缨。'"此其证也。盖婴既为女系颈饰之

瘿

象形字，而义谓缨绕，故多发于女子、酷似其贝饰缨颈之颈瘤病，古人遂因婴为声而称之，字又作瘿以名焉。《释名·释疾病》云："瘿，婴也，婴在颐缨理之中也。"是也。然则瘿之言婴也，谓病如贝饰之缨颈也。故许君训瘿为颈瘤，谓瘤必发于颈者始为瘿也。而段氏于瘿瘤二病之瘿发有所、瘤发无定者为不知，曲解本文之"瘿，颈瘤也"与夫下文之"瘤，肿也"之义，而辗转相训为瘿谓"颈瘤"、瘤谓"颈肿"，因言之为"颈瘤则如囊者也，颈肿则谓暂时肿胀之疾，故异其辞"者，此甚误也。

瘿之为病，古以为多由于山居处险及情志忧恚之所起，有三瘿与五瘿之分焉。《淮南子·地形训》："险阻之气多瘿。"高诱注云："气冲喉而结，多瘿。"《博物志》卷一云："山居之民多瘿肿疾，由于饮泉之不流者。今荆南诸山郡东多此疾肿，由于践土之无卤者。"《诸病源候论·瘿瘤等病诸候·瘿候》："瘿者，由忧恚气结所生，亦曰饮沙水，沙随气入于脉，搏颈下而成。初作与樱核相似，而当颈下也，皮宽不急，垂捶捶然是也。恚气结成瘿者，但垂核捶捶无脉也；饮沙水成瘿者，有核瘰瘰无根，浮动在皮中。又云，有三种瘿：有血瘿，可破之；有息肉瘿，可割之；有气瘿，可具针之。"《三因极一病证方论·瘿瘤证治》云："坚硬不可移者，名曰石瘿；皮色不变，即名肉瘿；筋脉肉结者，名筋瘿；赤脉交络者，名血瘿；随忧愁消长，名气瘿。"是也，据今而论，甲状腺肿大之瘿病，多发于内陆地区，由饮食中缺碘所致之，尤多见之于妇女，与所谓"山居之民多瘿肿疾"及"瘿者由忧恚气结所生"之现象，颇相吻合，与所谓"婴，绕也，从女賏，賏，贝连也""是犹使处女婴宝珠"之字从女賏之婴为名者，亦甚吻合也。而甲状腺肿大中之属于甲状腺囊肿者，即古所谓影囊影袋者，略合于五瘿之中之气瘿、肉瘿；而属于甲状腺癌或结节者，即古所谓状似樱核者，则略合于五瘿之中之石、筋、血瘿；至于甲状腺功能随之而亢进者，则又为《养生方》中所谓"动气增患"之一类也。

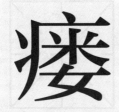

概说

　　瘘之为言，蝼也；蝼者，性善穿啮之蝼蛄也。故一犹瘰疬之多口溃破、贯穿流脓，形似于鼠穴之称为鼠，而或亦以其形似于蝼穴又名为蝼也。其后，盖为与蝼蛄之本称为蝼者相区别，故又因蝼而为瘘也。然则，瘘者，瘰疬之既已溃破之名也。而《说文》训瘘为"颈肿"者，误矣。病以瘘称者，先秦时期本谓鼠瘘，而迄于隋唐，或又以瘘之本以言蝼者为言漏，故瘘遂亦为痔之肿溃、脓血漏下之名矣。至于古人之又以瘘而称驼背者，盖所言瘘者本即偻，语缓读之即偻佝、即罗锅，故古称驼背之为瘘者，则一犹今称驼背为罗锅也。

瘻，颈肿也；从疒，娄声。力豆切。

【系传】

瘻，颈肿也；从疒，娄声。律豆反。

【段注】

瘻，颈肿也：《淮南·说山训》："鸡头已瘻。"高注："瘻，颈肿疾也。鸡头，水中芡也。"锴本作"头肿"，盖浅人恐与颈瘤不别而改之。肿，痈也。颈肿即《释名》之"痈喉"。从疒，娄声。力豆切：四部。

【纲疏】

瘻者，本瘰疬之既溃之名也。《张家山汉简·脉书》云："（病）在颈，为瘻。"《山海经·中山经》："（半石之山）合水出于其阴，而北流注于洛，多螣鱼，状如鳜，居逵，苍文赤尾，食者不痈，可以为瘻。"晋·郭璞注云："瘻，痈属也，中多有虫。《淮南子》曰：'鸡头已瘻'。音漏。"隋·巢元方《诸病源候论·瘘病诸候·诸瘘候》云："此由风邪毒气，客于肌肉，随虚处而停结为瘰疬，或如梅李枣核等，大小两三相连在皮间，而时发寒热是也；久则变脓，溃成瘻也。"是也。故瘻者，义本同"瘰"（鼠疮），而可合称为"瘰瘻"（即"鼠瘻"）。《山海经·中山经》："脱扈之山有草焉，其状如葵叶而赤华，荚实，实如棕荚，名曰植楮，可以已瘰。"郭璞注云："瘰，瘻也。"（按，此据《太平御览》七四二卷引。今本郭注作"瘰，病也"。）《灵枢·寒热》："寒热瘰疬在于颈腋者，皆何气使生？岐伯曰：此皆鼠瘘寒热之毒气也，留于脉而不去者也。"明·张介宾注云："其状累然未溃者为瘰疬，已溃而脓不止者为鼠瘘。"是也。然则本文云："瘘，颈肿也。"汉·高诱《淮南子注》云："瘘，颈肿疾。"乃并以"从疒，娄声"之"瘘"名，而谓瘰疬未溃之"颈肿"病者，误矣。

瘰疬已溃之病古何以以瘘而为名，两汉之时无言之者，而晋以来人则每每以"漏"释之也。如《山海经》郭注云："瘘，音漏。"此以声为义而释瘘以漏者。《诸病源候论·瘘病诸候·诸瘘候》云："瘘病之生，或因寒暑不调，故血气壅结所作……久则成肿而溃漏也。"此释瘘以漏而谓瘘因漏名者也。晋之以来既以古之瘘名所言为漏，故自唐而始或即径书瘘字为"漏""瘺"也。唐·孙思邈《备急千金要方》卷二十三《九漏》云："凡项边腋下先作瘰疬者，欲作漏也。"此瘘病之瘘之书为漏者。辽·释行均《龙龛手镜·疒部》云："瘘，今音漏，疮也。或作瘺。"此又瘘病之瘘之书为瘺者也。盖释瘘以漏，并字作漏、瘺，谓瘘之为名本以言漏者，乃由晋以来人以此瘰疬溃破古名为瘘者，本言其疮口脓血之下漏也。唐·玄应《一切经音义》卷十云："瘺，宜作瘘，痈属也，中有虫，颈腋急处皆有。或作漏，血如水下也。"是也。然瘘之为病固其脓血常下漏，而瘘之为名又实非以漏为义也。

今谓瘰疬之既溃而古名为瘘者，瘘之为言蝼也。蝼者，蝼蛄也，其性善穿啮，乃穴虫之属也。故一犹瘰疬之多口溃破、贯通流脓、形似于鼠穴之称为鼠，而或又以其形似于蝼穴遂名作蝼也。其后复因鼠字而别作瘰，此病以瘰称之所由起；又因蝼字别作瘘，此病以瘘名之所从来耳。如西汉·刘安《淮南子·说山训》："狸头愈鼠，鸡头已瘘，虻散积血，斫木愈龋，此类之推者也。"许慎注云："狸能执鼠，故愈也"；"虻食血"；"啄木，食龋虫也"，即瘘之言蝼而字当作蝼者。东汉·王充《论衡·商虫篇》："蜗疽疮蝼蠥蝦有虫。"孙诒让《札迻》云："此当作'病疽疮瘘癥瘕'。"乃瘘之言蝼而字正作蝼者也。盖《淮南子》之瘘，名以之言蝼而字亦当作蝼者，本由其"类之推者"所得之矣。由其"狸头愈鼠""虻散积血""斫木愈龋"之说，本缘之于"狸（按，即狸猫，山猫）能执鼠""虻（牛虻）嗜食血""啄木鸟擅食蠹虫"之特性；而今类以推之，则其"鸡头已瘘"者，本因于"鸡善食蝼"亦易明矣。鸡可食蝼，乃因于物性相胜之理而取以制之，此鸡头已瘘之"瘘"，乃因"蝼"为名、初当作"蝼"之故耳。固其所谓"鸡头"，乃形似鸡头之"水茈"，而非真谓鸡之头（高诱《淮南注》云："鸡头，水中茈，幽州谓之雁头。"），然一犹"狸头愈鼠"之所谓"鼠"，亦但以为譬而非谓真鼠也。盖以其形似而推断其功用，古之以"以类相推"之法施之于初辨药性之时颇多如此。故由鸡善食蝼之理，联想至形似鸡头之水茈或可疗瘘，并既试有验，而遂有此"鸡头已瘘"之说耳。然则瘘之为言蝼也，瘘名本由蝼而来者，即甚易明矣。

瘘之为名本源于蝼，而称瘰疬之溃破一病者，此先秦以瘘名病之本义，亦《说文》瘘训颈肿之本旨矣。而时至于隋，此本称瘰疬溃破之名者，则又兼谓痔疮溃破之病也。《诸病源候论·痔病诸候·诸痔候》云："痔久不瘥，变为瘘也。"是也。所以然者，盖去古既远，时人已渐不知瘘病之名为源于蝼、本专谓鼠瘘，而误以瘘病之名为源于漏，因可兼谓痔瘘也。宋·杨士瀛《仁斋直指方论·痔瘘》云："诸痔出血，肛门间另有小窍，下如血线，不与便物共道。痔久不愈，必致穿穴，疮口不合，漏无已时，此则变而为瘘矣。"明·窦梦麟《疮疡经验全书·痔漏》云："（痔）或左或右，或内或外，或状如鼠奶，形如樱桃，或脓或血，或痛或痒，或肿或臀，久而不治，渐成漏矣……。又有肛门左右，别有一窍出脓血，名曰单漏。"明·方贤《奇效良方·痔漏》云："（痔）有失治而成漏者，成漏而穿臀者，及有穿肠成孔、粪从孔中出者。……初生肛边，成瘟不破者曰痔；破溃而出脓血，黄水浸淫，淋沥不止者曰漏也。"是也。

病以瘘称者本谓鼠瘘，出于误解又兼谓痔瘘，此其同名异指、不可不辨者也。然古之以瘘名病者尚不止此，如更有以瘘为名而称驼背者，此亦不可不知也。所以然者，盖人或以瘘（或"作偻"）即"伛"，而亦即"疴"；短言之为"瘘"为"伛"，长言之则为"瘘疴""偻伛"也。唐·柳宗元《种树郭橐驼传》："郭橐驼，不知始何名。病瘘，隆然伏行，有类橐驼者，故乡人号之曰驼。"韩醇注云："《释文》：瘘，伛疾也。"《说文·人部》云："伛，偻也。"《广韵·麌韵》云："偻，偻伛，疾也。"又《虞韵》云："瘘，瘘疴，曲脊。"是也。而今称驼背，另有所谓"罗锅"者，盖"罗锅""瘘疴"本为一语，而罗锅又正为瘘之长言"瘘疴"一声之转者也。

古称瘰疬溃破之为瘘者，瘘之为言蝼蛄也；又称痔疮溃孔之为瘘者，瘘之为言漏下也；至称驼背之疾而亦为瘘者，则瘘之为言瘘疴也。故三者之名虽俱作瘘，然又但为声音字形之偶合者，而其名称之来源则本不同矣。名称之来源既各不同，故虽为同字，而实非同名，今所谓"同字异词"者，即谓此耳。

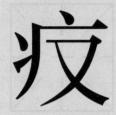

概说

　　《说文》"疢，颤也"、训疢为颤者，盖疢之言摇也，摇者摆也，而摇摆不定，则正所谓颤也。此以疢从"又"声，本犹从"尤"声，而古呼"摇"声或正如"尤"耳。《乙部》"尤……从乙，又声。"《素问》"徇蒙招尤"，《本事方》"招尤"，作"招摇"，注云"尤，与摇同"。然则疢之所从"又"声者，声中有义，本以言摇也；疢从"又"声，即如从"摇"声，本乃以声而为义，以称人之病颤而体为之摇动不宁者矣。

疢

疢，颤也；从疒，又声。于救切。

【系传】

疢，颤也；从疒，又声。臣锴按：字书尤旧反。

【段注】

疢，颤也：与页部頄疣音义同。从疒，又声。于救切：古音在一部。

【纲疏】

"疢，颤也"者，其颤之本义为头颤，而此则取其引申义，以谓头项四体之凡颤也。《说文·页部》："颤，头不正也；从页，亶声。"头不正，段氏改为"头不定"。朱骏声云："头摇动不定也。"此从页之颤本谓头颤者。又，《淮南子·说山训》云："故寒者颤，惧者亦颤，故同名而异实。"《广韵·线韵》云："颤，四支寒动。"此从页之颤又引申之以谓四体颤者也。盖人之病颤，不独于头，凡头项四肢亦皆可为之，故古云颤者即多谓凡颤，而字之从"疒"、以"又"为声之疢者，当亦总赅人之五体之颤而统言也。而殆又以人之病颤者，虽头项四肢皆可为之，然但头之颤者亦时或可见，故古于凡言病颤之疢字外，又别疢为頄而专谓头颤耳。如《页部》云："页，头也。""頄，颤也；从页，尤声。"《尤部》云："尤……从乙，又声。"是也。故疢谓头颤而字别作頄者，则一犹颤言身颤而字别作軀也。盖后世之人或以颤字从页为专主头言，因复制从身之軀字以专主体颤矣。《集韵·线韵》云："軀，体摇也。"是也。唯汉时疢与頄俱，二字并存，故今谓其从疒之痏为统言凡颤，而从页之颏为专谓头颤；唯汉时有颤无瘨，瘨乃后出，故今谓其从页之颤为既言头颤，又复言体颤，乃可总其五体之颤而为言也。而《页部》颏下云"疣，颏或从疒"，以疣为颏字之或体者，殆误。此由疣从"尤"声，而尤从"又"声，疣之与痏义既相同而音复无别，可知疣当隶属于痏篆下，为其重文，而亦为凡颤之病之统名耳。然则许书之以颏疣为同字，段注之以痏颏音义同者，则并失之矣。

至于痏从又声，而古乃以之为病颤之名者，盖痏之为言，摇也；摇者，摆动也；而摇摆不定，则正所谓颤也。此以痏从"又"声者，本一犹从"尤"声，而古呼"摇"声或正如"尤"（"酋"）耳。《礼记·檀弓下》："人喜斯陶，陶斯咏，咏斯犹，犹斯舞。"郑玄注云："犹，当为摇，声之误也。摇，谓身动摇也。秦人犹、摇声相近。"《正字通·犬部》云："犹，与猶通。"又，《素问·五脏生成篇》："徇蒙招尤。"日人丹波元简注云："《本事方》招尤作招摇。"沈承之云："尤，与摇同。"是也。然则痏（疣）之所从又（尤）声者，声中有义，本以言摇也；痏（疣）从又（尤）声，即如从摇声，本乃以声而为义，以称人之病颤而体为摇动不定者矣。

疒，病也，"凡疒之属皆从疒"；页，首也，"凡页之属皆从页"。而痏，"从疒又声"，颏"从页尤声"，尤"从乙又声"读"与摇同"。此痏之与颏义皆为摇、为颤，所以又有五体颤摇与夫但头颤摇之异者也。

痏

138

瘀

概说

《说文》"瘀，积血也"，训瘀为"积血"者，盖瘀之言淤也，淤者水中沉积之污泥也。故一犹污泥之积于河道之谓淤，而积血之滞于脉道、停于体内者因谓之瘀耳。此由古人或者音淤而为瘀，或则名瘀而为淤者，可知之矣。古初为积血而为名者，殆本即作淤，其后为别于淤本淤泥之名者，故又因淤而为瘀也。

瘀，积血也；从疒，於声。依据切。

【系传】

瘀，积血病；从疒，於声。丫遽反。

【段注】

瘀，积血也：血积于中之病也。《九辩》曰："形销铄而瘀伤。"从疒，於声。依据切：五部。

【纲疏】

"瘀，积血也"者，盖瘀之为言淤也。淤者，水中沉积之污泥也。《水部》："淤，淀滓浊泥也。"王筠《句读》云："今谓水中泥为淤。"《汉书·沟洫志》："渠成而用注填阏之水。"颜师古注云："阏，读与淤同。填阏，谓壅泥也。"是也。故一犹污泥之积于河道之谓淤，而积血之滞于脉道、停于体内者因谓之瘀耳。《方言·卷十二》："水中可居为州，三辅谓之淤。"郭璞注云："音血瘀。"《外科精义·射脓丸》云："当针开决出陈臭恶淤。"其或音淤为瘀、或名瘀为淤者，即其证也。

瘀之言淤，谓积血之滞于脉道者，《圣济总录·伤折门》云："脉者，血之府，血行脉中，贯于肉理，环周一身；若因伤折，内动经络，血行之道，不得宣通，瘀积不散，则为肿为痛。治宜除去恶瘀。"是也。

瘀之言淤，谓积血之停于体内者，《外台秘要》卷二十九引《肘

瘀

140

后》云："卒从高堕下，瘀血胀心，面青短气。"《备急千金要方》卷二十五云："被打伤破，腹中有瘀血。"《血证论·吐血》云："血止之后，其离经而未吐出者，是为瘀血。"是也。

　　盖积血之停滞于体内脉道者，本一犹污泥淀积于河道，故古之初始而为名者，本但因淤之声而称之，以瘀血与淤泥为同名也。而及至据名以造字，遂或因淤为声而别作瘀，则瘀血与淤泥名始异耳。此由瘀名之既出，仍或以淤为瘀，而谓瘀血为"恶淤"者，可以知矣。

疝

概说

疝之言山也，谓气聚腹中，攻注疼痛，而外凸如山也。故病之以疝而为名者，则本谓气聚攻冲之腹痛证。《说文》"疝，腹痛也"，所言即是。至若后世以此本言腹痛之疝名，转而用称阴器病者，则殆由宋人误解先秦之癫疝、狐疝名，以癫为疝而使之然。盖先秦之所言癫疝者，谓癫与疝也；即或一人"兼"病之，亦不过所谓狐疝也。而狐疝者，症兼阴腹肿痛之疾患。故就其阴器肿痛而言之，则本可称癫；而即其腹之凸痛而言之，则又可名疝。盖宋人由此之狐疝病，先秦时既可称癫，而亦可名疝，遂即谓疝之与癫初本无别，故而以疝为本谓癫，而因凡称癫病即统为疝耳。然则，古今之疝者，同名而异指焉。先秦至唐之所谓疝者，本为腹疝，而宋之以来之所谓疝者，乃为阴疝也。

疝，腹痛也；从疒，山声。所晏切。

【系传】

疝，肠痛；从疒，山声。所间反。

【段注】

疝，腹痛也：《释名》曰："心痛曰疝。疝，诜也，气诜诜然上而痛也；阴肿曰隤，气下隤也；又曰疝，亦诜也，诜诜引小腹急痛也。"从疒，山声。所晏切：十四部。

【纲疏】

"疝，腹痛也"者，盖腹痛乃气聚腹痛之谓也。《急就篇》卷四："疝瘕颠疾狂失响。"颜师古注云："疝，腹中气疾上下引也。"是也。

按：气聚腹痛古名为疝者，盖疝之为言山也，谓气聚腹中，攻注疼痛，下冲皮起，高凸如山也。《素问·脉要精微论》："诊得心脉而急……病名心疝，少腹当有形也。"王冰注云："形，谓病形也。"《素问·大奇论》："肾脉大急沉，肝脉大急沉，皆为疝。心脉搏滑急为心疝，肺脉沉搏为肺疝。三阳急为瘕，三阴急为疝。"张志聪注引子繇云："疝字从山，有艮止高起之象。"《史记·扁鹊仓公列传》云："气疝客于膀胱，难于前后溲而溺赤，病见寒气则遗溺，使人腹肿。"《疡医大全》卷二十四引林慕莪云："或问：疝为积气所成，五脏概有积气所成为病，何独此积又以疝称也哉？答曰：聚而不散之为积，积久而成高大之形为疝。"《医宗金鉴·妇科心法要诀·疝瘕疝证总括》云："高起如山疝病称，必引少腹腰胁痛。"《内经博义》卷四云："疝

143

者，痹气不行，而聚起之谓。"是也，故疝者，盖源之于取类比象，以其病形如山而为名者也。而《释名·释疾病》云："心痛（按此"心痛"，当谓上腹痛，以古方书每谓心下当脘之处为"心"也）曰疝。疝，诜也，气诜诜然上而痛也。"以疝之为名乃源于诜者（诜，音 shēn，众多也。此殆引申以谓"满"），则当非古之以疝名病之初义也。固山谓其凸，诜谓其满，言山言诜，义似无别。然古之名病多由直观，则既有"山"形遂以为名，乃其常例，而舍此直观切近之形似，反辗转远务以他求，则殆为我质朴之先民所不取焉。疝以名病本源于山者，又由先秦疝之为名本即作"山"，如《马王堆汉墓帛书·阴阳十一脉灸经》云"（厥阴脉）是动则病丈夫隤、山"，（丈夫隤、山，《灵枢·经脉》作"丈夫㿗、疝"。）益可知矣。病形如山，而因以疝（山）名，此先秦以疝名病之初义也。

疝之言山也，本乃腹内攻痛、上冲皮起之名也。故凡具腹痛而凸者古皆名疝，而不论其病在大腹或小腹，亦不问其病者为女抑为男耳。《黄帝明堂经》（辑校本）云：照海主"卒疝少腹痛"，阴市主"大腹诸疝"，丘墟主"大疝腹坚"，阴交主"女子手脚拘挛，腹满疝，月水不下"。《素问·五藏生成》云："黄脉之至也，大而虚，有积气在腹中，有厥气，名曰厥疝。女子同法。"《长刺节论》云："病在少腹，腹痛不得大小便，病名曰疝，得之寒。"《骨空论》云："督脉生病，病从少腹上冲心而痛，不得前后，为冲疝。"《史记·扁鹊仓公列传》云："齐郎中令循病，众医皆以为蹶入中，而刺之。臣意诊之，曰：涌疝也，令人不得前后溲。""齐北宫司空命妇出于病……臣意诊其脉，曰：病气疝，客于膀胱，难于前后溲而溺赤。病见寒气则遗溺，使人腹冲。""安陵阪里公乘项处病。臣意诊脉，曰：牡疝。牡疝在

疝

鬲下，上连肺，病得之内。"《金匮要略·腹满寒疝宿食病脉证治》云："心胸中大寒痛，呕不能食，腹中寒，上冲皮起，出见有头足，上下痛而不可触近，大建中汤主之。""寒疝绕脐痛，若发则白汗出，手足厥冷，其脉沉紧者，大乌头煎主之。""寒疝腹中痛及胁痛里急者，当归生姜羊肉汤主之。"《诸病源候论·疝病诸候》"诸疝候"云："诸疝者，阴气积于内，复为寒气所加，使荣卫不调，血气虚弱，故风冷入其腹内而成疝也。"又"七疝候"云："七疝者，厥疝、癥疝、寒疝、气疝、盘疝、胕疝、狼疝，此名七疝也。厥逆心痛足寒，诸饮食吐不下，名曰厥疝也。腹中气乍满，心下尽痛，气积如臂，名曰癥疝也。寒饮食即胁下腹中尽痛，名曰寒疝也。腹中乍满乍减而痛，名曰气疝也。腹中痛在脐旁，名曰盘疝也。腹中脐下有积聚，名曰胕疝也。小腹与阴相引而痛，大便难，名曰狼疝也。"则皆其例也。故古代疝之名目虽繁众，且先秦两汉与魏晋隋唐又颇不同，然凡言疝者又总不离乎腹内攻痛而腹外有形，亦甚显然也。又据《内经》以疝为气病，瘕为血病，每相对言作"疝瘕"，而此"疝瘕"或又作"瘕聚"，亦分属气血，则汉前"疝""聚"纵非同病，亦必相类，而同为气病者，亦可由知矣。《素问·平人气象论》云："脉急者，疝瘕少腹痛。"《骨空论》云："任脉为病，男子内结七疝，女子带下瘕聚。"《大奇论》云："三阳急为瘕，三阴急为疝。"王冰注云："太阳受寒，血凝为瘕；太阴受寒，气聚为疝。"所言"疝瘕"与"瘕聚"当无异，均谓腹内气聚与血凝之肿凸物，而其"疝""聚"又特指其气聚者，即其证也。而由此疝之与聚于汉前均谓气聚腹中，内现疼痛，外发凸形，且聚散无常，游移不定之疾患，故所言之疝与后世专谓阴内睾丸之病者，则名同实异矣。

盖疝之一名由谓腹疾而转称阴病者，乃始于宋也。如《圣济总录》卷九十四论疝而证分二门，于"诸疝门"云："疝者，痛也。……或少腹痛而不得大小便，或手足厥，绕脐痛，白汗出，或冷气逆上抢心，令心腹痛，或里急腹痛。"乃一本《金匮》《病源》，所言即先秦时期之疝也，又于"阴疝门"云："疝者，痛也，邪气聚于阴，致阴器肿大而痛者，阴疝也，一名癞疝。其类有四，即肠癞、卵胀、气癞、水癞是也，世俗云疝气，亦云小肠气，或曰膀胱气。"则又据时兴之说，而实乃先秦时期之癞也。盖时至于宋而以癞为疝者，乃由去古已远，时人之误解于先秦"狐疝""癞疝"而使之然也。先秦时期，癞自癞，而疝自疝，癞为卵疾，而疝为腹病。故先秦之所谓"癞疝"者，其义每谓"癞"与"疝"，本非一病则俱病之谓也；即或一人为病而名癞疝，所指亦不过即狐疝耳。盖狐疝者，阴囊时大时小，其囊内"肿物"（实乃滑入阴囊之小肠）时隐时现（卧则回归腹内，立则复入阴囊），若狐之出没而无常。故但就此阴肿而言之，先秦即当以"癞"为名；然其又每以恼怒、劳累或二便闭，致使其"出""入"失常度，而阴既肿痛异于常，少腹亦并痛有形矣。故转就此腹之痛凸而论之，则先秦又当名为"疝"焉。此先秦癞病或又以疝名，而称为"狐疝"或"癞疝"之故也。《释名·释疾病》云："心痛曰疝。疝，诜也，气诜诜然上而痛也。"又云："阴肿曰隤（癞），气下隤也；又曰疝，亦言诜也，诜诜引少腹急痛也。"即其证也。故先秦疝言腹病，癞谓阴病，二者义界，本甚森严；而特以阴病之中，有兼腹病者，故本以癞名者，或又称疝，而作"狐疝"或"癞疝"耳。然则先秦时期之所谓疝者，初非凡癞之病所皆可名之者也。而时至宋，殆由时人之误解，以为《内经》等既屡以"狐疝""癞疝"（癞疝之义谓癫与疝者，盖宋人不知）而言癫，则癫即疝而疝即癫者自不待言，故《圣济总录》既遵古义，立"诸疝"一门以承古说，而又纳今义，另立"阴疝"一门以载时言焉。此疝之为义至是而渐变矣。而宋·陈无择《三因极一方论·阴癫叙论》云："夫阴癫，属肝系宗筋……又寒疝下注，入于癫中（此误以癫为阴囊也），名曰狐疝，亦属癫病，世人因此并以癫病为疝气，不审之甚。"所言亦此也。

疝至宋代而转谓癫，故金元以来之论疝者，即相承以阴囊睾丸或肿或痛之病证言，而渐不知先秦之疝为何疾焉。如金，张从正《儒门事亲·疝本肝经宜通勿塞状》云："疝有七，前人论者甚多，非《灵枢》《素问》《铜人》之论，余皆不取。非余好异也，但要穷其源耳。"然观其书中《七疝病形》之论七疝"寒疝久而无子，其状囊冷，结硬如石，阴茎不举，或控睾而痛""水疝，其状肾囊肿痛，阴汗时出，或囊肿而状如水晶，或囊痒而燥出黄水，或少腹中按之作水声""筋疝，其状阴茎肿胀，或溃或脓，或痛而里急筋缩，或茎中痛，痛极则痒，或挺纵不收，或白物如精，随溲而下""血疝，其状如黄瓜，在大腹两旁，横骨两端约中，俗云便痈""气疝，其状上连肾区，下及阴囊，或因号哭忿怒，则气郁之而胀，怒哭号罢，则气散者，是也""狐疝，其如瓦，卧则入小腹，行立则出小腹入囊中，狐则昼出穴而溺，夜则入穴而不溺，此疝出入上下往来，正与狐相类也，亦与气疝大同小异""癫疝，其状阴囊肿缒，如升如斗，不痒不痛者，是也"，则十九与《内经》之说又不合焉。金之医家尚且如此，而元以来者则无论矣。盖由积非成是、习焉不察所致然。故自元至清，以疝而谓阴睾之疾者，即成正例。然以阴睾之病如狐疝者，其痛每牵及于少腹，故此时所言之疝病，亦非尽无腹痛，而特以阴睾之疾患为中心耳。元·朱丹溪《格致余论·疝气论》云："疝气之甚者，睾丸连小腹急痛也。有痛在睾丸者，有痛在五枢穴边者，皆是厥阴之经也。"明·楼英《医学纲目·诸疝》云："疝痛，属足厥阴肝经也。小腹，亦肝经也。故疝痛与小腹痛同一治法。所谓疝者，睾丸连小腹痛也。其痛有独在睾丸者，有独在小腹偏于一边者，有睾丸如升斗者，癫疝是也；又立卧出入往来者，狐疝是也。"清·程钟龄《医学心悟·疝气》云："疝者，少腹痛引睾丸也。……小肠气者，脐下转痛，矢气则快。膀胱气者，脐热痛，涩于小便，即胞痹也。疝者，状如弓弦，筋病也。癖者，隐伏于内，疼痛着骨也。癥者，有块可征，血病也。瘕者，假也，忽聚忽散，气病也。以上诸症，虽作痛，不引睾丸，故不以疝名之也。"是也。盖后世但知阴睾之疝之为疝，故反视腹中之疝为非疝也。由观隋唐以来之疝癖瘕、小肠气等，俱为腹内疼痛、外现凸形之病，本皆为先秦时期之所谓疝，而但以其痛不引睾，后世遂"不以疝名"者，可以知矣。

疛

概说

《说文》"疛，小腹病；从疒，肘省声"，段《注》以为"小，当作心"，甚是。盖疛之为言，肘也；而肘，所用以捣（捣）也。故心腹之病古称为疛者，所言本即心腹悸动之"如肘""如捣"之病也。此以远古之时，茹毛饮血，器物绝少，人之捣物，恒喜以肘，故古言捣者即本谓肘。至上古时期，断木为杵，掘地为臼，人之捣物遂转以手，故复因肘之声而为捣（古肘捣音同），此则捣之一字之所由来也。其后殆又由方言之语转，而因称捣物以杵者之为築，捣物于臼者之为舂，则因肘而来之捣者，遂又为築、为舂矣。而凡所捣物，持杵临臼，必两相撞击而声出有节，故舂、築复又通之为冲、撞，为舂牍，而用之以比况其状貌也。然则，疛之为言肘也、捣也，亦舂也、築也，亦冲也、撞也，亦舂牍也，而古以为名，亦不过用状心腹悸动之如肘、如捣、如舂、如築、如冲、如撞，而声出有节者耳。唯古所谓"心口善肘""（我心）如捣""胸舂""心築""冲心""撞心"者，为疛之所赅之心疾，亦即心悸怔忡病，而所谓"脐上悸""脐築湫痛"者，乃疛之所括之腹疾，亦即脐悸奔豚病。故怔忡与奔豚，古均以疛而为名者，乃并以其悸；虽病位有在心在腹之不同，而其如肘、如捣、如舂、如築之状貌，则本无异矣。

疛，小腹病；从疒，肘省声。陟柳切。

【系传】

疛，小腹病也；从疒，肘省声。读若纣。中友反。

【段注】

疛，小腹病：小，当作心，字之误也。隶书心或作小，因讹为小耳。《玉篇》云："疛，心腹疾也。"仍古本也。《小雅》曰："我心忧伤。怒焉如擣。"《传》曰："擣，心疾也。"《释文》："擣，本或作癅。《韩诗》作疛，义同。"按：疛其正字，癅其或体，擣其讹字也。《玉篇》引《吕氏春秋》曰："身尽疛肿。"今本《吕览》作"身尽府种"，二字皆误。高诱曰："疛，腹疾也。"从疒，肘省声。陟柳切：三部。《诗音义》"除又切"。

【纲疏】

本文"疛，小腹病"，段注以为"小当作心"者，甚是。此以疛乃心腹築築舂舂之悸动病，毛《传》所谓"心疾"，高《注》所谓"腹疾"者，均其属也。而《释文》"擣，本或作癅，《韩诗》作疛"，段注以为擣乃疛癅之讹字者，则非。乃以疛之言肘也，肘所以擣也，肘实擣字之本字，故疛之或体又作癅耳。

盖疛之言肘，肘所以擣（捣）者，远古蛮荒之时，茹毛饮血，器物绝少，人之擣物，恒喜用肘，故古言擣者本即曰肘。此由春秋以来仍或以本言臂节之肘字而谓擣者，可推知矣。本书《肉部》云："肘，臂节也。"《左传·成公二年》云："从左右，皆肘之，使立于后。"

疛

《战国策·秦策四》云："魏桓子肘韩康子，康子履魏桓子。"鲍彪注云："不敢正语，以肘筑之。"是也。而至于上古文明渐开之际，转为粒食，断木为杵，掘地为臼，人之擣物遂转以手，故乃因肘之声而为擣［古肘、擣（捣）音同，俱为端母幽部字］，或又因擣之声而为舂，以彰其持杵临臼之形貌。此擣、舂之字之所由来也。《易·系辞上》云："黄帝、尧、舜……断木为杵，掘地为臼，臼杵之利，万民以济。"本书《臼部》云："臼，舂也，古者掘地为臼，其后穿木石；象形，中米也。凡臼之属皆从臼。""舂，擣粟也；从廾，持杵临臼上；午，杵省也。古者雝父初作舂。"又，《手部》："擣，手椎也。一曰筑也。"王筠《说文句读》云："《木部》：'椎，击也。齐谓之终葵。'此椎则动字，谓以手椎之也。"又，《广雅·释诂》："舂，擣也。"王念孙《疏证》云："舂，擣粟也。舂与擣通。《集韵·晧韵》：'舂，《博雅》：舂也。'或从寿。"《五十二病方·治瘆》云："瘆者，痈而溃，用良叔、雷矢□□□□□□□□□而舂之，以傅痈空。"是也。盖古初粒食，所言擣者既多由杵臼而为之，故为见其字形而知其义，因以擣字而别作舂耳。且除此以舂为擣外，殆又由方域音转，而称谓益繁，如称擣之以杵者或又作筑，擣之于臼者或又作舂，以至因肘而来之擣者，复因其所凭之器物，而又音转为筑、舂也。《手部》云："擣……一曰筑也。"《木部》："筑，擣也；从木，筑声。陟玉切。"段《注》改"擣也"为"所以擣也"，云："其器名筑，因之人用之亦曰筑。"王筠《句读》云："筑，擣也。转注。所用以擣者，亦谓之筑。《左宣十一年传》：'畚称筑。'疏曰：'畚者盛土之器，筑者筑土之杵。'《广雅》：'筑谓之杵。'《三苍解诂》：'筑，杵头铁沓也。'"又，《臼部》云："舂，擣粟也；从廾持杵临臼。"《论衡·量知》："谷之熟曰粟，舂之于臼，簸其秕糠。"是也。且凡所擣物，持杵临臼，必两相撞击，而声出有节，故春、築亦通作冲、撞，以言物体之相冲撞；复又因之为春牍，以称顿地为声之节乐器也。《左传·文公十一年》："富父终甥摏其喉。"杜预注云："摏，犹冲也。"《史记·鲁周公世家》摏其喉作"春其喉"。《史证集解》引服虔云："春，犹冲。"《广韵·锺韵》："摏，撞也。"《集韵·锺韵》云："摏，冲也。"《正字通·臼部》云："春，与冲通。"又，《周礼·春官·笙师》："笙师，掌教龡竽、笙、埙、龠、箫、篴、管、春牍、应雅，以教祴乐。"郑司农注云："春牍，以竹，大五六寸，长七尺，短者一二尺，其端有两空，髤画，以两手筑地。"《释名·释乐器》云："春，撞也；牍，筑也。以春築地为节也。"是也。

　　疛之为言肘也、擣也，亦築也、春也，亦冲也、撞也，亦春牍也。故古以为名，凡人病悸动，如肘、如擣、如築、如春、如冲、如撞，而或声出有节者，当皆其所指，而无问其病在于心胸或小腹也。《五十二病方·足臂十一脉灸经》：足泰阴温（脉）"心□善肘"。整理小组注云："肘，疑读为疛。"《诗·小雅·小弁》："我心忧伤，怒焉如擣。"毛传云"擣，心疾也。"《舒艺堂随笔》云："《毛传》：'擣，心疾也。'擣，犹《易林》云'胸春'。"《金匮要略·消渴小便不利淋病脉证并治》云："厥阴之为病，消渴，气上冲心。"《伤寒论·辨厥阴病脉证并治》作："厥阴之为病，消渴，气上撞心。"日人川越正淑《伤寒论脉证式》注云："撞者，如撞冲之撞，言築动之甚也。"所言"心□善肘""怒焉如擣""擣如胸春""气上冲心""气上撞心"以及"築动之甚"者，当皆属疛病，而即其所括之"心疾"也。又《伤寒论·辨脉法》云："下焦不阖，清便下重，令便数难，齐（脐）筑湫痛。"《伤寒论·辨霍乱病脉证并治》云：理中汤"若脐上筑者，肾气动也，去术，加桂四两。"所言"脐筑""脐上筑"者，当亦属疒病，而即其所括之"腹疾"也。然据于临证，凡疒为心疾者，每每独见，病起于心而止于心，当即方书中所谓心悸病；而疒为腹疾者，往往兼病，病起于肾而止于心，当又即方书中所谓奔豚病也。《伤寒明理论·悸》云："悸者，心忪是也。筑筑踢踢然动，怔怔忪忪，不能自安者是矣。"《张氏医通·神志门·悸》："悸即怔忡之谓，心下惕惕然跳，筑筑然动，怔怔忡忡，本无所惊，自心动而不宁，即所谓悸也。"此疒谓心疾，本即所谓心悸者。又，《肘后备急方》卷三《治卒上气咳嗽》云："卒厥逆上气，气又两胁，心下痛满，淹淹欲绝方……此谓奔豚病，从卒惊怖忧迫得之，气从下上，上冲心胸，脐下筑筑，发动有时。"《诸病源候论·霍乱病诸候·霍乱心腹筑悸候》云："由吐下之后，三焦五脏不和，而水气上乘于心故也。肾主水，其气通于阴，吐下三焦五脏不和，故脾气亦虚，不能制水，水不下宣，与气俱上乘心。其状起脐下，从上腹至心，气筑筑然而悸动不定也。"《备急千金要方·霍乱》云："霍乱而吐多者，必转筋不渴，即脐上筑。霍乱而脐上筑者，为肾气动，当先治其筑，治中汤主之，去术加桂心。去术者，以术虚故也；加桂者，恐作奔豚也。"此疒谓腹疾，本乃所谓奔豚者也。然则疒之所赅心腹疾者，其"心疾"之指，本即中医之心悸，"腹疾"之指乃为中医之奔豚耳。而心悸与奔豚古并以疒而为名者，则并以其悸也；虽一在心胸，一在脐下，而状其形貌之如肘、如擣、如筑、如舂、如冲、如撞之肘、擣、筑、舂、冲、撞者，则正疒之名所由来之同源语根字也。

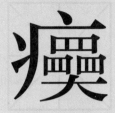

概说

　　《说文》"瘨，满也"，训瘨为满者，盖瘨之言瞋也，瞋者怒也，谓满由怒所致也。而瞋之训怒，古或以"不醉而怒"说之者，则其怒即当为体壮气盛、肝气有余之勇者怒，而非体弱气衰、肝气不足之怯者怒也。此以勇者之怒，怒由肝盛，无关乎酒，故曰不醉而怒；而怯者之怒，怒由酒壮，酒醒怒消，故当醉始怒矣。瞋之谓怒，既为不醉而怒之勇者怒，则名由瞋来之瘨者，则本当谓"肝大以坚、胆满以傍"之肝胆气盛之人、因盛怒所致"胆举而胆横""气满而胸张"之病者也。

㾴，满也；从疒，奰声。平秘切。

【系传】

㾴，满也；从疒，奰声。平媚反。

【段注】

㾴，满也:《毛诗传》曰:"不醉而怒曰奰。"然则奰谓气满，㾴举形声包会意也。从疒，奰声。平秘切:十五部。

【纲疏】

"㾴，满也"者，盖满乃气满之谓也。段注是矣。而气满者，由乎肝盛，故㾴者乃肝盛气满之病也。朱骏声《说文通训定声》云:"肝气张满之病。奰亦意。"此之谓也。

盖古称肝盛气满之病之为㾴者，㾴之为言奰也；奰者，怒也，亦迫也。故㾴所谓肝盛气满之病者，实乃指病由怒起，所致肝举胆横，气机逆上，充斥于胸膺，迫筶于胸胁之证也。《说文·大部》云:"奰，壮大也。从三大、三目。二目为䡅，三目为奰，益大也。一曰迫也。读若《易》虙羲氏。《诗》曰:'不醉而怒谓之奰。'平秘切。"段氏《注》云:"《毛传》曰'不醉而怒谓之奰'。于壮义、迫义皆近。"徐灏《笺》云:"从三大三目者，戴氏侗曰'众目忿眠之状也'。"《诗·大雅·荡》:"内奰于中国，覃及鬼方。"毛氏《传》云:"奰，怒也。不醉而怒曰奰。"孔颖达《正义》云:"《西京赋》云:'巨灵奰屃，以流河曲。'则奰者，怒而自作气之貌，故为怒也。怒不由醉，而云不醉而怒者，以其承上醉事，嫌是醉时之怒，故辨之焉。"又，《素问·举痛论》云:"怒则气上。"《灵枢·本神》篇云:"恚怒,气逆上而不下。"《论勇》篇云:"怒则气盛而胸张,肝举而胆横。"是也。

瘨之为言奰也,奰者怒也,谓瘨满由怒所致也。而于此奰之训怒,毛传特以"不醉而怒"说之者,盖不醉而怒,谓体壮气盛、肝气有余之勇者之怒,而非体弱气衰、肝气不足之怯者之怒也。《大部》云:"奰,壮大也。从三大、三目。"殆即谓此。此以勇者之怒,怒由肝盛,无关乎酒,故曰不醉而怒;而怯者之怒,怒由酒壮,酒醒怒消,故当醉而始怒矣。《灵枢·本神》云:"肝气虚则恐,实则怒。"又《灵枢·论勇》云:"黄帝曰:愿闻勇怯之所由然。少俞曰:勇士者,目深以固,长冲直扬,三焦理横,其心端直,其肝大以坚,其胆满以傍,怒则气盛而胸张,肝举而胆横,眦裂而目扬,毛起而面苍,此勇士之由然者也……怯士者,目大而不减,阴阳相失,其焦理纵,䯏骺短而小,肝系缓,其胆不满而纵,肠胃挺,胁下空,虽方大怒,气不能满其胸,肝肺虽举,气衰复下,故不能久怒,此怯士之所由然者也。黄帝曰:怯士之得酒,怒不避勇士者,何脏使然?少俞曰:酒者,水谷之精,熟谷之液也,其气剽悍,其入于胃中,则胃胀,气上逆,满于胸中,肝浮胆横,当是之时,固比于勇士,气衰则悔。"是也。而奰之训怒,既谓不醉而怒之勇者之怒,则名由奰来之瘨者,则本谓"肝大以坚、胆满以傍"之肝胆气盛之人,由其盛怒所致"肝举而胆横""气满而胸张"之病者,本易明矣。

瘨

痀

概说

《说文》"痀，偊病也"者，盖痀之言俯也；俯与偊同，谓身前曲而面下向也，故病以痀称者，则本同于伛偻，而亦同于戚施，殆即但可伏俯而不可偃仰之曲脊病也。所谓"曲脊，谓之伛偻""戚施，不能仰者"是也。至于痀既伛偻，而古或以"短"释之者，又当以人既病痀，其身则屈曲不能伸，较之于常人为矮短也。《汉律》："高不满六尺二寸以下，为罢癃。"而"罢癃"者，"谓背疾，言腰屈曲而背隆高也"。则罢癃者，又正乃痀病之谓也。

府，俛病也；从疒，付声。方榘切。

【系传】

府，俛病也；从疒，付声。臣锴按：《尔雅注》："戚施之疾，俯而不能仰也。"弗父反。

【段注】

府，俛病也：《方言》曰："短，东阳之间谓之府。"按：俛者多庫。《方言》与许义相近。从疒，付声。方榘切：四部。

【纲疏】

"府，俛病也"者，府之为言俯也；而俯与俛同，谓身前曲而面下向也。《页部》："頫，低头也；从页，逃省。《太史卜书》頫仰字如此。扬雄曰：'人面頫'。俛，頫或从人、免。"徐铉云："今俗作俯。"《考工记·矢人》："前弱则俛。"郑玄注云："俛，低也。"《礼记·曲礼上》："俯而纳屦。"郑注云："俯，俛也。"《公羊传·宣公六年》："俯而窥其户。"何休注云："俯，俛头。"又，《左传·桓公二年》孔颖达疏云："谓之冕者，冕，俛也；以其后高前下，有俛俯之形，故因名焉。"《周礼·夏官·弁师》贾公彦疏云："冕则前低一寸余，得冕名。冕则俛也，以低为号也。"是也。故病以府称者，实同于伛偻，而亦同于戚施，即所谓但可伏俯而不可偃仰之曲脊病也。《人部》云："伛，偻也。"慧琳《一切经音义》卷四十一引《通俗文》云："曲脊，谓之伛偻。"《吴下方言考》卷十云："《淮南子·齐俗训》：'伛者使之涂。'案：伛，俯、曲背也。曲背向下，易于涂地也。吴中谓低头曲背曰

府

158

伛。"又，《诗·邶风·新台》："燕婉之求，得此戚施。"毛享传云："戚施，不能仰者。"《国语·晋语四》："戚施不可使仰。"韦昭注云："戚施，偻人。"是也。

或曰：疛言病俯，义同于伛偻者，此乃统言也。而析言之，则疛重于伛，伛重于偻，三者之程度，又稍异也。此由古或以伛偻俯（疛）引申之以状恭敬貌，而其中乃又以俯甚于伛、伛甚于偻者，可推知矣。《左传·昭公七年》："一命而偻，再命而伛，三命而俯。"贾逵注云："俯恭于伛，伛恭于偻。"《说文句读·人部》伛下云："贾注：俯恭于伛，伛恭于偻。此则以疾况其恭也。"是也。然此古所谓析言者，似但可聊备为一说耳。乃以俯之与偻、伛之与偻，均乃古所谓连语，而实则本为一词也。

俯偻之与伛偻本为连语而实为一词者，盖连语之类可急读、可缓读、可正读、可倒读，并皆以声为义，而不拘于字形焉。故俯偻之急读可为俯为偻，伛偻之急读可为伛为偻，而俯偻之倒读可为偻俯，伛偻之倒读可为偻伛，而移此本以言人之伛偻、俯偻以言万物，又更有瓯窦、部娄与瓿甊矣。本书《人部》云："伛，偻也。""偻，尫也。"而《广雅·释诂》云："伛偻，曲也。"又，《汉书·蔡义传》云："行步俛偻。"而颜师古注云："偻，曲背也。"又，《吕氏春秋·明理篇》云："盲秃伛尪。"而高诱注云："伛，偻俯者也。"又，《素问·脉要精微论》云："行则偻附。"而《素问新校正》注云："按别本'附'一作'俯'。"又，《双砚斋笔记》卷三云："伛偻，人之状也，叠韵也。其于物也为瓯窦。声之转则于山为部娄，又为附娄，亦为培塿；其于器也为瓿甊……。"而《义府》卷下云："偻伛，俯身向前也，此背曲之病。

《庄子·列御寇》篇作佝偻，又字书偻句，当即一义。又《左传》（昭二十五）：'臧会窃其宝龟偻句。'此亦以其形名之。又《史记·滑稽传》：'瓯窭满篝，污邪满车。'污邪下地，则瓯窭为高地可知。此亦以其形名之。"是也。

至于疛乃伛偻之病，而古或以短而释之，如《广雅·释诂二》所谓"痏、疛，短也"者，盖人之病疛者，身屈曲而不可伸，故较之常人为痏短（痏，即矮字）也。而疛之训短，本一犹癃（罢癃）之训短耳。本部云："癃，罢病也。"段注云："病，当作癃。"《汉书·高帝纪》如淳云："《律》：'高不满六尺二寸以下，为罢癃。'"是也。殆此身高不及于常人，古名为罢癃者，本亦以其腰曲背隆而一同于疛也。《史记·平原君列传》："臣不幸有罢癃之病。"司马贞云："罢癃，谓背疾，言腰曲而背隆高也。"是也。

疛

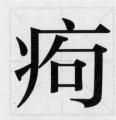

概说

　　"从疒，句声"之痀，《说文》训为"曲脊"者，盖痀之言句也，句者曲也。而句之训曲，乃谓凡曲，故凡物之屈曲折弯者皆可谓句，而字之以句为声者亦皆有曲义。如曲竹以渔者谓之笱，曲金以钓者谓之鉤（钩），感寒足曲者谓之跔，而人病曲脊者则谓之痀矣。此痀从句声，古用称曲脊之病之所由来也。曲脊之病古称为痀，此其急读者，而缓读之，则又可称之为痀偻；痀偻倒言，则亦可称之为瘘痀，而瘘痀语转，则又可称之罗锅。故曲脊之病古称为痀者，又正犹今人之称罗锅也。此由其本所谓连语（联绵词）者，而连语之读，可急可缓，又可正可倒也。

痀，曲脊也；从疒，句声。其俱切。

【系传】

痀，曲脊也；从疒，句声。其俱切。

【段注】

痀，曲脊也:《玉部》玖下曰:"读若人句脊之句。"二句字皆痀之误也。从疒，句声。其俱切:古音读如苟，在四部。

【纲疏】

"痀，曲脊也"者，痀之为言句也，句者曲也。《说文·句部》:"句，曲也。"段注云:"凡曲折之物，侈为据，敛为句，《考工记》多言倨句。凡地名有句字者，皆谓山川纡曲，如句容、句章、句余、高句骊皆是也。章句之句，亦取稽留可鉤乙之意。古音总如鉤。"此句之训曲本谓凡曲者也。而古之谓句为曲，又不特以字之为句者训之为曲，即字之从句并以之为声者亦皆言曲也。如曲竹以渔者谓之筍，曲金以钓者谓之鉤，感寒足曲者谓之跔，而人病曲脊者谓之痀矣。《句部》:"筍，曲竹捕鱼筍也；从竹，从句，句亦声。"朱骏声云:"承于石梁之孔，鱼不得出。"又，《句部》:"鉤，曲也；从金、从句，句亦声。"《金部》云:"钓，鉤鱼也。"又，《足部》:"跔，天寒足跔也；从足，句声。"段氏注云:"句屈不伸之意。"又，《玉部》玖:"读若芑，或曰读若句脊之句。"王筠云:"句乃省形存声字也。"皆其例也。故句之谓曲，凡山川纡曲、物像屈曲，如句容、句章、句余、句竹、句金、句足者，皆可以之而为称；而及为某物之曲之专名，则又非句之一字所独可任也。故因其句者以为声，而分别以所曲之物类为字之形符，斯本所谓句竹、句金与句足者，因有此筍、鉤与跔之名耳。而句脊名病者，当亦犹是，亦必以凡句之句者为其声，而复从疒符以为痀耳。此痀之言句也，曲脊之病古以痀名之所由来也。

曲脊一病古谓之痀，此其短言者；而长言之，则又可称之为痀瘘；而痀偻倒言，则亦作瘘痀；瘘痀语转，或又作瘿痀；而瘿痀者，罗锅也。故曲脊之病古名为痀、为痀偻、为瘘痀者，即一犹今之称罗锅也。《列子·黄帝篇》："见痀瘘者承蜩。"张湛注云："痀偻，背曲疾也。"又，《广韵·虞韵》云："瘘，瘘痀，曲脊。"《集韵·虞韵》云："瘘，瘘痀，伛脊也。"又，《金瓶梅》第八十二回之"险些儿没把腰累瘿痀了"是也。而本书《老部》云："老，考也。""考，老也。"所言老考、考老，当亦为瘘痀、痀瘘之语转，由本言曲脊之词，而转谓人老之语焉。

人病曲脊谓之痀，而殆此痀者亦即伛，与伛本一语之转耳。此由痀从句声，音本为句，而古或以"于禹""委羽"切其音者，可以知矣。如《庄子·达生》篇："仲尼适楚，出于林中，见佝偻者承蜩，犹掇之也。"《释文》云："痀，郭：于禹反；李徐：居具反，又其禹反。"《集韵·虞韵》云："伛，痀疢，委羽切。《说文》：'偻也。'或作痀、疢。"是也。

至于痀谓人之病句脊，而段注乃以句脊之句为痀之误者，殆非。盖不知句背之句义本谓曲，而从句之痀乃谓句病，二者一以状物，一以名物，一谓凡曲，一谓病曲，虽义本相因，而实则不同焉。故但称以疴，则句脊之义不言自明，然但称以句，则所句为何物终不能辨。而段氏之《注》者如此，王筠之《句读》亦然，所云句脊之句乃疴之省形存声字者，所误与段说则无二致焉。

瘚

概说

《说文》:"瘚,屰气也;从疒,从屰,从欠。欮,瘚或省疒。"按瘚,字本作欮,从屰、从欠。而证之甲骨文字:屰,本象倒立之人形;欠,乃象气出于口形。则欮当即以屰欠会意,以示人之仆地而气犹出也。然则,病以瘚称者,瘚之言蹶也,乃谓神昏蹶仆之昏厥病也。此古人之以瘚名病之本义也。而其后或又以瘚称头痛、称胃痛,因而有所谓"瘚头痛""瘚胃痛"者。然此之头痛与胃痛,每每由气逆所导致,又正合小篆瘚字之从屰从欠、本用言气逆为病者。故由此误解,则瘚遂又为气逆为病之总名也。盖气逆于头胃,则气上不下,因可致人之头胃痛;而气逆于血脉,则气不顺接,故又可致人之四肢瘚。所谓:"阴阳气不相顺接,便为厥(瘚)。厥者,手足逆冷者是也。"

癥，屰气也；从疒，从屰，从欠。居月切。欮，癥或省疒。

【系传】

癥，逆气也；从疒，欮声。臣锴按：《韩诗外传》曰："人主之疾有二十，其一曰厥。无使小民饥寒，则厥不作。百姓不足，君孰与足？"故以逆气喻之。屰，逆也。欠，气也。会意字。九越反。欮，或省疒。

【段注】

癥，屰气也：《释名》曰："厥，逆气从下厥起，上行入心胁也。"高诱《吕览注》曰："厥，逆寒疾也。"从疒，从屰、欠：欠，犹气也。居月切：十五部。欮，癥或省疒：《厂部》厥，用为声。

【纲疏】

癥以名病者，古多以厥而为之。《素问·厥论》云："厥，或令人腹满，或令人暴不知人，或至半日，远至一日乃知人。"《方盛衰论》云："是以气（无）多少，逆皆为厥。"是也。然厥之为义，本谓发石，故古以名病者，又当为癥字之假借也。《说文·厂部》："厥，发石也。"桂馥《说文解字义证》云："《广韵》作礣，云'发石'。《汉律》有礣张士。礣，发石；张，挽强。"吴善述《说文广义校订》云："发石，非启石土中之谓，乃以石为礣。即櫓下云：建大木，置石其上，发以机，以槌敲也。"是也。而又以先秦钟鼎彝器中有铭"欮"之敦、《马王堆汉墓帛书·导引图题记》有"偭欮"之病，且《列子·汤问》癥亦作欮而有所谓"吴楚有大木，其名为柚……食其皮汁，已愤欮

癥

166

之疾",则欱乃癞字之初文者,亦由可知矣。然则许书之谓"欱,癞或省疒"、以癞为欱字之本字者,则倒本为末之说也。癞之初文本作欱者,当一犹痫之初文本作间,瘨之初文本作员,癔之初文本作息,疝之初文本作山耳。(各详本书痫、瘨、癔、疝篇。)盖以其所称俱为病,故至汉而相承增"疒"符矣。本部疒下云:"疒,倚也,人有疾病;象倚箸之形。凡疒之属皆从疒。"是也。

癞之一名,字本作欱,《系传》以"屰,逆也;欠,气也"屰欠会意用言逆气而释之者,此征之《说文》本不误,而当即许君之原意也。《干部》云:"屰,不顺也;从干下屮,屰之也。"《欠部》云:"欠,张口气悟也;象气从人上出之形。"即本以"欱"字所从"屰""欠"为"逆气"也。而《释名·释疾病》云:"厥,逆气从下厥起,上行入心胁也。"所言亦此矣。然《说文》等所据以释"癞"释"欱"之字形为小篆,而小篆本承自大篆来,故其以"欱""癞"之为"逆气"病者,盖又为战末秦初以来之引申义,而前于此时当又不然也。所以然者,则以"欠"甲骨文作"𣨼"(见《殷墟文字乙编》四二七五甲片),本象人之张口形,知《说文》谓欠"象气从上出之形"者本不误;而"屰"甲骨文作"𡴀"(见《甲骨文合集》一五甲片),金文作"𡴂"(见《金文编》),本象人之倒立形,则《说文》谓屰"从干下屮,屰之也"者乃大谬也。"屰"之字形,本象"倒人",当谓人之颠仆而倒地;"欠"之字形,本象"张口",当谓人之张口而出气也。人之颠仆倒地不起而口中犹有气息出,明示其乃非气绝仆地而死者,则字从"屰""欠"之"欱",而古用为癞病之名者,当本谓人之颠仆倒地而似死未死之昏厥病,亦由可知矣。此由古又称此神昏如死之"癞"为"尸厥",《素问·缪刺论》"其状如尸,或曰尸厥"，《黄帝明堂经》（辑校本）金门主"尸厥暴死"、隐白主"尸厥死不知人，脉动如故"；而称之"尸厥"，正言其僵仆如死而犹有息者，如《医心方·治尸厥方》引《集验方》"治厥死如尸不知人，心下余气，扁鹊灸法"，《外台秘要·尸厥方》引崔氏"凡尸厥为病，脉动，而形无所知，阳脉下坠，阴脉上争，营卫不通，其状如死，而微有息，其息不常，人乃不知，欲殡殓者"，《诸病源候论·尸厥候》尸厥者，"其状如死，犹微有息而不恒，脉尚动而形无知也。听其耳内循循有如啸之声，而股间暖是也"，可知之矣。复观古言失据跌仆、神昏如死之"欮"者，又每以"欮"字别作"蹶"，如《马王堆汉墓帛书·老子（甲本、乙本）》"侯王无以贵高将恐欮"，而传世本《老子·三十九章》"欮"作"蹶"，《素问·缪刺论》"其状如尸，或曰尸厥"，而《史记·扁鹊仓公列传》"尸欮"作"尸蹶"；其欮之作蹶者，又正谓失据跌仆而昏蹶也，《说文·足部》"蹶，僵也"，《广韵·月部》"蹶，失脚"，《史记·扁鹊列传》"是以阳缓而阴急，故暴蹶而死"，则欮之本谓昏蹶者，亦由可知也。故欮者，本以言蹶，而以神昏跌蹶为义也。盖上古之时，于人之神昏跌蹶而为病者，本但以"蹶"声称谓之，而无其文；其后乃依"蹶"之声义而制"欮"，以所从"屰""欠"而会人之颠仆犹有息意，则本为以声为名之蹶者，始有其字矣。然则欮之为名，本由症状之昏蹶来，而非自病机之气逆至者，可无疑矣。

癥之言蹶，本谓昏蹶，而人乃以逆气释之者，此殆以人之病癥者多由怒起，故战国末年以来遂即以怒则气上斯为癥也。人之病欮多由怒起者，《马王堆汉墓帛书·导引图题记》所载导引之法一名"偄欮"者，当即以其擅治"偄欮"而称焉。盖"偄欮"者，当作"潓欮"，音同而借也。而瞶之言愤也，亦言闷也，本以其音近而通之也。故导引法所治"瞶欨"，本即《列子》之"愤欨"，而亦即《灵枢》与《梁书》之"闷绝"，乃病由愤瞶之所致，而症现昏闷之名谓耳。《说文·心部》云："愤，瞶也。"玄应《一切经音义》卷三云："愤，怒气盈盛也。"又，卷十二引《苍颉篇》云："瞶，闷也。"《吕氏春秋·论威》"死殡之地"高诱注云："殡音闷，谓气绝之闷。"《灵枢·经脉》云："闷甚则仆不得言。"《梁书·王僧辩传》云："僧辩闷绝，久之方苏。"是也。至谓怒则气上斯为瘚者，《素问·生气通天论》云："阳气者，大怒则形气绝，而血菀于上，使人薄厥。"又，《调经论》云："血之与气并走于上，则为大厥，厥则暴死，气复返则生，不返则死。"是也。盖时至于战末秦初，"怒则气上""血随气升"之医学理论渐趋于成熟，故又转从病机而立论，谓瘚乃为气逆病也。

战国末年以来，谓以瘚为名者为言逆气，此人之认识由表及里，逐步深化使之然也。然逆气为病者固多为瘚，而逆气为病者又不止于瘚，故为使其名之与义相契合，而因之以凡病逆气者亦皆称瘚也。《素问·病能论》云："有病厥者……当腰痛也。"《奇病论》云："髓者以脑为主，脑逆故令头痛齿亦痛，病名曰厥逆。"《灵枢·厥病》云："厥头痛，面若肿起而烦心，取之足阳明、太阴。""厥心痛，腹胀胸满，心尤痛甚，胃心痛也。"此逆气所致腰、头、齿、心疼痛之称厥者也。又，《素问·腹中论》云："有病膺肿颈痛，胸满腹胀，此为何病？何以得之？岐伯曰：名厥逆。"《厥论》云："厥或令人腹满……阴气盛于上则腹胀满。"此逆气所致膺肿颈痛、胸满腹胀之称厥者也。《素问·病能论》云："阳何以使人狂？岐伯曰：阳气者因暴折而难决，故善怒也，病名曰阳厥。"《五脏生成》云："黄脉之至也，大而虚，有积气在腹中，有厥气，名曰厥疝。"《灵枢·五乱》云："何谓逆而乱？岐伯曰：清气在阴，浊气在阳，营气顺脉，卫气逆行，清浊相干……乱于臂胫，则为四厥。"此逆气所致狂病、疝疾、四肢冰冷之称厥者。《素问·厥论》云："愿闻六经脉之厥状病能也。岐伯曰：巨阳之厥，则肿首头重，足不能行，发为眴仆。阳明之厥，则癫疾欲走呼，腹满不得卧，面赤而热，妄见而妄言。少阳之厥，则暴聋颊肿而热，胁痛，胻不可以运。太阴之厥，则腹满膜胀，后不利，不欲食，食则呕，不得卧。少阴之厥，则口干溺赤，腹满心痛。厥阴之厥，则少腹肿痛，腹胀泾溲不利，好卧屈膝，阴缩肿胻内热。"此则逆气所致六经之病亦皆称厥者也。迨于东汉，张仲景论厥，又专以四肢冰冷而言也。如《伤寒论·辨厥阴病脉证并治》云："凡厥者，阴阳气不相顺接便为厥。厥者，手足逆冷者是也。"盖"阴阳气不相顺接便为厥"，虽与《内经》之"气无多少，逆皆为厥"者貌似不同，然由逆之所言正谓不顺，逆而不顺故气不相接，则二者又实无不同也。故手足冰冷之谓厥者，本亦以气逆而为言耳。而至于魏晋之际，由华佗之门人所辑华说而成之《中藏经》者，更以天地阴阳类比人体阴阳，凡其阴阳之气失衡而现偏盛偏衰者皆谓为厥，其阳盛阴衰者谓之阳厥，阴盛阳衰者谓之阴厥也。如其卷上《阳厥论》云："骤风暴热，云物飞扬……应寒不寒，当雨不雨……草木枯悴，江河乏润，此天地之阳厥也。……耳聋目盲，咽干口焦……双睛似火，一身如烧……登高歌笑，弃衣奔走……背疽肉烂，烦溃消中……此人之阳厥也。"《阴厥论》云："飞霜走雹，朝昏暮霭……当热不热，未寒而寒……土坏河溢，月晦日昏，此天地之阴厥也。暴哑卒寒，一身拘急，四肢拳挛，唇青面黑，目直口噤，心腹满痛……悲忧惨戚，喜怒无常者，此人之阴厥也。"是也。然则其厥之为义所赅者广矣，除天地之气逆皆为厥外，凡人之阴阳之气但或失调而为病者，亦无非阳厥与阴厥耳。此华氏师徒之所谓厥者，虽亦以气逆而为言，然其推演之广，可谓登峰造极，而无出其右者也。

有鉴于古之论厥者愈演愈烈，无所适从，故后世言厥者遂又由博返约，多以厥而言昏蹶，而欲其同于上古之时之所谓"欪"也。如明·王肯堂《证治准绳·杂病·厥》云："今人又以忽然昏运、不省人事为厥。"是也。然此厥之为义转从上古者，又非简单之循环往复。此置其新增之血、痰、食、酒、色等厥者暂不论，但就其气之一厥而言之，亦气分"逆""脱"而厥别"虚""实"也。如《景岳全书·杂证谟·厥逆》云："气厥之证有二，以气虚气实皆能厥也。气虚卒倒者，必其形气索然，色清白，身微冷，脉微弱，此气脱证也。……气实而厥者，其形气愤然勃然，脉沉弦而滑，胸膈喘满，此气逆证也。"是也。而由此后世所论之气厥，证本有实复有虚，其实者固为气机逆上，或痰血随之，而其虚者乃为精血下夺，气因下脱，则上古厥之言蹶而谓昏蹶者，较之其后以厥谓逆气者为尤愈，以其能广泛适应于一切原因之昏蹶病也。

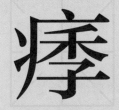

概说

　　本部云："瘁，气不定也。"《心部》云："悸，心动也。"按瘁即悸字，盖瘁由心发，故字本从心而作悸，悸为病属，故字复从疒而作瘁矣。然则瘁之所训"气不定"者，亦当仍悸之"心动"之说解，而视之为"心气不定"也。盖古称心气不定而为瘁者，瘁之言趏也，趏者怒走也，亦踊跳也，殆即以趏之怒走踊跳义，而比况于瘁之心气不定貌。此由叠言趏字之趏趏，古每每以状心悸不宁者，所谓"心趏趏然跃不止""心趏趏然跳数十回"，则瘁乃言趏言趏趏者，可以知矣。

悸，气不定也；从疒，季声。其季切。

【系传】

悸，气不定；从疒，季声。臣锴按：《灵光殿赋》曰："心惄惄而发悸也。"葵季反。

【段注】

悸，气不定也：《心部》曰："悸，心动也。"义相近。《玉篇》曰："悸，亦作悸。"从疒，季声。其季切：十五部。

【纲疏】

本文"悸，气不定也；从疒，季声。"《心部》："悸，心动也；从心，季声。"而《玉篇·疒部》谓："悸，亦作悸。"则直以悸为悸字也。按悸实即悸字，本乃悸字之省心从疒者；悸之为悸，一犹悸之为癫，悸之省心从疒而为悸，一如悸之省心从疒而为癫也。盖古以悸由心发，故字本从心而作悸；而又以悸为病属，故字复从疒而作悸耳。本部疒下云"凡疒之属皆从疒"，即先秦之疾病名字至汉而转又从疒之证也。而悸既悸字，则其所训"气不定也"者，亦当仍悸之"心动"之训释，而视之为"心气不定也"。固悸之为病，于心悸之外复有所谓脐下悸，似非"心气不定"所能赅者，然脐下悸者，或由心发动，或动必关心，亦未尝不属于心之病矣。此汉之以来悸字既出，而心悸脐悸之悸字仍多作悸之故也。《伤寒论·辨太阳病脉证并治》云："伤寒脉结代，心动悸，炙甘草汤主之。"《金匮要略·奔豚气病脉证治》云："发汗后，脐下悸者，欲作奔豚，茯苓桂枝甘草大枣汤主之。"《诸病源候论·霍乱病诸候·霍乱心腹筑悸候》云:"霍乱而心腹筑悸者,由吐下之后,三焦五脏不和,而水气上乘于心故也。肾主水,其气通于阴,吐下三焦五脏不和,故肾气亦虚,不能制水,水不下宣,与气俱上乘心。其状起脐下,上从腹至心,气筑筑然而悸动不定也。"是也。

　　古称心气不定之病而为瘴(悸)者,盖瘴之为言趖也,趖者怒走也,亦踊跳也,本即以怒走踊跳之状而比况于其心动不宁者矣。而瘴从季声,所言即趖者,由瘴为见母质部字,趖亦见母质部字,二者之古音本相同,而《广雅·释诂》"悸,怒也",《说文·走部》"趖,趖趒,怒走也",《广韵·薛韵》"趖,趖趣,跳貌",二者之古义亦相近者,可以知矣。盖古训悸字而为怒者,所言本即奋起义;而训趖字为"怒走"为"跳貌"者,当亦即奋起急趋而貌似于跳跃之义也。瘴从季声,所言既趖,而趖,其长言之为趖趒、趖趣者,又正为状奋起跳跃之貌词,其重言之为趖趖者,本亦为状跳之貌词,且古言心动又每每径以之比况者,如唐·张鷟《朝野佥载》卷二"割取心掷地,仍趖趖跳数十回",明·方以智《通雅·释诂·重言》"殢殢、趖趖,气动也。……《唐》:'杨齐庄自突厥逃回,与阎知微同诛,气殢殢未死,心趖趖然跳不止'",清·袁枚《新齐谐·某侍郎异梦》"侍郎觉冷气一条,直逼五脏,心趖趖然跳不止",则心气不定古称为瘴者,本即瘴以言趖,以趖之趖趒、趖趣、趖趖之义而为名,而用称心动不宁者,可无疑矣。

瘴

174

痱

概说

《说文》"痱，风病也；从疒，非声。"按痱与瘺（偏枯）对，乃风中入深、邪入脏腑者之名，而与风邪入浅、仅在经络之称为瘺者，则颇有不同。盖风中脏腑，古之以痱而为名者，乃以痱从非声，而古音如"比"，本为"不知"之合音也。而"不知"者，神志昏迷、无所觉知之谓。故人为风中，而昏不识人、口不能言、体不自收、不知痛处之中腑脏者，初即以痱而为名也。而唐宋明清之医家，乃众口一辞，皆以痱病之名为源于废，本谓肢体之废用者，其说即误矣。

痱，风病也；从疒，非声。蒲罪切。

【系传】

风病也；从疒，非声。臣锴按：《史记》曰："田蚡病痱。"步罪反。

【段注】

痱，风病也：非风双声。《释诂》曰："痱，病也。"郭注："见《诗》。"按《小雅》："百卉具腓。"李善注《文选·戏马台诗》云："《韩诗》云：'百卉具腓。'薛君曰：'腓，变也。'毛苌曰：'痱，病也。'今本作腓。"据李则《毛诗》本作痱，与《释诂》合。从疒，非声。蒲罪切：十五部。按当扶非切。亦作瘫。

【纲疏】

盖痱本与痲（偏枯）对，乃风之中人、邪气人深之名。本部云："痲，半枯也；从疒，扁声。""痱，风病也；从疒，非声。"《灵枢·热病》云："偏枯，身偏不用而痛，言不变，志不乱，病在分腠之间，巨针取之，益其不足，损其有余，乃可复也。痱之为病也，身无痛者，四肢不收，智乱不甚，其言微知，可治，甚则不能言，不可治也。"《医学纲目·中风》云："痱即偏枯之邪气深者。"是也。

痱，或亦作"俳"，盖形声相近，而书写偶讹者。《素问·脉解》："内夺而厥，则为瘖俳。"《太素》卷八"俳"作"痱"。张介宾注云："俳音排，无所取义，误也。当作痱，《正韵》音沸。"是也。

风中邪深而古名为痱者，唐·王冰注《素问·脉解》云："俳，废也。肾气内夺而不顺，则舌瘖足废。"明·张介宾注《灵枢·热病》云："痱，亦风寒属，犹言废也。"又，宋《圣济总录·喑俳》云："喑俳之状，舌喑不能语，足废不为用。"明《医学纲目·中风》云："痱，废也。……以其半身无气营运，故名偏枯；以其手足废而不收，故名痱，或偏废，或全废，皆曰痱也。"此唐宋以来，众口一词，皆以痱之为名，乃源于废也。

按：诸说以痱病之名为源于废者，乃即今音以说古义也。其凿枘不合者，约有三焉。盖痱与废，唐宋以来之音固同，而汉之以前则音本异。汉前痱为并纽微部字，废为帮纽月部字，微月二部，音本悬隔也。而音声悬隔，则必非同源，故以痱病之名为源于废者，误也。此其一也。痱与痦别，病有深浅，其所别者主在神之昏否，而不在体废，此后世所以每用邪中脏腑与经络者相对言之；而若以痱病之名为源于废，则痱之肢体不收者诚为痱，而痦之偏枯不用者当亦为废，然则痱亦废，痦亦废，而痱之与痦，乃无别矣。此其二也。废者，乃一切残疾之共名，举凡聋、哑、盲、瘫、肢折、侏儒者皆其属也（参本书《疲》篇）。故若以痱病之名为源于废，则无异于谓聋、哑、盲者亦俱可名痱矣。此其三也。由是以观，古之以痱病之名为源于废者，失其义也。

今谓痱与痦对，而古以之为邪气入深之中风名者，殆以痱从"非"声，而古音如"比"也。《诗·小雅·采薇》："驾彼四牡，四牡骙骙，君子所依，小人所腓。"郑玄笺云："腓，当为芘。"即先秦从非之字与从比之字音近义通者。《淮南子·修务训》："嫫腜哆嗢，籧篨戚施，虽粉白黛黑，弗能为美者，嫫母仳倠也。"高诱注云："仳，读人得风病之靡。"（按"靡"，当为"痱"，字之讹也。《札迻》卷七云：
"案：'靡，无风病之义。'《注》'靡'当作'痱'。《说文·疒部》云：
'痱，风病也。'"是也。）则又为汉时从非之字与从比之字音近义通者。
按汉前古音，"非"为并母微部字，"比"为帮母脂部字，而并帮旁纽，
微脂旁转。此古音"非""比"声近，而"痱"得读如"比"者也。
盖痱从非声而读如比者，本亦即"不知"之合音也。《方言》卷十："秕，
不知也。"钱绎《笺疏》云："不知之合声为秕。"是也。故秕言不知，
非由其本训"不成粟也"（按"秕"，即"秕"字。《禾部》云："秕，
不成粟也"）而得义，乃由其所从声符之"比"实为不知之合音者也。
痱者，既古音如比，而为"不知"之合音，则本即以"不知"为义矣。
而"不知"者，神志昏迷、无所觉知之谓，故古以痱为中风邪深之名
者，则实以其为病重笃、神志昏迷而无所觉知也。《灵枢·热病》云：
"痱之为病也，身无痛者，四肢不收；智乱不甚，其言微知，可治，
甚则不能言，不可治也。"即谓此也。《备急千金要方》卷八《诸风》
云："小续命汤，治中风冒昧，不知痛处，拘急不得转侧，四肢缓急，
遗失便利。"《圣济总录》卷九《风痱》云："治风痱身体不能自收，口
不能言，冒昧不知人，不知痛处，或拘急不得转侧，续命汤方。""治
风痱身体不能自收，不能言语，冒昧不识人，麻黄汤方。"亦谓此也。
盖痱之所谓不知者，既为神志昏迷、无所觉知义，而人之神志昏迷，
无所觉知，则形体无主，感知运动遂并障碍，而因之"不知痛处""四
肢不收"也。故"四肢不收"者，本非谓肢体"全废"之四肢瘫（当
仍系或左或右之偏瘫，与偏枯无异），特以神志昏迷，形若无主，体
失收持，而一似于四肢之全瘫耳。由观《备急千金要方》卷八又谓"西
州续命汤，治中风痱，身体不知自收，口不能言，冒昧不识人"，则

"四肢不收"本即谓神昏之后之形体无主者，可以知矣。

瘑之言偏也，以其身半为病，故名曰瘑。痱之言不知也，以其无所觉知，故名为痱。此古之名瘑名痱之本意耳。故瘑者，以半身不用为主症，因其邪在体表，未入于里，故神识无伤，痛觉存在；而痱者，以无所觉知为主症，因其邪入于里，心伤神昏，故痛觉丧失，体无收持。此古以瘑轻痱重而互为对待之由也。

邪风中人，而病分瘑痱，乃先秦时期，以症为名，用别浅深者如此。而时至汉末，继又有以症之轻重而定"络""经""腑""脏"之位，以分浅深之层次者，如张仲景《金匮要略·中风历节病脉证并治》云："邪入于络，肌肤不仁；邪在于经，即重不胜；邪入于腑，即不识人；邪入于藏，舌即难言，口吐涎。"是也。而两相对应，笼统言之，则先秦之瘑，当即汉末之"在络""在经"，而先秦之痱，则为汉末之"入腑""入脏"。此二与四对，而约略言之者。由观《灵枢》所谓"偏枯"病，为"病在分腠之间"，而《备急千金要方》所称"中风痱"，一本"痱"作"入脏"者，可得其概也。然严格以论，则先秦之瘑，但为汉末之"在经"；而先秦之痱，乃兼赅汉末之"入腑"及"入脏"。然则瘑痱之与"络""经""腑""脏"者，即参差不齐矣。故魏晋以来，于先秦既有之瘑（偏枯）痱外，而渐次又有"癔""痹"名。如《备急千金要方》卷八云："岐伯曰：中风大法有四：一曰偏枯，二曰风痱，三曰风懿（《诸病源候论》作"风癔"），四曰风痹。"即言此也。如是则痹应在络，瘑应在经，痱应入腑，癔应入脏，而有条不紊，既可弥补"中络"之缺，而复将"中腑""中脏"分而属之，不为"痱"之一名两兼之矣。

瘤

概说

《说文》："瘤，肿也。"段《注》引《释名》"瘤，流也，流聚而生肿"为之释，欲明其得名之由者，甚误。殊不知流则不聚，聚则不流，流之与聚，义正相反。《圣济总录》"瘤之为义，留滞而不去也"，正即谓此。盖疾病之古以瘤为名者，瘤之言榴也，本谓凸肉肤起之瘤之状，乃一犹盘结拥肿之树榴形。故因其形似于榴状而名为瘤，此古人之取类比象、名病以瘤之所由来耳。然则《释名》之释瘤为流者固为不经，而《圣济》之以瘤为留者亦非确论。至于后世又有所谓"瘤者留也，不可轻去"，以瘤勿妄割，留可保命而言之者，则更乃为民俗语源，切不可从也。

瘤

瘤，肿也；从疒，留声。力求切。

【系传】

瘤，肿也；从疒，留声。力辀反。

【段注】

瘤，肿也：《释名》曰："瘤，流也，流聚而生肿也。"从疒，留声。力求切：三部。

【纲疏】

"瘤，肿也"者，段注引汉·刘熙《释名·释疾病》"瘤，流也，流聚而生肿也"为之释，而欲明其名之来源者，甚误！以《释名》之既以"瘤者流也"完其声训，而复以"聚而生肿"解其病由者，殆不知流则不聚，聚则不流，流之与聚，义正相反也。考瘤之为病，乃以气血之聚，而非由其流。《圣经总录·瘿瘤门》云："瘤之为义，留滞而不去也。气血流行，不失其常，则形体和平，无或余赘；及郁结壅塞，则乘虚投隙，瘤所以生。"故《释名》之训瘤以流者，则正犹其释痛以通（《释名·释疾病》云："痛，通也，通在肤脉中也。"）（详本书《痛》篇），此皆刘熙有违常理，置"流则无瘤""通则不痛"等古之通则于不顾，滥用声训使之然也。而惜乎段氏全文照录，未之究焉。

盖疾病之古以瘤为名者，瘤之为言榴也，本谓其赘肉胅起之凸隆状，一犹树节盘结之榴肿形也。《庄子·逍遥游》："惠子谓庄子曰：'吾有大树，人谓之樗，其大本拥肿而不中绳墨，其小枝卷曲而不中规矩。'"陆氏《经典释文》云:"拥肿,章勇反。李云:'拥肿,犹盘瘿。'"《易乾坤凿度》云:"石含璞,若木含榴。榴者,瘿之类。"《文选·吴都赋》:"楠榴之木,相思之树。"刘逵注云:"楠榴,木之盘结者。"此树之盘结本称为榴者。又,慧琳《一切经音义》卷七十三云:"《通俗文》:'肉胅曰瘤。'谓肉起如木节者是也。"此病如树节而因榴为瘤者也。要之,古之名病,初多取类比象,以譬相成,而鲜有据于抽象、以病之机理而为称者。然则刘熙《释名》之释瘤以流者固为不经,而《圣经总录》之谓瘤以留者亦非确论矣。至若古或以瘤之既生,则不得妄割,而割必偾事,如《魏略》所云"晋景帝先苦瘤,自割之,会毌丘俭反,而瘤发",《宋书》所谓"朱龄石舅头有大瘤,龄石同舅眠,密往刮之,即死",因乃以"瘤须保留"之义而释瘤者,如《诸病源候论·瘿瘤等病诸候》"瘤者,皮肉中忽肿起,初如梅李大,渐长大,不痛不痒,又不结强。言留结不散,谓之为瘤。不治,乃至碗大,则不复消,不能杀人,亦慎不可辄破",《证治准绳·疡医·瘿瘤》"瘤无大小,不量可否而妄取之,必妨人命。俗云:'瘤者,留也。'不可轻去",则更属以意为之之民俗语源,当亦非古以名瘤之初义矣。

瘤之言榴也,谓其为病凸现于外而如树榴,故知其与病则隐匿于腔内之瘜不同;又由其为病不痛不痒亦不杀人,故知其与病则多死、痛楚难胜之癌亦异也。所以然者,盖瘜之言息也,息者子嗣也,故病以瘜称者,本谓如母之怀子、隐于腔内之寄肉;而癌之言喦也,喦者山岩也,故病以癌称者,又谓如岩之嶙峋、高凸烂深之肿物也。《疒部》云:"瘜,寄肉也;从疒,息声。"《正字通·心部》云:"息,子息。子,吾所生者,故曰息。"《灵枢·水胀》云:"寒气客于肠外,与卫气相搏，气不得荣，因有所系，癖而内著，恶气乃起，瘜肉乃生。其始生也，大如鸡卵，稍以益大；至其成也，如怀子之状。"又，《仁斋直指方论》卷二十二云："癌者，上高下深，岩穴之状。"《正字通·山部》云："嵒，同岩。"《格致余论·乳硬论》云："忧怒郁闷，昕夕积累，脾气消阻，肝气横逆，遂成隐核，如大棋子，不痛不痒，数十年后方为疮陷，名曰奶岩，以其疮形嵌凹似岩穴也。"《疡科心得集》卷下云："夫肾岩翻花者……初起马口之内，生肉一粒，如竖肉之状，坚硬而痒，即有脂水……渐至龟头破烂，凸出凹进，痛楚难胜，甚或鲜血流注。"是也。

痤

概说

《说文》"痤，小肿也；从疒，坐声。一曰族絫"，所训痤乃为小肿，而别其义为族絫者，盖不知痤之语缓即族絫，族絫之语急则正为痤，痤与族絫，本乃一语耳。至于所训痤义为小肿者，则以痤之言矬也，矬谓短小也，故名由矬来之痤者，则本谓小于痈疽之"小肿"，亦即"色赤膜愤，内蕴血脓，形小而大如酸枣"之疖病也。然则，古所谓痤者，即今之疖；先秦时期，疖本因其形之矬小而称为痤，魏晋以来又因其形如结节而称为疖也。

痤，小肿也；从疒，坐声。一曰族絫。昨禾切。

【系传】

痤，小肿也，一曰族累病；从疒，坐声。臣锴曰：瘯蠡也。《春秋左传》曰："奉牲以告曰：博硕肥腯，谓其不疾瘯蠡。"瘯蠡，疥癣之属也。慈戈反。

【段注】

痤，小肿也：《玉篇》曰："疖也。"从疒，坐声。昨禾切：十七部。《春秋经》："宋公杀其世子痤。"是此字，三《传》同，以隐疾名子也。一曰族絫病：《左传》曰："牲不疾瘯蠡。"瘯者族之俗，蠡与絫同部。杜注以皮毛无疥癣释之。按季良以民力溥存释博，以硕大蕃滋释硕，以不疾瘯蠡释肥，以备腯咸有释腯。《释文》云："《说文》蠡作瘰，云：'瘯瘰，皮肥也。'"此《说文》二字有讹，当是别本作瘰。注云"不疾瘯瘰，皮肥也"，夺"不疾"二字。

【纲疏】

本文"痤，小肿也。……一曰族絫（累）"者，殆不知痤之语缓即族絫，族絫之语急则为痤，痤与族絫，本乃一语耳。而以族絫乃痤之语缓，故古亦作瘯蠡、蔟蠡与瘯瘰，但以其声寓痤义，而不拘族絫之字形也。《左传·桓公六年》："夫民，神之主也。是以圣王先成民，而后致力于神。故奉牲以告曰：博硕肥腯。谓民力之普存也，谓其畜之硕大蕃滋也，谓其不疾瘯蠡也，谓其备腯咸有也。"杜预注云："（不疾瘯蠡）皮毛无疥癣"。陆德明《经典释文》云："瘯，七木反；

185

又作蔟，同。蠡，力果反。"《广韵·屋韵》云："瘶，瘶瘰，皮肤病也。"是也。然则族絫者，本即义谓小肿之痤耳。而许君既训痤之为"小肿"，复云"一曰族絫"别其义，杜注训《左传》"不疾瘶蠡"之瘶蠡，乃转以疥癣释之者，殆均以不知族絫即痤而使之然也。

古云族絫者，本所谓痤也；而云痤者，则所谓疖也。乃以汉之以前无疖（瘤）字，而人之病疖者本名为痤（族絫）也。《素问·生气通天论》："劳汗当风，寒薄为皶，郁乃痤。"王冰注云："痤，谓色赤膹愤，内蕴血脓，形小而大如酸枣，或如按豆。此皆阳气内郁所为，待软而攻之，大甚焫出之。"《广韵·戈韵》云："痤，疖也。"是也。而病以痤（族絫）称者既本谓疖，故《说文》训痤为"小肿"，而《左传》奉牲曰"肥腯"者，亦欲其不疾此"内蕴血脓"之疖也。

至于古之以痤名肿而必谓其小者，则殆以痤之为言矬也，义本谓短也。而物之短者，其形体必小，故"从疒从坐声"之痤者，即以病短之"小肿"而为义耳。《广雅·释诂》云："矬，短也。"《集韵·戈韵》："矬，短也。"是也。而又由凡字之以"坐"为声者，亦皆以"矬"为义而言其短、言其小，如《说文·目部》"脞，目小也"、《广韵·戈韵》"锉，锉䤪，小釜"、《集韵·戈韵》"脞，丛脞，细碎也"，则"小肿"称"痤"当名源于"矬"者，益可知也。病以痤称者本谓"小肿"，而疖则正为体生"小肿"之病也。《外台秘要》卷二十四《痈疽》引《集验方·痈疽论》云："肿一寸至三寸，疖也；三寸至五寸，痈也；五寸至一尺，痈疽也。"是也。然则疖之为名本作痤，而痤之名病正谓疖者，则甚易明矣。

疖于汉前本称痤、称族絫，而至于魏晋则又名疖。《广雅·释诂二》云："癵，痈也。"《玉篇·疒部》云："癵，痈也，疮也。疨，同上。"《正字通·疒部》云："癵，俗疨字。"是也。唯《广雅》释疖以痈者，为统言之也，而《集验》谓疖与痈异者，乃析言之也。殆疖之与痈俱体表之红肿热痛且易于成脓之疾，唯痈大疖小、痈重疖轻，此其异也。

魏晋以来转称小肿之病之为疖者，盖疖之为言结也，乃谓其病由气血结聚起，而为状又一犹绳绦所系之结也。《诸病源候论·痈疽病诸候下·痤疖候》云："痤疖者，由风湿冷气搏于血，结聚所生也。人远役劳动，则阳气发泄，因而汗出，遇风冷湿气搏于经络，经络之血，得冷所折，则结涩不通，而生痤疖。"清·黄生《字诂·痤》云："（疖）吾乡人谓之痤，凡绳有结亦谓之痤，连言之则曰痤瘰。"是也。盖族絫之名本谓痤，汉时之人即昧其义，而痤之名义本言矬，魏晋之人亦失其旨，故因结之声而复为疖，此疖之一名之所由来耳。而疖名既起，则痤称渐废，以致于今人多有不知古痤今疖乃一病者也。

痈疽

概说

大徐本《说文》:"痈,肿也""疽,痈也"。小徐本《说文》:"痈,肿也""疽,久痈也"。段氏因之以痈疽为一病,而谓疽乃"痈久而溃"者,此甚误也。盖古之所谓痈疽者,痈自痈,而疽自疽。痈发于皮肉,为病轻浅,故病暂而易瘳;疽发于筋骨,为病深重,故病久而难疗。则痈疽者本乃同类而异病也。所以然者,盖痈之为言壅也,壅者拥也,亦塞也,疽之为言沮也,沮者阻也,亦败也。壅谓拥土,沮为阻水,故拥土以封,则正所以塞之,阻水使止,则正所以败之矣。而验之于痈疽之病证,本均由气血壅沮之所来,痈之为状乃肉腐脓蓄而高耸,疽之为状则筋髓焦枯而烂深,与夫壅土以塞、沮水以败者颇相类之,故古人遂因壅为痈、因沮为疽而名之也。殆又以痈疽二者本甚易别,故历代辨之者则多语焉简括,如所谓"痈为阳,疽为阴""深为疽,浅为痈""聚为痈,溃为疽",以及轻为痈、重为疽云云,亦不过举其大要,而对言之耳。故切不可究之于过苛,所谓浅求易了,而深究反惑也。

痈（癕），肿也；从疒，雝声。於容切。疽，痈也；从疒，且声。七余切。

【系传】

痈，肿也；从疒，雝声。乙颙反。疽，久痈也；从疒，且声。臣锴按：《管子》曰："无赦者，痤疽之礛石。"无赦，亦疮也。七余反。

【段注】

痈，肿也：《肉部》曰："肿，痈也。"按：肿之本义谓痈，引申之为凡坟起之名。如上文"瘤，肿也""痤，小肿也"，则非谓痈也。《释名》曰："痈，壅也；气壅否结里而溃也。"从疒，雝声。于容切：九部。疽，久痈也：《后汉书·刘焉传》注、玄应《一切经音义》皆引"久痈"，与小徐合。痈久而溃，沮洳然也。从疒，且声。七余切：五部。

【纲疏】

大徐本"痈，肿也""疽，痈也"，小徐本"痈，肿也""疽，久痈也"，段氏因以痈、疽为一病，而谓疽乃"痈久而溃，沮洳然"者。此甚误也。盖古之所谓痈疽者，其痈者自痈，而疽者自疽；痈发于皮肉，为病轻浅，而疽发于筋骨，为病深重；为病轻浅者，故易瘳而病暂，为病深重者，故难疗而病久也。《医宗金鉴·外科心法要诀》云："人之身体，计有五层，皮脉肉筋骨也。发于筋骨间者，名疽，属阴；发于肉脉之间者，名痈，属阳；……凡痈疽，阳盛者，初起燉肿，色赤疼痛，则易溃、易敛，顺而易治，以其为阳证也；阴盛者，初起色黯，塌陷不肿，木硬不疼，则难溃、难敛，逆而难治，以其为阴证也。"此其证也。又，痈疽之痈，乃疮肿之专名，而与肿谓凡肿者，本自不同。此皆痈之与肿之本义，而实非段氏之所谓，凡肿乃疮肿之引申义也。

按疾病之以痈以疽而称之者，痈之为言壅（雝、雍）也。壅者，擁也，亦塞也。盖壅本擁土以封之谓，而擁土以封之，则正所以塞之也。疽之为言沮也；沮者，止也，亦败也。盖沮本阻水使止之谓，而阻水使止之，则正令其腐败也。《穀梁传·僖公九年》："毋雝泉。"陆德明《释文》云："雝，塞也。"《史记·秦本纪》："河决不可复雝。"张守节《正义》云："雝，塞也。"本书《川部》："四方有水自邕城池者。"徐灏《注笺》云："邕、雝古字通，雝，隶作雍。"戴侗《六书故》云："凡水之蓄聚为邕（即邕），平声；擁水为邕，上声；以粪土培殖为邕，去声，今俗作壅；血气邕底聚而为疡亦作邕，且别作癰臃。"又，《诗·小雅·小旻》："何日斯沮？"郑玄笺云："沮，止也。"《孟子·梁惠王下》："嬖人有臧仓者沮君。……曰：行或使之，止或尼之。"朱熹注云："沮、尼，皆止之之意也。"孙奭《音义》云："沮，本亦作阻。"《素问·生气通天论》："汗出偏沮，令人偏枯。"王冰注云："沮，止也。"《楚辞·九叹·逢纷》云："颜霉黧以沮败兮。"王逸注云："黧，黑也。沮，坏也。……颜色黧黑而状衰败。"《汉书·李广（附李陵）苏建传》："上以迁诬罔，欲沮贰师，为陵游说，下迁腐刑。"颜师古注云："沮，谓毁坏之，音才吕反。"是也。而验之于痈疽之病，总由气血壅沮之所来，痈之为状肉腐脓蓄而高耸，疽之为状筋髓焦枯而烂深，与夫壅言擁塞、沮言阻败所况之壅土以封、沮水而败者颇相吻合，以故古人遂因壅为痈、因沮为疽以称之耳。《灵枢·痈疽》云："营气稽留于经脉之中，则血泣而不行，不行则卫气从之而不通，壅遏而不得行，故热；大热不止，热胜则肉腐，肉腐则为脓，然不能陷于骨髓，骨髓不为焦枯，五脏不为伤，故命曰痈；热气淳盛，下陷肌肤，筋髓枯，内连五脏，血气竭，当其痈下，筋骨良肉皆无余，故命曰疽。疽者，上之皮夭以坚，上如牛领之皮；痈者，其皮上薄以泽。此其候也。"是也。

痈生于皮肉，皮薄而肿高，易脓而易溃；疽发于筋骨，皮厚而肿坚，烂深而难敛。二者之别，由名及实，均甚易辨，故历代方家多语焉简括、惜墨如金矣。如李时珍《本草纲目·百病主治药》云："深为疽，浅为痈。"此但即其病之部位而为别者，盖以部位既别，而病之程度、治之难易自在不言。又如《灵枢·痈疽》马莳注云："此言痈疽之别，痈轻而疽重也。"此又但即病之程度而为别者，盖以程度既别，而病之深浅、治之难易则亦明焉。另如《急就篇》颜师古注云："痈之久者曰疽。"（即小徐本"疽，久痈也"之义。）此则为但即病之预后而言者，盖以预后既明，而病之深浅、病之轻重可无论矣。故明乎此理，于明辨其病，可思过半也。

至于古之医家复有以"聚、溃"或"阴、阳"对待而言痈疽之别者，以其颇易误解而旁生枝节，是又不可不辨焉。古之以聚溃相对而为别者，《论衡·幸偶》云："聚为痈，溃为疽。"是也。殆其所言聚溃，正犹谓壅沮，本乃即痈疽之病盛之期，痈之肉腐为脓以高耸、疽之筋髓焦枯而烂深之时而为辨者（过此之时痈则脓溃而疮敛，不及此时疽乃肿隐而不显），而若不了其意，以之为谓聚而肿时是为痈，而烂而溃时乃为疽者，则其致无疑与段注同，而误痈疽为一病耳。古之以阴阳相对而为别者，《医宗金鉴·外科心法要诀》云："痈属阳，疽属阴。"是也。殆其所言阴阳，则犹言表里，本乃即病位之深浅言，即其所谓"疽由筋骨阴分发，肉脉阳分发曰痈"者；而倘若以此本言表里之阴阳为谓寒热，则无异于以白为黑，而视此本同于痈病亦属于热证之内热之疽反为寒矣。虽然，疽病亦并非无寒者，此正犹痈病亦并非无虚者，古所谓冷痰着骨之病而后世转名为附骨疽者，如明·陈实功《外科正宗·附骨疽》所称"夫附骨疽者，乃阴寒入骨之病也。……初则寒热交作，稍似风邪；随后臀腿筋骨作疼，不热不红，疼至彻骨"，即疽之属寒之尤者。然此疽属阴寒者，仅其特例（实为另类），且为后起，故其与先秦两汉本所谓痈阳疽阴者，又非可同日而语焉。

癧

概说

《说文》："癧，痈也；从疒，麗（丽）声。一曰瘦黑。"其癧之训痈者，《集韵》以为即疬字，所训当即瘰疬也。今由古丽声与历声之字每可通用，且瘰疬与痈疮又均归疡疾，则《集韵》以癧为疬者或得之矣。然若或以癧为瘤字，亦似无不可。乃以古丽声与留声之字亦每可通作，且癧之训痈本犹瘤之训肿，故此癧又当为瘤字也。至于癧一曰瘦黑者，由古称瘦者本谓羸，而称黑者本谓黧，可知人之瘦黑此称为癧者，殆又为羸黧二字之音借也。癧之训痈训肿者读为疬瘤，而训瘦训黑者又当为羸黧，此先秦两汉本无癧字，或由徐君纠合八方之音本近于丽之不同病名于一身，而制此从疒麗声之字欲尽赅之耶？

癘，痈也；从疒，麗声。一曰瘦黑。读若隶。郎计切。

【系传】

癘，痈也；从疒，麗声。一曰黑瘦。读若隶。力计反。

【段注】

癘，痈也；从疒，麗声。郎计切：十六部。一曰疲黑，读若隶。

【纲疏】

癘，于《说文》以前无此字，故其所训为痈为瘦黑者，于是书之外无由征焉。至宋《集韵·锡部》云："癧，瘰癧，病也。或作癘。"以癘即瘰癧之癧者，似后世创癘字说解之独见，而又为专即"癘，痈也"之一义以言之者。按，《集韵》以癘为癧，谓即瘰癧之字者，若按音义以求之，此之为说或得之矣。盖以癘为癧者，本一犹以癘为掫也。《吕氏春秋·顺民》云："掫（掫、掫）其手。"《论衡·感虚》作"丽其手"。《三国志·蜀志·邵正传》裴注引作"捌其手"者是也。此殆以癘为来母支部字，掫为来母锡部字，二者来母双声、支锡对转也。至若癘本痈病，癧则疡疾，二者为病，又似不相若者，则当以癘固痈病，癧固疡疾，貌似不合，然古本以痈病隶属于疡，故二者实亦同属也。《周礼·天官·疡医》云："疡医掌肿疡、溃疡、金疡、折疡之祝药、劀杀之齐。"《医学入门·外科·头项部》云："瘰癧，疡证之标也。"《灵枢·脉度》："六府不和则留为痈。"张景岳注云："六府属阳主表，故其不和则肌肤留为痈疡。"是也。古丽声歷声之字既由其音本相近可以通作，而癘病本疡属复与癧类，此《说文》之

癘

194

本训为"痈也"之瘤字，而《集韵》以之为癃之或体之故也。然另据本文云"癃，痈也"、前文云"瘤，肿也"《肉部》云"肿，痈也"，以及古之丽声之字与夫留声之字，音亦相近，而文可互作，则若谓癃本当为瘤字，乃瘤字之一声之转者，亦似无不可矣。古丽声、留声之字每可互作者，《穆天子传》注引《竹书纪年》："此唐之君来见，以一骊马"，而《史记·秦本纪》"骊马"乃引作"骊马"者，是也。然则癃之训痈即一犹瘤之训肿也，故癃以名病者或又谓瘤也。

至于"癃，一曰瘦黑"者，其"瘦黑"小徐本作"黑瘦"，则瘦黑者，瘦而黑也，殆非因瘦转黑之谓也。而瘦而黑者，谓既瘦而黑、瘦而且黑也。由古谓瘦者本作羸而不作癃，古谓黑者本作黧而不作癃，《说文·羊部》"羸，瘦也"，《楚辞·九叹·逢纷》"颜霉黧以沮败兮"，王逸注"黧，黑也"，则人之瘦黑此称为癃者，盖癃之为言羸也，亦言黧也，其义谓瘦黑之癃字本由羸、黧来，因之而其训不同耳。

癃之训痈训肿者读为癃瘤，而训瘦训黑者又当为羸黧，此固可谓癃与癃瘤、癃与羸黧者音本相近而文可互作，然若集之于癃字之一身使承担之，颇虑其难堪而不胜矣。此或先秦两汉时期本无其字，特由许君纠合八方之音本近丽之不同病名于一身，而制此从疒麗（丽）声之字欲尽赅之欤？

瘜

概说

　　瘜，古用称寄肉之名也。寄肉之病古称为瘜者，盖瘜之言息，息本谓子也。故字之从疒而以息为声之瘜者，则本谓异肉之寄生于腹之内，状若胎儿之孕育于母身之病也。如《灵枢》之所谓"寒气客于肠外，与卫气相搏，气不得荣，因有所系，癖而内著，恶气乃起，瘜肉乃生。其始生也，大如鸡卵，稍以益大；至其成也，如怀子之状"是也。至于异肉之寄生于鼻眼咽喉间，古亦以瘜而称之者，则以寄生于腹内之异肉，本属于腔内，而寄生于鼻眼咽喉之异肉，亦属于腔内，故引申其义以称之，则异肉之发于鼻眼咽喉者，遂并可以瘜为名也。

瘜，寄肉也；从疒，息声。相即切。

【系传】

瘜，寄肉也；从疒，息声。臣锴曰：息者，身外生之也。故古谓赊赁生举钱为息钱、旋生土为息壤也。悉翼反。

【段注】

瘜，寄肉也：《肉部》腥下曰："星见食豕，令肉中生小息肉也。"息肉，即瘜肉，《广韵》曰"恶肉"。从疒，息声。相即切：一部。

【纲疏】

瘜，字本作"息"。段注是矣。《说文·肉部》云："腥，星见食豕，令肉中生小息肉。"《武威汉代医简》简69—70云："以絮裹药塞鼻，诸息肉皆出。"《素问·病能论》："夫痈（痈）气之息，宜以针开除去之。"王冰注云："息，瘜也，死肉也。"是其证也。盖瘜谓寄肉，字本作息，而所言为病，故后复从疒矣。

寄肉之病之古称为瘜者，后世或以瘜之言息、息谓气息以释之。《圣济总录·鼻门》云："鼻者，肺之窍，鼻和而知香臭。风寒客于肺经，则鼻气不利，致津液壅遏，血气搏结，附着鼻间，有害于息，故名息肉。"即其例也。而观诸该书言瘜，复有眼息肉、悬雍息肉者，如所谓"前胡汤……治眼赤息肉"（眼目门），"治悬痈肿，生息肉，干姜汤方"（咽喉门），则其所谓"附着鼻间，有害于息，故名息肉"者，直是以子之矛而攻子盾也。乃以悬雍瘜肉，固可亦谓有害于息，而若眼生瘜肉，则又何害息之有哉？此以瘜之名谓害气息

197

者，误矣！

今谓寄肉之病古名为瘜者，瘜之言为息也，而息犹谓子也。盖息之所言犹谓"子"者，乃源于息之为义本谓"生"也。《易·革卦》："水火相息。"王弼注云："息者，生变之谓也。"孔颖达疏云："息，生也。"《汉书·卜式传》："岁余，羊肥息。"颜师古注云："息，生也。言羊既肥，而又生多也。"又《周礼·地官·司徒》："以保息六养万民。"郑玄注云："保息，谓安之使蕃息也。"所言蕃息亦谓生。此息之为义本谓"生"者也。而生之者谓母，所生者则子，故息本谓"生"，而引申言之又谓"子"也。《正字通·心部》云："息，子息。子，吾所生者，故曰息。"《义府》卷下云："古者谓子为息，息之训生也。《国策》左师触龙云：'老臣贱息舒祺。'梁武帝《长安有狭邪行》云：'大息组细缊，中息佩陆离，小息尚清绮，总辔游南皮。'"所言息者皆谓子。此息之为义又谓"子"者也。息本谓生，而所生即子，故本钱所生之息钱，就本而言固其生，然就息而言则子钱也。《字汇·心部》云："息，今人出钱生子亦曰息。"是也。而瘜言息病者，当亦犹此矣。盖瘜之言息、息言子息、而所言子息乃谓寄肉，则此寄肉必当犹子之附母，而始得名瘜耳。《灵枢·水胀》云："寒气客于肠外，与卫气相搏，气不得荣，因有所系，癖而内着，恶气乃起，息肉乃生。其始生也，大如鸡卵，稍以益大；至其成也，如怀子之状。"（《针灸甲乙经》引之，"癖"作"瘕"、"瘜"作"息"。）由此瘜之成也如怀子状，可证体生寄肉之名为瘜者，正谓异肉之寄生于腹中，一犹如子之孕育于母体也。而谓为异肉者，乃谓其非自身之肉，正若子之既孕，亦非母肉也。故徐锴云"息者，身外生之也"即此，原非必生于体表始得谓"外"也。又，非身之肉之着附于体，初非身之所应有，当由病之所为也。故慧琳《一切经音义》卷七二引《三苍》云"瘜，恶肉"即此，实非必为癌瘤加身始得谓"恶"也。故诸家训瘜，虽似义异，实则无别，虽似相反，实亦相成也。

瘜言子息，谓异肉寄腹如母孕子者，此先秦瘜以名病之本义也。而后世引申（包括汉代），则不必定如怀子状，但异肉之生于身内者，而亦可谓之为瘜矣。如《肉部》之所谓"星见食豕，令肉中生小息肉"是也。此固言豕，而非谓人，然由豕及人，亦可类推矣。而继于其后，则不唯异肉之生于腹中、身内者可以名瘜，即凡生之于七窍腔体之内者亦并可称瘜，而因又有所谓"鼻瘜肉""眼瘜肉"以及"悬雍瘜肉"之名耳。而及至西医东渐，又称肠中之赘肉为肠瘜肉者，当亦由此矣。此瘜之名义之再引申也。

瘜生腹中身内者本在腔内，而瘜生鼻目咽喉者亦在腔内，此所以瘜本腹生异肉、状如怀子之称，而义得引申以为鼻目咽喉所生异肉之名者也。而生于腔内者，则外不显露，此又古人之所以瘜与瘤对，而谓瘤乃见于外、瘜则隐于内也。桂馥《说文解字义证》于瘜下云："瘤者，瘜肉之见于外者也。"王筠《说文句读》于瘜下云："瘜肉，此其隐于内者也。"是也。

癣

概说

疾病之古以癣为名者，癣之言藓也。藓者，苔藓也，阴湿地生，或紫或绿，初生如钱，日益以大，古或曰圆藓、绿藓、绿钱、垣衣、莓苔者是也。盖癣之为证，或圆或斜，日浸月淫，本一似于苔藓之状貌，故古人即因藓为癣而称焉。《外科证治准绳》所谓"癣之状，起于肌肤瘾疹，或圆或斜，或如莓苔走散"者，此之谓也。癣之为病，古或分为干、湿两证，或分为干、湿、风、牛、圆、狗、刀、久、雀眼九候，由见其种类之繁多，而《说文》"癣，干疡也"，独以疡之干者而谓癣，其说殆误矣。

癣，乾疡也；从疒，鲜声。息浅切。

【系传】

癣，乾疡也；从疒，鲜声。息浅反。

【段注】

癣，乾疡也：乾音干，疡之干者也。《释名》曰："癣，徙也；浸淫移徙处曰广也。故青徐谓癣为徙也。"从疒，鲜声。息浅切：十四部。

【纲疏】

癣之为病，非独干者。玄应《一切经音义》卷十五引《字林》云："今有干湿两种。"明言其并含湿者矣。而按诸方书，则其类益繁，如《诸病源候论·疮病诸候》凡分癣病为九候，曰"干癣"、曰"湿癣"、曰"风癣"、曰"牛癣"、曰"圆癣"、曰"狗癣"、曰"刀癣"、曰"久癣"、曰"雀眼癣"者，益可证人之病癣者乃非特干癣之一种焉。

疾病之古以癣为名者，盖癣之言藓也。藓者，苔藓也；阴湿地生，或紫或绿，初生如钱，日益以大，古或曰圆藓、绿藓、绿钱、垣衣及莓苔者，是也。晋·崔豹《古今注》卷下《草木》云："空室无人则生苔藓，或紫或青，又曰圆藓，又曰绿藓，又曰绿钱。"《广韵·狝韵》云："藓，苔藓。"《集韵·狝韵》云："藓，垣衣。"《古今韵会举要·灰韵》云："莓，苔也。"而苔藓之或名绿钱，或名垣衣，初生如钱，日益以大者，言其生长之性之善浸淫、善滋蔓也。《文选·梁沈休文〈冬节后至丞相第诣世子车中〉》云："宾阶绿钱满，客位紫苔生。"唐·刘长卿《寻南溪常山道士隐居》云："一路经处行，莓苔见屐痕。"南唐·李煜《浪淘沙》云："秋风庭院藓侵阶。"是也。故人之病癣，或圆或斜，日浸月淫，而一似于苔藓之为状者，古人即因藓为癣而名焉。《诸病源候论·疮病诸候·癣候》云："癣病之状，皮肉隐疹如钱文，渐渐增长，或圆或斜，痒痛，有匡郭，里有虫，搔之有汁。"《外科证治准绳·癣》云："癣之状，起于肌肤瘾疹，或圆或斜，或如莓苔走散。"是也。或曰：藓之一字，《说文》所无。《艸部》"萏，水衣也"之萏（即苔字），当即苔藓为物之本名；而今乃以后出之藓字，谓为先出之癣病之为名之源者，得无诞之乎？今谓：《说文》之失收之字，非可谓其时必无。《睡虎地秦墓竹简》二九·二五明列藓字，从艸、鲜声，即其明征。睡虎地秦墓竹简，秦并六国以前之简也。则藓字不特于汉时，而即于先秦亦本已有之矣。

　　癣之为言藓也，其名本由藓而来者，固已明矣。而古或据癣之一字又别作瘫，因谓之癣、徙也，癣病之名乃源于徙。《国语·吴语》云："夫齐鲁譬诸疾，疥癣也，岂能涉江淮而与我争此地哉！"此疥癣之癣之本作癣者。而《史记·越王勾践世家》云："吴有越，腹心之疾；齐与吴，疥瘫也。"此疥癣之癣又别作瘫者也。别癣为瘫，当以癣有徙义，故《释名·释疾病》因之云："癣，徙也，浸淫移徙处日广也。"盖此之以癣谓徙，而字因作瘫者，乃但取乎"浸淫移徙"癣之发展之势，而忽于其"疹如钱文""如莓苔走散"癣之为病之状者，故殆又非古之初以名癣之义也。虽然，盖以其亦确可道出癣之为病之部分特点，故古今之人又多因袭称之而不衰焉。

癣

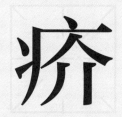

概说

疥之为言，疥也；介，谓甲介、鳞介也。故古之以疥为名者，则本谓搔以抑痒，肤为之溜错、而形似于甲介鳞介之病也。盖先秦时期瘑病之中之干瘑，每因搔抓抑痒而肤如介，故所言疥者即干瘑。而至于汉末，或又以疥名为源于扴，本言肤之奇痒须搔扴，则此时之疥又同于瘑矣。盖疥于先秦谓干瘑者，其疥即今之干疥；而疥于汉末转谓瘑者，其疥则又同于今之疥耳。由观今之干疥，肤错如介，颇合乎先秦之以介为名之疥者，而今之诸疥，均极瘑痒，又甚符合先秦之以搔为名之瘑者，即可知矣。唯今人言疥，虽与汉同，而迨由南朝刘宋时，又确知疥由蚧虫致，故字始从虫而作蚧；而时至于赵宋，复又知疥虫之啮，则肤有漆线各为界，而因又制一瘑字为其名也。

疥，搔也；从疒，介声。古拜切。

【系传】

疥，瘙也；从疒，介声。古拜反。

【段注】

疥，搔也：搔，音稣到切。疥急于搔，因谓之搔，俗作瘙，或作瘶，稣到切。今四川人语如此。《〈礼记〉释文》引《说文》："疥，瘙疡也。"《〈文选·登徒子好色赋〉注》引："疥，瘙也。"皆以俗字改正字耳。《后汉书·乌桓传》曰："手足之蚧搔。"章怀音新到反。蚧，同疥。《释名》曰："疥，龄也，瘍搔之齿颊龄也。"从疒，介声。古拜切：十六部。

【纲疏】

疥字从介，介谓甲介也。此由"介"甲骨文作"𠁁"(《殷契粹编》二五七)、金文作"𠁁"(介钟磬)，小篆作"𠁁"(《说文·八部》)，俱象人之着甲形者，可以知矣。又，《诗·大雅·瞻印》："舍尔介狄。"郑玄笺云："介，甲也。"《广雅·释器》云："介，铠也。"《玉篇·八部》云："介，甲也。"则介本谓甲，益可知矣。古言介者义本谓甲，而鱼龟等有鳞有甲者形亦似之，故引而伸之凡鱼之鳞片亦可称甲，而龟鳖等水族亦可称介也。《说文·鱼部》："鳞，鱼甲也。"段注云："甲者，铠也。鱼鳞似铠。"《吕氏春秋·孟冬纪》："其虫介，其音羽。"高诱注云："介，甲也。"《淮南子·地形训》："介鳞者，夏食而冬蛰。"高诱注云："介，甲；龟鳖之属也。"是也。介之本义谓

疥

甲介，引而申之又谓鳞介，故疾病之以疥为名者，则疥之言介也，本谓其因痒而搔、肤起痂屑如甲介、如鳞介也。本文云："疥，搔也；从疒，介声。"《急就篇》卷四"痂疕疥疬痴聋盲"，颜师古注云："疥，小虫攻啮皮肤，灌错如鳞介也。"是也。唯颜氏谓疥之皮肤灌错如鳞介，乃由"小虫攻啮"所致者，其所谓"小虫"当即"疥虫"耳。而疥由疥虫之为病者，殆直至于南朝宋时始有此识，而迫于隋朝乃为确论也。如南朝宋·范晔《后汉书·鲜卑传》云："夫边垂之患，手足之蚧搔；中国之困，胸背之癏疽。"其疥之一字又别作"蚧"者，当即以疥为由虫所致者也。又，隋·巢元方《诸病源候论·疮病诸候·疥候》云："疥者有数种，有大疥，有马疥，有水疥，有干疥，有湿疥，多生手足，乃至遍体。大疥者，作疮有脓汁，焮赤痒痛是也。马疥者，皮内隐嶙起作根墌，搔之不知痛。此二者则重。水疥者，痞瘰如小癏浆，摘破有水出，此一种小轻。干疥者，但痒，搔之皮起作干痂。湿疥者，小疮皮薄，常有汁出。并皆有虫，人往往以针头挑得，状如水中病虫。"其所谓五疥为病"并皆有虫"者，则又明言疥为由虫所致者也。疥由虫啮而为病者，既于南朝宋时始发其端，至于隋时方为定论，故疥之言介，所据以为名之如甲、如鳞之痂屑，唐颜师古谓由"小虫攻啮"所致者，则为据于隋时之成说，而初非先秦两汉之本旨耳。

　　疥之言介也，本谓身痒急搔而肤起痂屑如鳞介也。此疥之名病之义者，殆由先秦之民观察失密，尚未明了疥乃由蚧使之然耳。而以疥病必痒，痒必搔之，故先秦之疥，又实为其时之瘙属也。本文云："疥，搔也。"《说文系传》搔作瘙。段玉裁云："疥急于搔，因谓之搔。俗作瘙，或作癞。"王筠云："疥必痒，痒必搔。……《管子》：

'寡有疥骚。'又借骚为瘙。"是也。唯疥虽瘙属，却又非瘙，乃以瘙之言搔也，凡身之极痒、搔无闲暇者皆可称瘙；而疥之言介也，又必因搔起痂屑如鳞介者乃得谓疥耳。故瘙之与疥，义有广狭，初非异名同指之谓者也。此由先秦以瘙为总名，疥为类名，疥之为病，一称干瘙，本但谓瘙疾之中之干者，如《五十二病方·干骚（瘙）方》所谓"取阑（兰）根、白付（附），小刌一升，舂之……以傅疥而炙之。干而复傅者口。居二日乃浴，疥已"，可知之矣。盖干瘙者，瘙病中之干者也。而瘙之干者，搔之则尤易起屑如鳞介，故干瘙之名可互称为疥耳。

先秦时期，疥之言介言鳞介，故疥本同于干瘙也。而西汉以来，或据于先秦疥亦名疥瘙（如《管子·地员》："寡有疥骚"），故遂以疥而本同于瘙也。唐·玄应《一切经音义》卷十五引《苍颉篇》（按：当为《苍颉训纂》或《苍颉故》）云："瘙，疥也。"是也。此殆不知先秦之疥瘙者，本谓疥类之瘙也，而亦即所谓干瘙耳。盖由此之误，而疥即瘙、瘙即疥，至于东汉遂成定论矣。如东汉·刘熙《释名·释疾病》云："疥，齘也；痒搔之齗齘齘也。"南朝梁·顾野王（唐·孙强增字，宋·陈彭年等重修）《玉篇·疒部》云："疥，瘙也""瘙，疥瘙"。是也。唯刘熙以疥之言齘而言其搔释其名者，似失之迂曲。盖汉初以疥为瘙者，本以疥之言扴，以疥病之名为源于扴也。乃以扴即搔，而搔即扴，故疥之以扴而为名者，本一犹瘙之以搔而为称耳。《说文·手部》云："扴，刮也；从手，介声。""搔，刮也；从手，蚤声。"（本作"搔，括也"，此据段注改。）又，《广雅·释诂》："抓、撽，搔也。"王念孙疏证云："抓者，《玉篇》：'抓，抓痒也。'……撽者，《说文》：'撽，刮也。'……刮与搔同义，故《说文》云：'搔，括也。'刮、括古通用。"是也。

先秦之疥，疥之言介，必搔抓其痒而肤起痂介者始可名疥，故所名疥者一称干瘙；而两汉之疥，疥之言扴，但痒极须搔扴而不必起介者即可名疥，故所名疥者亦实即瘙耳。然则先秦疥本干瘙之指者，正即今人所称之干疥；而两汉疥本瘙病之指者，则又为今人所称之疥疾也。此由去今未远、言与今同之清代吴谦等撰《医宗金鉴·外科心法要诀·疥疮篇》所谓"凡疥先从手丫生起，绕遍周身，瘙痒无度。如肺经燥盛，则生干疥，瘙痒皮枯，而起白屑；如脾经湿盛，则生湿疥，胬肿作痛，破津黄水，甚流黑水；……如肾经湿热，则生脓窠疥，形如豆粒，便利作痒，脓清淡白，或脾经湿盛，亦生脓窠疥，但顶含稠脓，痒痛相兼为异"，可以知矣。

疥以名病，先秦之疥本谓干疥，与今义异，两汉之疥，又谓诸疥，与今义同。此今所谓疥者，其义乃承两汉来也。唯今人言疥，虽与汉同，而殆由南朝刘宋时，又确知疥由虫所致，故于其为名之义者，而又有不同之说解也。此由宋《集韵·怪韵》所谓"疥，《说文》：'搔也。'或从界、从虫"，以疥之为字又作"瘑""蚧"者，可推知矣。盖疥之作蚧者，此沿用刘宋之时既已形成之或体，以明疥本由虫之所致；而疥之作瘑者，则又以赵宋之时所新创立之或体，以明疥之本以言界耳。今验之，疥虫致疥者，必有虫之所啮之隧道，各呈线状而互有界，可知宋之言疥，已与今同，本已知疥虫所啮于皮下，而上如漆线各为界也。而赵宋以来，所言疥之名义既与汉异，而所云疥病之实者又与汉同者，则以蚧之为界肤必痒，而肤之痒则必搔扴耳。

痂

概说

疾病之以痂为名者，盖痂之言加也，谓加于肤表而掩于其上之病也。而凡可加于肤表以掩覆之者，则多为甲介为鳞介，故古之以痂为名者，则为《说文》训痂为疥一类肤生甲介之病也。而由近年来出土之两汉医方以观之，痂之为状乃肤起鳞片，治疗之法须豹膏、羖脂、骆酥等动物膏脂以润之，则此东汉以前之所谓痂者，又实即隋之以来之蛇身病。所谓"蛇身者，谓人皮肤上如蛇皮而有鳞甲，世谓之蛇身也。此由血气否涩，不通润于皮肤故也"。而此汉前本谓肤生鳞甲之痂名，"后人乃谓疮所蜕鳞"者，殆又为魏晋以来以痂名病之又义，亦即《系传》所谓"今谓疮生肉所蜕干为痂"者也。盖破伤之处所凝之血而后世亦以痂为名者，痂之言加，加者盖也，而亦谓加盖于物上以掩覆之也。此同以痂名，而名同实异，其古义今义本不同者矣。

痂，疥也；从疒，加声。古牙切。

【系传】

痂，干疡也；从疒，加声。臣锴曰：今谓疮生肉所蜕干为痂。《南史》："彭城刘邕嗜疮痂。为大守，令吏百余人，不问有罪无罪，鞭取创痂也。"古牙反。

【段注】

痂，疥也：按痂本谓疥，后人乃谓疮所蜕鳞为痂，此古义今义之不同也。盖疮鳞可曰介，介与痂双声之故耳。《南史》："刘邕嗜食疮痂，谓有蝮鱼味。"从疒，加声。古牙切：十七部。

【纲疏】

本文："痂，疥也；从疒，加声。"段注云："痂本谓疥，后人乃谓疮所蜕鳞为痂，此古义今义之不同也。"按：段注谓痂有古义、有今义，古今之痂、名同实异者，甚是。然以痂之古义本谓疥者，则又非矣。盖大徐本《说文》之训痂为疥者，乃言痂本疥属，而非谓痂之一病初即为疥耳。此观之《急就篇》卷四所云"痂疕疥疠痴聋盲"，明谓痂疥为二病者，由可知矣。又，小徐本《说文》云："痂，干疡也。"所训痂为干疡者，亦其证也。盖干疡之疾尤易生鳞屑而类疥，故大徐本乃训痂病为疥属也。

古称干疡类疥之疾之为痂者，颜师古注《急就篇》云："痂，疮上甲也。"段玉裁《说文解字注》："盖疮鳞可曰介，介与痂双声之故耳。"则殆以鳞即介，介即甲，而意谓痂之言甲，名从甲来矣。然由痂病之名，初本作“加”，而无作“甲”者，《张家山汉墓竹简·脉书·M1·19》云：“（病）在身，疕；如疏养（瘙），为加（痂）”，《武威汉代医简》简87甲云：“治加及久创及马案方：取囗骆蘇（酥）一升、付（附）子廿枚，蜀椒一升、干当归二两，皆父且（㕮咀）之，以骆蘇煎之三沸，药取以傅之，良甚”，则段说误矣。今谓：疾病之本以痂为名者，痂之为言加也；加者，重也，叠也，覆也，谓加覆于物上使重叠之也。《尔雅·释诂》：“加，重也。”郭璞注云：“重，叠也。”《论语·乡党》：“加朝服，拖绅。”皇侃疏云：“加，覆也。”又，《左传·成公二年》云：“奉觞加璧以进。”《荀子·王制》云：“加施万物之上。”是也。而加诸物上则如有盖，加诸物上则盖之，故加之与盖，本为同源，而义谓盖而掩覆之也。《释名·释言语》云：“盖，加也；加物上也。”《玉篇·力部》云：“加，盖也。”《皿部》云：“盖，掩也、覆也。”是也。然则病之以痂而为名者，痂之为言加也，谓加之于人体而掩覆于其表之病也。盖一犹介虫之属，凡加之于其身者皆为甲为介，而皮肤之病可掩覆其上者亦多为甲为介耳。此痂之为名所以可用称相类于疥疾之甲介病，而非痂有甲义，痂之得名为源于甲也。

痂既类疥，而又非疥，则其当为疥病之外而肤生鳞甲之另一疾也。考近年来出土之两汉时期之医方简牍与帛书，则痂之为状本一犹肤起鳞屑之疕病，唯痒次之，而治之之法，又恒以“豹膏”“羖脂”“蛇膏”“肞猪膏”“牡彘膏”及“骆酥”等动物脂膏以润之者，如《张家山汉墓竹简·脉书》“（病）在身，疕；如疏养（痒），为加”，《五十二病方·加》“以囗脂若豹膏而炙之”“冶乌彖（喙）、炙羖脂，弁，热傅之”“产加，先善以水洒，而炙蛇膏令消，傅”“加方：取三岁织（肞）猪膏，傅之”“干加：冶蛇床实，以牡彘膏饍，先括，加溃即傅"，《武威汉墓医简》简87甲"治加及久创及马案方：取口骆蘇（酥）一升……良甚"，则东汉以前之所谓痂者，实乃隋之以来所称"蛇身""蛇体""蛇皮"病也。按所称"蛇身""蛇体""蛇皮"者，谓肤如蛇皮而有鳞甲，乃由血气失润所致也。《诸病源候论》卷二十七《面体病诸候·蛇身候》云："蛇身者，谓人皮肤上如蛇皮而有鳞甲，世谓之蛇身也。此由血气否涩，不通润于皮肤故也。"又卷三十九《妇人杂病诸候·蛇皮候》云："蛇皮者，由风邪客于腠理也。人腠理受于风则闭密，使血气涩浊，不能荣润，皮肤斑剥，其状如蛇鳞，世呼蛇体也，亦谓之蛇皮也。"是也。隋时所称蛇身、蛇体、蛇皮者，由血气否涩，皮肤失润；汉时所治痂病者，以脂膏油酥，予以润之。润之者，由其不润；不润者，乃须润之。此汉时之痂，正即隋时之蛇身、蛇体、蛇皮者，一也。隋时蛇身、蛇体、蛇皮病而汉本称痂者，谓鳞甲之病加覆于身；汉时痂病而隋又称蛇身、蛇体、蛇皮者，则谓其肤生介甲如蛇鳞耳。此汉时之痂，正即隋时之蛇身、蛇体、蛇皮者，二也。由是以观，痂与蛇身、蛇体、蛇皮本乃一病者，可无疑也。

痂谓鳞甲之病之加覆于身，而即蛇身、蛇体、蛇皮候者，此病以痂名而始见于汉前之古义。而"后人乃谓疮所蜕鳞"为痂者，则又魏晋以来以痂名病之今义耳。盖魏晋以来乃谓"疮所蜕鳞为痂"者，徐锴《说文系传》云："今谓疮生肉所蜕干为痂。《南史》：彭城刘邕嗜疮痂。为太守，令吏百余人，不问有罪无罪，鞭取疮痂也。"《宋书·刘穆之传附刘邕》云："邕所至嗜食疮痂，以为味似鳆鱼。"《广韵·麻韵》云："痂，疮痂。"《聊斋志异·画皮》云："视破处，痂结如钱，寻愈。"皆其例也。而此一时期之所谓痂者，既可由鞭笞而起、破伤所生，且又"味似鳆鱼"，人或嗜之，则其与汉时之痂本由血气不润而状似鳞甲者，当非一事，而实乃破伤血出，凝之而成，即俗所谓"血痂""疮壳"者也。

破伤之处所凝之血，魏晋以来亦名为痂者，盖痂之言加也，言加盖也，而亦谓加盖物上掩覆之也。唯汉前痂之以称蛇身病者，其痂之言加，所加盖掩覆于其下者完肤也；而魏晋痂之用名疮痂病者，其痂之言加，所加盖掩覆于其下者肤创也。此同以痂名，而其古义今义本不同者也。《正字通·廾部》云："疮弇，疮痂也。"又《说文·廾部》："弇，盖也。"段注云："此与（《大部》）'奄，覆也'音义同。"是也。

至于清代之人，或有称"子宫脱垂"为"痂"者，如吴世昌《奇方类编·卷下》所载"治妇人痂病方"是也。此殆亦为痂之为名之今义，而又不可不知也。盖子宫脱垂亦名为痂者，盖痂之为言茄也，谓其脱出之子宫本类于茄也。《寿世保元·茄病》云："妇人茄病，原因生产月未满足，因取重物，膀胱坠下。"（按：膀胱坠下，当谓子宫坠下，盖讳言之也。）即其证也。然则痂之言茄与夫痂之言加者，名源各异，而又但为名之为字之偶合者也。

痂

212

瘕

概说

汉魏以前，本以瘕而属之血，故其所称，乃为腹内血凝之结块疾；而两晋以来，转以瘕而属之气，故其所称，又为腹内气聚之结块病也。盖瘕者，初本混称于蛊之中，及其分离而出称之为瘕，则本即谓其为血凝生，并因以气疝血瘕对言之，而非若后世之以血瘕气瘕相对论也。如《素问》"三阳急为瘕，三阴急为疝"、王冰注云"太阳受寒，血凝为瘕；太阴受寒，气聚为疝"，是也。而瘕既属血，女子乃以血为本，故《说文》"瘕，女病也"者，当亦谓此。而段《注》以为"女字必是衍字"者，误也。盖瘕以名病、本专主于血者，乃以汉魏以前瘕之言假，乃谓凭借、谓依托，故凭借于瘀血、依托于胞宫而生之结块疾，初即以瘕而称之；而两晋以来又误以瘕所言假，为谓虚假、谓非真，故腹内气聚、非真有物，而本应称之为疝者，亦转以瘕而名之矣。至于后世之与瘕对言之癥字，先秦本无、汉始有之，而汉代乃以之亦谓瘕，殆以癥之言徵（征）也，谓瘕伏于内，而形征于外也。故癥亦瘕，而瘕亦癥，谓瘕伏于内，而瘕显于外也。其影响所及，遂至于魏《中藏经》初分瘕瘕为二病时，乃据于气浮血沉之机理，而因谓"瘕者系于气也，瘕者系于血也"。然则，《中藏经校注》等书乃以此"瘕气瘕血"为"瘕血瘕气"之讹者，即大误也。至于瘕瘕对言，而谓瘕气瘕血者，殆始于晋也，此当由瘕之音读固为"假"，而瘕之音读又类"真"，故气聚结块、时聚时散者当为瘕，而血凝成块、盘牢不散者当为瘕耳。此虽乃所谓积非成是之俗语源，然以其颇为后世之民所乐道，故今人仍力主是说而未稍懈焉。

　　瘕，女病也；从疒，段声。乎加切。

【系传】

　　瘕，女病也；从疒，段声。乎加反。

【段注】

　　瘕，女病也：按女字必是衍字。《诗》："厉假不瑕。"《笺》云："厉、假，皆病也。"《正义》引《说文》："疒，疫病也，或作癞。瘕，病也。"是唐初本无女字也。《仓公传》曰："潘满如小腹痛。臣意诊其脉，曰遗积瘕也。女子薄吾病甚，臣意诊其脉，曰蛲瘕也。"瘕，盖腹中病；从疒，段声，乎加切。《玉篇》曰："《说文》本音退。"《史记索隐》亦曰"旧音退"。按古音在五部。钱氏大昕曰："唐公房碑'疠蛊不遐'，即郑《笺》之'疠瘕不瑕'也。"

瘕

214

【纲疏】

　　盖古今之瘕，同名而异义。隋·巢元方《诸病源候论·癥瘕病诸候·瘕病候》云："瘕病者，由寒温不适，饮食不消，与脏气相搏，积在腹内，结块瘕痛，随气移动是也。言其虚假不牢，故谓之瘕也。"按此巢氏之以瘕言虚假而属气，谓腹内结块而虚假不牢之病者，乃两晋以来之今义，而非汉魏已往之古义也。此以汉魏以前，瘕本属血，乃腹内血凝成块之疾耳。《灵枢·水胀》云："石瘕生于胞中，寒气客于子门，子门闭塞，气不得通，恶血当写不写，衃以留止，日以益大，状如怀子，月事不以时下。"《素问·阴阳类论》云："二阳三阴，至阴皆在，阴不过阳，阳气不能止阴，阴阳并绝，浮为血瘕，沉为脓胕。"《金匮要略·果实菜谷禁忌并治》云："醋合酪食之，令人血瘕。"《中藏经·积聚癥瘕杂虫论》云："癥者系于气，瘕者系于血也。"是也。汉魏之前既以瘕之成因为系于血，而女子乃以血为本，故此时论瘕者，遂以之为女子之专病。本文云："瘕，女病也。"《灵枢·水胀》云："石瘕……皆生于女子。"是也。而段注本文"瘕，女病也"，谓"女字必是衍字"者，即由其昧于此理而使之然也。

　　血凝成块、牢着腹中之病，而古乃以瘕为其名者，盖瘕之为言蛊也，本以其腹内坚结一似于蓄虫为患之蛊病，故初乃亦以蛊为称耳。而蛊乃蓄虫为患，本谓腹内坚结之病者，如蛊，甲文作"𧌴"，象多虫同蓄于皿中形。（见《甲骨文合集》17185 甲片。）《左传·昭公元年》云："于文，皿虫为蛊。"《说文·蛊部》云："蛊，腹中虫也。"《三因极一病证方论·蛊毒叙论》云："江南闽中山间人，以蛇虺、蜈蚣、蜒蚰、虾蟆等百虫，同器畜之，使其自相食啖，胜者为灵，以事之，取其毒，杂以菜果饮食之类，以害人，妄意要福，以图富贵。人或中之，证状万端。"又，《肘后方·治中蛊毒方》云："人有养畜蛊以病人。其诊法：中蛊令人心腹切痛，如有物啮，或吐下血，不即疗之，食人五藏则死矣。""疗饮中蛊毒，令人腹内坚痛，面目青黄，淋露骨立，病变无常方：取铁精捣之……乌鸡肝以和之……甚者不过十日，微者即愈。"是也。然蛊者自蛊，瘕者自瘕，二者为病，本各不同。故其后伴随着认识之深化，遂又因蛊为声而字别作瘕（古音蛊瘕音同，俱为见纽鱼部字），此瘕之一名之所由来耳。瘕之言蛊、名由蛊来者，由观古人之率多以瘕为蛊，或以蛊为瘕，而蛊瘕互作者，如本文段注之所谓"钱氏大昕曰：唐公房碑疠蛊不遐，即郑笺之疠瘕不瑕也"，《肘后方·治中蛊毒方》之所谓"亦有蛇蜒合作蛊毒，着饮食中，使人得瘕病，此一种积年乃死"，可知之矣。而古之因蛊之声而别作瘕字以名血瘕者，亦颇具深意焉。盖即以其所从"叚声"以言"借"，谓瘕病乃借之凝血以生，凭之脏腑而成也。本文云：瘕，"从疒，叚声"。《又部》云："叚，借也。"段注云："此叚云借也。然则凡云假借当作此字。"即瘕从叚声而叚本谓借者。又《灵枢·水胀》所谓"恶血当写不写，衃以留止"，即瘕病之凭借以生之凝血也；所谓"生于胞中""客于子门"，则又瘕病之依托而成之脏腑也。盖周秦以来，人以多发于女子之瘕病，为凭之凝血、借之脏腑所由生，而与殷商时期本所谓蛊者实非同病，故因蛊为声而字别为瘕，以冀其名实之密合耳。此腹内之血凝成块疾，古人初本混称于蛊之中，而后又离析之名瘕之故也。

至于后世之以瘕名病而转称腹内气聚、为块不牢者，则殆由来于人之误以瘕之所从叚声乃谓虚假也。《诸病源候论·癥瘕病诸候·癥瘕候》云："癥瘕者，皆由寒温不调，饮食不化，与脏气相搏结所生也。其病不动者，直名为癥。若病虽有结瘕而可推移者，名为瘕。瘕者，假也，谓虚假可动也。"是也。以瘕之言假谓非真，则血凝成块、真有其物者自非其属，而气聚成块、非真有物者始副其名矣。此汉魏以前本言血凝成块、盘牢不移之瘕名，何以晋之以来又转谓气聚成块、移动无根之气瘕病也。而以晋后瘕由血瘕转谓气瘕，故人之于《说文》瘕训"女病"者即渐昧之，如南朝梁·顾野王所著《玉篇》中，转训"瘕，女病也"为"瘕，久病也"，以及《说文》段注云"按女字必是衍字"，王筠注云"《玉篇》作'久病也'，'女'似'久'之讹"者，则皆其例也。此由去古已远，本义渐淹，而人失稽考，致令以今为古所使之然耳。

先秦时期，本以瘕为血病，疝为气病，而相互对言，以统论腹内结块之阴阳静动焉。其与后世之以血癥气瘕相对言，而统论腹内结块之阴阳静动者，本甚相异。此由先秦书中屡言"疝瘕"，而"疝瘕"之中疝气瘕血、互为对立者，可知之矣。《素问·平人气象论》云："脉急者，疝瘕少腹痛。"《黄帝明堂经（辑校本）》云："阴陵泉……（主）女子疝瘕。""曲泉……（主）女子疝瘕。"又《素问·大奇论》："三阳急为瘕，三阴急为疝。"王冰注云："太阳受寒，血凝为瘕；太阴受寒，气聚为疝。"是也。

至于后世之所谓与瘕相对之"癥"者，殆时至于汉代始有其名。《史记·扁鹊仓公列传》云："扁鹊以其（指长桑君）言，饮药三十日，视见垣一方人。以此视病，尽见五脏癥结，特以诊脉为名耳。"《神农本草经》云"龟甲，破癥瘕"，鳖甲"主心腹癥坚"，牡丹"除癥坚瘀血留舍肠胃"。是也。然观诸《史记》之"癥结",初非专即"癥瘕"言,乃凡言五脏结气之可征者;《本经》固以言"癥瘕",而亦未取以与瘕相对待焉。然则此时之癥与后世之癥当非同病矣。盖汉所谓癥者,癥之言征谓有象可征也。五脏结气而外可征者,即所谓"癥结";血瘕内伏而外可征者,即所谓"癥瘕"也。故汉代癥瘕者,癥即瘕,瘕即癥;由内言之即为瘕,自外言之则为癥矣。《金匮要略·疟病脉证并治》云:"病疟,以月一日发,当以十五日愈,设不差,当月尽解;如其不差,当云何?师曰:此结为癥瘕,名曰疟母。"《妇人妊娠病脉证并治》云:"妇人宿有癥病,经断未及三月,而得漏下不止,胎动在脐上者,为癥痼害。"《禽兽鱼虫禁忌并治》云:"食鲙多不消,结为癥病。"《果实菜谷禁忌并治》云:"醋合酪食之,令人血瘕。"由其同谓腹内血凝之成块疾,而或名癥瘕,或名血瘕,或又名癥者,知其所言癥即瘕,而瘕即癥矣。又,《武威汉代医简》简44—45云:"治心腹大积……十日壹饮药,如有徵(癥),当出。"简69—72云:"鼻中当(常)肖(衃)血出,若脓出,去死肉,药用……以汁灌之,其鼻中口徵(癥),当下,从大便出。"由其大积、死肉之疾,经以治疗,其恶肉排出而可明征者始名为癥,知癥瘕之名自内(本质)言之即所谓瘕,而自外(现象)言之则所谓癥矣。故汉时虽已有癥名,然汉人本非以之与先秦之瘕而相对待者,可无疑也。

以癥之与瘕相对言,而别其病气病血之各异者,盖始之于曹魏之时也。然由首倡此说之华佗门人所纂华氏《中藏经·积聚癥瘕杂虫论》所谓"癥者系于气,瘕者系于血"者以观之,则与由晋所起之血癥气瘕说,又恰恰相反矣。所以然者,殆以汉时癥之言征,谓外有所征，瘕之言假，谓内有所凭，其癥瘕所言，本为一病，而癥由外言，瘕由内言，致名谓不同也。故影响所及，虽至魏而癥瘕分二病，而外癥内瘕、气癥血瘕之隶属，则所出有自矣。此以气聚结块者，每腹皮凸起，而外有形征，故以癥者系于气；血凝结块者，多深伏盘牢，而内有所凭，故以瘕者系于血耳。而今之医者，漫不加察，多以《中藏经》之癥气瘕血者为癥血瘕气之互讹，如《中藏经校注》（人民卫生出版社，1990 年 8 月出版）于“癥者系于气也，瘕者系于血也”句下云：“气、血二字似宜互倒。”《中藏经语译》（人民卫生出版社，1990 年 5 月出版）于“癥者系于气也”下云：“（气）疑为血字。”于“瘕者系于血也”下云：“（血）疑为气字。”殊不知癥血瘕气之说乃始自于晋，而晋前之论则正当如是也。

以癥为血病、瘕为气病，为至于晋代始有之者，此由晋人葛洪屡言癥瘕，所言癥者，或云“有物如石痛如刺”，或云“癥坚”及“肉癥”，而所言瘕者，则明谓属气为“气瘕”，如《抱朴子·用刑篇》所谓“夫癥瘕不除，而不修越人之术者，难图老彭之寿也”，《肘后备急方·治卒心腹癥坚方》所谓“卒暴癥，腹中有物如石，痛如刺，昼夜啼呼，不治之百日死”“凡癥坚之起，多以渐生；如有卒觉便牢大，自难治也”“治妇人脐下结物，大如杯升，月经不通，发作往来，下痢羸瘦，此为气瘕。按之若牢强肉癥者，不可治；未者可治”，可以知矣。至晋而一反魏时癥气瘕血乃为瘕气癥血者，虽葛氏未言其所以然，而由隋时甚然其说之《诸病源候论》所论（参前述）以观之，则其说又实由误解瘕从叚声者为言虚假而使之然。以瘕从叚声为言虚假，则腹中气聚成块，时聚时散，非真有物者，即应以瘕名；而以癥从徵声者为言形徵，则腹中血凝成块，真有其物，有形可征者，又当以癥名之耳。此晋之转以癥为血病、瘕为气病之所由来也。而此癥血瘕气之说一经晋之首倡，则历经千六七百年而不衰，且至今犹有巨大之生命力者，乃以瘕之音读固同"假"，而癥之音读又类"真"，故以气血聚凝而论真假，自当气聚为假而即瘕，血凝为真而即癥也。此虽即所谓积非为是之流俗语源，然以其为后世之民所喜闻乐道，故今人犹然力主是说而未稍懈焉。

癘

概说

《说文·疒部》:"癘,恶疾也;从疒,蠆省声。"《虫部》:"蠆,毒虫也;象形。"《广雅》:"蠆,蠍也。"今证之殷商甲骨文之"萬"字正象蠍之奋螫曳尾之形者,可知蠆与萬同,而义本谓蠍也。然则,癘之为言蠆也、亦萬也,乃人为蠍螫之病也。《五十二病方》用称毒虫螫人者,即其明证。而《说文》训之为恶疾、亦即所谓癘风病者,虽可由《内经》获其例证,然以其字形而论之,又实非癘以名病之本义也。盖癘之义谓蠍螫病者,乃春秋以来病以癘称之本义。然以蠍之为患,则伤处易烂,毒易流行,故时至战国,据以引申,又一指皮肤溃烂之癘风疾,一指毒气流行之疫癘病。而及其引义既行,则本义遂晦,故汉以来人则但知癘之癘风、疫癘义,而于其蠍螫之旨反不明矣。

癘，恶疾也；从疒，蠆省声。洛带切。

【系传】

癘，恶疮疾也；从疒，蠆省声。臣锴按：《史记》曰："豫让漆身为蠆。"人体着漆多生疮也。力大反。

【段注】

癘，恶疾也：按古义谓恶病，包内外言之。今义别制癩字训为恶疮，训癘为癘疫。古多借蠆为癘。《公羊传》作痫，何注云："痫者，民疾疫也。"《大戴礼》及《公羊》何注说七出，皆云恶疾出。何休曰："恶疾弃者，不可以奉宗庙也。"《论语》："伯牛有疾。"苞氏曰："牛有恶疾，不欲见人，故孔子从牖执其手也。"《韩诗》曰："茉苢，伤夫有恶疾也。"薛君曰："茉苢，泽泻也，臭恶之草。诗人伤其君子有恶疾，人道不通，求己不得，发愤而作，以事兴。茉苢虽臭恶乎，我犹采采而不已者，以兴君子虽有恶疾，我犹守而不离去也。"从疒，蠆省声：按大徐蠆作蠆，不误。洛带切：十五部。

【纲疏】

癘，本文云："恶疾也；从疒，蠆省声。"而蠆，《虫部》云："毒蟲也；象形。"《广雅·释蟲》云："蠍也。"《外台秘要》卷四十引《肘后方》云："世人呼蝘蜒为蠆子。……今又有一小乌蟲子，尾有翅，世人呼为甲蟲，而尾似车缓（辕）两歧，复言此蟲是蠆。未详其正矣。"

按：蠆训"毒蟲"，谓蠍为是。《诗·小雅·都人士》："彼君

癘

222

子女，卷发如虿。"郑玄笺云："虿，螫虫也。尾末揵然，似妇人发末曲上卷然。"《诸病源候论·杂毒病诸候·虿螫候》引陶隐居云："虿虫，方家亦不能的辩正，云是蝘蜓子，或云是小乌虫、尾有两歧者。然皆恐非也。疑即是蝎。蝎尾歧而曲上，故《周诗》云：'彼都人士，拳发如虿。'"《方言笺疏》卷八"守宫"条云："《御览》引《春秋考异邮》曰：'土胜水，故守宫食虿。'按，在壁者食蝎，即所谓'食虿'，故俗谓之蝎虎。"《尔雅翼·释虫三》"虿"条云："《说文》曰：'虿，毒虫也；象形。'虿，盖象其奋螫曳尾之形，今之蝎也。"是也。而证之甲骨文，虿（䖵、萬）本作"🐝"（见《殷虚书契前编》三、三〇、五），作"🐛"（见《殷虚书契后编》下一九·八），正象蝎形，则虿乃毒虫蝎之象形字者，由可知也。

瘌字从疒，以虿（䖵、萬）为声，而虿训毒虫，义本言蝎，故古之以瘌为名者，瘌之为言虿也，本谓人为蝎螫之病也。如《马王堆汉墓帛书·五十二病方》即载"瘌"之病名，其字则从疒从虿，虿非"省声"者。而《五十二病方》以此治之须"濡，以盐傅之，令牛呬（舐）之""以疾（蒺）黎（藜）、白蒿封之""涶（唾）之，贲（喷）：兄父产大山，而居□谷下，□□□不而□□□□而凤鸟□□□□□□寻寻豪（喙）且贯而心"之"瘌"者，与夫"犬筮（噬）人伤""毒乌豪者""蛭食人胕股膝""蚖"等草木虫兽毒螫之疾，前后相属、以类相从者，则正示其为毒蝎所螫之病耳。故马王堆汉墓帛书整理小组注云："本病即被蝎螫伤。"而亦以"瘌"为"蝎螫"病也。虿之为字，本以言蝎，疒之为字，本以言病，此从疒、从虿（虿亦声）之瘌字，本以虿、疒会意，以见蝎螫为病之义者也。然则，本文云"瘌，恶疾也；从疒，虿省声"，谓瘌以名病本指麻风（即恶疾）

者，即大误矣。

癞之为名，谓蠚螫之病，此殆春秋时代癞以名病之本义也。而又以蠚螫为患，则伤处溃烂，毒气流行，故时至战国，义有引申，则癞遂又一指皮肤溃烂之癞风疾，即今人之所谓麻风，一指毒气流行之疫癞病，即今人之所称温疫也。前者，如《素问·风论》云："癞者，有荣气热胕（腐），其气不清，故使其鼻柱坏而色败，皮肤疡溃。风寒客于脉而不去，名曰疠风。"陈无择《三因极一病证方论·大风叙论》云："《经》所谓疠风者，即方论中所谓大风、恶疾、癞也。"吴谦等《医宗金鉴·大麻风》云："《经》云'脉风成为疠……今人呼为大麻风。'"是也。后者，如《周礼·天官冢宰·疾医》云："四时皆有疠疾。"郑玄注云："疠疾，气不和之疾。"孙诒让疏云："疠疾，疠气与人为疫。"是也。盖癞谓癞风、疫癞之引义既通行，而其蠚螫为病之本义遂渐晦，故至汉而《说文·疒部》云"癞，恶疾也"，既先以恶疾麻风为癞之本义，而《释名·释天》云"厉（癞之借字），疾气也，中人如磨厉伤物也"，又复以天行疫癞为癞之本义。此殆以时至东汉癞之本义久已泯灭，而人多不识之故耳。

癞以名病，春秋之时，但有本义，一名而一实；及至战国时期，引义并行，故一名而三实；迫于秦末汉初，本义渐废，遂又一名而二实矣。一名而数实，则名实易乱，故古人乃异其声读而别焉。如《五十二病方》癞本作癘，从疒、从蠚、蠚亦声；《说文》癘省作癞，"从疒、蠚省声"。由知其音本读如"蠚"也。而蠚，《说文》"丑芥切”，《广韵》"丑犗切"，本俱音"chài"（古无舌上音，为透母月部字）。故瘌音薑者，乃春秋时期以瘌名病之本音也。又，大徐本《说文》："瘌，恶疾也。洛带切。"小徐本《说文》："瘌，从疒，厲省声。力大反。"《左传·僖公十五年·释文》云："厲，旧音赖。"又，《墨子·兼爱下》云："今岁有瘌疫。"而同书《尚同中》《天志中》篇，瘌疫之"瘌"又均作"戾"。由知其义之引申为瘌风者，音转为"赖"，而义之引申为疫瘌者，则音转如"戾"也。盖瘌本音薑，乃透母月部字；其转音为赖，又来母月部字；复转音为戾，则来母质部字也。而瘌、赖，月部叠韵；赖、戾，来母双声。故战国时期瘌由蠍螫之疾引申之以指瘌风、疫瘌之病者，盖首乃叠韵语转，转读其引申之义而为"赖"，以分别其本义与引义；而继又双声语转，转读引义中疫瘌之瘌而为"戾"，以分别其瘌风与疫瘌耳。然则瘌风之瘌、疫瘌之瘌，其与蠍螫之瘌，本为一名，特以音随义转，而别为三者，亦由可知矣。音"薑"之瘌，古为别义而音转为"赖""戾"者，本一犹音"岩"（嵒）之癌，今为别义（为区别于"炎症"之"炎"）而音转为"匡"也。（读嵒如匡，殆取诸今南人之音读如"捱"者也。）盖均为使疾病之名之言于口者，由声知义而不致混淆耳。瘌之本音为"薑省声"，而小徐本误为"厲省声"者，亦正以瘌之本义已久晦，而唯其引义独行之故也。

瘌谓瘌风音读如赖，而谓疫疠则音读如戾，此声出于口而义易明者，而笔之于文则义仍晦。故时至于汉复因声制字，以瘌风之瘌，字别作"癞"，以疫瘌之瘌，字别作"痢"也。《淮南子·精神训》云

"夫癫者趋不变，狂者形不亏"，所言癫者即疠风也。《集韵·夳韵》云："癞，《说文》'恶疾也'，或从赖。"是也。又《公羊传·庄公二十年》："大灾者何？大瘠也。大瘠者何？痾也。"所言痾者则疫疠也。何休注云："痾，民病疫也。"是也。故于此因声而另立之"癫""痾"名，但求诸声而义即得，若求诸文则心反惑也。

瘧

概说

瘧之为言虐也。虐者，残虐、凌虐之谓也。盖瘧之为病，寒热往来，蓄作有时。其寒则战栗鼓颔，热则躁渴谵妄，一似为病邪所残虐、所凌虐，故因其饱受残虐、凌虐之象而称之，遂有此瘧之一名耳。《说文》"瘧，热寒休作病；从疒，从虐，虐亦声"，是也。瘧者，今已知系瘧原虫经由蚊叮，入血播散之所为，而古代之民则鲜有了者。故先秦之医者多以之为先受暑热复感风寒，而东汉之民间又一度盛行瘧鬼说焉。中医以瘧之成因为感于暑热与风寒者，可用针刺药疗之法以祛除之；而民俗以瘧之成因乃受瘧鬼之行虐者，则又有禳瘧之法以攘除之也。如《肘后方》所谓："禳一切瘧：是日抱雄鸡，一时令作大声，无不差。"是也。然以瘧由瘧鬼之行虐者纯属迷信，而抱鸡禳瘧者亦为陋俗，故其疗效必不可期，而未可与中医之疗法以等同观，亦远不及中医治瘧已具有世界领先之疗效也。

瘧，热寒休作；从疒，从虐，虐亦声。鱼约切。

【系传】

瘧，热寒休作病；从疒、虐，虐亦声。臣锴按：《礼》："寒热不节，人多瘧疾。"《释名》曰："凡疾或寒或热，此一疾有寒有热，酷虐也。"鱼谑反。

【段注】

瘧，寒热休作病：谓寒与热一休一作相代也。《释名》曰："瘧，酷虐也。凡疾或寒或热耳，而此疾先寒后热两疾，似酷虐者。"《周礼》曰："秋时有瘧寒疾。"从疒、虐，虐亦声。鱼约切：二部。

【纲疏】

瘧者，寒热往来、休作有时之病也。本文云："瘧，热寒休作（病）。"《素问·瘧论》曰："瘧之始发也，先起于毫毛，伸欠乃作，寒栗鼓颔，腰脊俱痛，寒去则内外皆热，头痛如破，渴欲冷饮。"是也。

寒热往来、休作有时之疾古名为瘧者，《释名·释疾病》云："瘧，酷虐也。凡疾或寒或热耳，而此疾先寒后热两疾，似酷虐者也。"《急就篇》卷四："瘧瘶瘀痛瘘温病。"唐·颜师古注云："瘧，寒热休作之病，言其酷虐也。"清·刘默《证治百问》卷二云："瘧者，凌虐之义也。寒则战栗鼓颔，热则躁渴谵妄，此《经》谓之阴阳相争也。病者寒热交作，不能禁御，任其凌虐，故名曰瘧。"按：疾病之古以瘧为名者，瘧之为言虐也。故诸家释瘧以虐，而义谓酷虐、凌虐者，甚是。此由瘧，篆本作"𤸃"，或省作"瘧"，其所从虐，篆作"虐"，象虎足抓人，则瘧由酷虐、凌虐而得名者，可以知矣。《墨子·经说下》："且有损而后益智者，若瘧病之人于瘧也。"清·毕沅《墨子注》云："瘧即瘧省文……今经典省'几'，此省'匚'，一也。'匚'即'爪'字。"近人于省吾《墨子新证》云："按宝历本，两'瘧'字正作'瘧'。"又《说文·虍部》："虐，残也；从虍，虎足反爪人也。"徐锴传云："言虎反足以爪人也。《汉书》：宁成为政虐，人谓之乳虎也。"段玉裁注云："覆手曰爪。虎反爪向外攫人，是曰虐。"是也。又，古书瘧病之瘧或径作"虐"，而书残虐之虐或又作"瘧"，则病以瘧名者，瘧之言虐，本言其虐者，益可知也。《神农本草经》卷三云："蜈蚣，味辛温，主鬼注、蛊毒，啖诸蛇虫鱼毒，杀鬼物老精、温虐。"又，《隶篇再续》第七云："《樊敏碑》：'米巫殃瘧。'《隶辨》云：'碑盖以瘧为虐。'案：《释名·释疾病》：'瘧，酷虐也。'是瘧即有虐义，并直同音借用也。"是也。

瘧者，今已知系瘧原虫经由蚊叮入血传播之所为也，而古代之民则鲜有晓者。故先秦时期乃多以之为先受暑热复伤风寒，而时至东汉又一度盛行疫鬼说焉。《素问·瘧论》云："帝曰：瘧先寒而后热者何也？岐伯曰：夏伤于大暑，其汗大出；腠理开发，因遇夏气凄沧之水寒，藏于腠理皮肤之中，秋伤于风，则病成矣。夫寒者阴气也，风者阳气也，先伤于寒而后伤于风，故先寒而后热也，病以时作，名曰寒瘧。帝曰：先热而后寒者何也？岐伯曰：此先伤于风，而后伤于寒，故先热而后寒也，亦以时作，名曰温瘧。"此以瘧之成因为先受暑热而复感风寒者也。又，《文选·东京赋》李善注引《汉旧仪》云："颛顼氏有三子，已而为疫鬼。一居江水为瘧鬼；一居若水为罔两蜮鬼；一居人宫室区隅，善惊人，为小鬼。"《世说新

语·言语》："中朝有小儿，父病，行乞药。主人问病，曰：患疟
也。主人曰：尊侯明德君子，何以病疟？答曰：来病君子，所以为
疟耳。"刘孝标注云："俗称行疟鬼小，多不病巨人。故光武尝谓景丹曰：
尝闻壮士不病疟，大将军反病疟耳。"此又以疟之成因为疟鬼所虐者
也。以疟之成因为感于暑热风寒者，因有灸刺药疗之法，以祛除之
也。《素问·刺疟》云："疟脉小实，急灸胫少阴，刺指井。疟脉满大，
急刺背俞，用五胠俞、背俞各一，适行至于血也。疟脉缓大虚，便
宜用药，不宜用针。凡治疟，先发如食顷，乃可以治；过之则失时
也。诸疟而脉不见，刺十指间出血，血去必已，先视身之赤如小豆
者尽取之。十二疟者（按指十二经脉之疟），其发各不同时，察其病
形，以知其何脉之病也。先其发时如食顷而刺之，一刺则衰，二刺
则知，三刺则已，不已刺舌下两脉出血，不已刺郄中盛经出血，又
刺项已下侠脊者，必已。"是也。而以疟之成因为疟鬼行虐者，则又
有所谓"禳疟"之法，以禳除之也。《春秋说题辞》云："鸡为积阳，
南方之象。火阳精，物炎上，故阳出鸡鸣，以类感也。"《荆楚岁时
记》云："贴画鸡，或斫镂五采土鸡于户上，悬苇索于其上，插桃符
其旁，百鬼畏之。"《浪迹三谈》卷六云："鸡本南方积阳之象，性属火，
为至阳，故至阴之类触之，无不立死。"而《肘后备急方·治寒热诸
疟》云："禳一切疟：是日抱雄鸡，一时令作大声，无不差。"是也。
固传统中医以疟之成因为感于暑热风寒者，与现代西医以疟之成因
为疟原虫说本不合，然由其以相应之灸刺药疗之法而疟疾可愈，可
征中西医学自属认知不同、体系各异，而非可以云中医理论为不科
学也。然至若古之民俗以疟由鬼致，而因怀抱雄鸡以禳除之者，则
其疗效必不可期，故又纯属民间陋俗，而未可与传统中医等同观也。

痁

概说

《说文》"痁，有热疟"，段《注》"有热无寒之疟也"。按有热无寒之疟，古代医经但称为瘅，而无称痁者。殆以痁之与瘅音近义通，故名之为痁者亦可作瘅耳。盖古称有热之疟之本为痁而亦为瘅者，乃以痁之为言黇也，黇者火行也，瘅之为言燀也，燀者火燃也，而火之行者由乎燃，故瘅之以燀而为称者，即一犹痁之以黇而为名，二者不特音近，而且义通，本乃一声之转者也。古之以瘅为名者，可用称瘅疾，亦可用称劳病、消疾与黄病，盖一名而多实者，则易于混淆，故为免淆乱，古之以瘅而称疟者，则每作瘅疟，以瘅而称劳、称消与称黄者，又恒作瘅劳、消瘅及黄瘅。而许君称但热无寒之疟疾，专取乎痁名而舍瘅不用者，殆亦由此也。

痁，有热疟；从疒，占声。《春秋传》曰："齐侯疥遂痁。"失
廉切。

【系传】

痁，有热疟；从疒，占声。《春秋传》曰："齐侯疥遂痁。"臣
锴按：《春秋左传》曰："痁作而伏。"式占反。

【段注】

痁，有热疟：有热无寒之疟也。从疒，占声。失廉切：七部。
《春秋传》曰"齐侯疥遂痁"：《左传·昭二十年》文。按：梁元帝
及袁狎、颜之推欲改疥为痎，所谓无事而自扰也。陆氏德明既辨
之矣。

【纲疏】

有热无寒之疟，古代医经但称为瘅，而无称痁者。殆以痁之与
瘅音近义通，故名之为痁者亦可为瘅耳。《素问·疟论》云："瘅疟者，
肺素有热，气盛于身，厥逆上冲，中气实而不外泄，因有所用力，
腠理开，风寒舍于皮肤之内、分肉之间而发，发则阳气盛，阳气盛
而不衰则病矣。其气不及于阴，故但热而不寒，气内藏于心，而外
舍于分肉之间，令人消烁脱肉，故命曰瘅疟。"《金匮要略·疟病脉
证并治》云："阴气孤绝，阳气独发，则少气烦冤，手足热而欲呕，
名曰瘅疟。若但热不寒者，邪气内藏于心，外舍分肉之间，令人消
烁肌肉。"即痁本亦作瘅之证也。

古称有热之疟之本为痁者，盖痁之为言黏也，黏者火行也。而

痁

古称有热之疟之亦为瘅者，盖瘅之为言燀也，燀者火燃也。而火之行者，由乎燃，故瘅之以燀而为名者，即一犹痁之以黏而为名。二者不特音近（黏，书母谈部；燀，昌母元部。二者书昌旁纽，谈元对转）亦且义通，而殆系一语之转者也。本书《炎部》云："黏，火行也；从炎，占声。舒赡切。"《广韵·谈部》云："黏，火上行貌。炶，同上。"又，本书《火部》云："燀，炊也；从火，单声。《春秋传》曰：'燀之以薪。'充善切。"《逸周书·周祝》："火之燀也，固走上。"孔晁注云："燀，然（燃）也。"《国语·周语下》："水无沈气，火无炎燀。"韦昭注云："燀，焱起貌也。"是也。

  古之以瘅而为名者，可用称疟疾，亦可用称劳病，亦可用称消疾，亦可用称黄病，可谓一名数实，身兼多职矣。本部云："瘅，劳病也。"《诗·小雅》"哀我瘅人。"传云："瘅，劳也。"《诗·大雅》"下民卒瘅。"传云："瘅，病也。"此古之以瘅而称劳者。《素问·脉要精微论》云："瘅成为消中。"《灵枢·五变》云："五脏皆柔弱者，善病消瘅。"此古之以瘅而称消者。《山海经·西山经》："（翼望之山）有兽焉，其状如狸……服之已瘅。"郭璞注云："瘅，黄瘅病也。"《素问·玉机真藏论》："肝传之脾，病名曰脾风，发瘅，腹中热，烦心出黄。"王冰注云："脾之为病，善发黄瘅，故发瘅也。"此古之以瘅而称黄者也。盖一名而数实，则其实易混，故为免淆乱，古之以瘅而称疟者，则每作瘅疟，古之以瘅而称劳、称消与称黄者，又恒作瘅劳、消瘅及黄瘅也。而许君称但热无寒之疟疾，专取乎痁名而舍瘅不用者，殆亦由此耳。

  至于梁元帝及袁狎、颜之推辈以疥为痎，欲改《春秋传》"齐侯疥遂痁"为"齐侯痎遂痁"者，此殆不知痎为间日一发之疟，无问寒疟热疟，本尽皆属之；而痁乃但热无寒之疟，不论间日与否，亦尽皆属之。二者乃从不同角度所立之名，尔中有我，我中有尔，本无所谓由尔转我、由我转尔之相互转化也。此段注之所以云之"所谓无事而自扰也"。盖左氏原文之"疥遂痁"者，固少之又少，闻所未闻，此缘以疥由疥虫所致，而疟由疟原虫所为，二虫之间本不可互转；然据吾齐鲁谚语"人之脚气（足癣）不可疗，疗而获愈，必生它病"，或春秋之时本即有"疥不可疗，疗必生变"之识乎？然则不特"疥遂痁"者成为可能，即疥遂瘣遂痛遂癉遂瘨，以至于遂疝遂瘨遂痫遂疕者亦无一不可矣。要之《左传》之所谓"疥遂痁"者，乃言齐侯恙之加重，由表及里，由疾而病，故但凡其文通理顺、辞不悖义即可容之，而断不得以常为病，妄下针砭矣。

痁

234

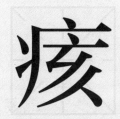

概说

　　痎之为言，阂也；阂者，古碍字，有所滞碍之谓也。而有所滞碍必阻隔，有所阻隔必间断，故病以痎称者，初即专指疟病之中所见独多之间日一发之二日疟也。《说文》"痎，二日一发疟"，是也。而疟既以间日一发者为独多，则二日之疟自属正例，故义由此例以引申之，则本属于二日之疟之痎名，遂又为凡疟为病之统称矣。

痎，二日一发疟；从疒，亥声。古谐切。

【系传】

痎，二日一发疟；从疒，亥声。臣锴按：颜之推《家训》以为《左氏传》"齐侯疥遂痁"，疥字当是此字，借疥字耳。引此为证，言初二日一发，渐加至一日一发也。岂有疥癣小疾，诸侯问之乎？工柴反。

【段注】

痎，二日一发疟也：今人谓间二日一发为大疟。颜之推云："两日一发之疟，今北方犹呼痎疟。音皆。"从疒，亥声。古谐切：古音在一部。

【纲疏】

《素问·生气通天论》："夏伤于暑，秋为痎疟。"又《疟论》："夫痎疟皆生于风。"王冰注云："痎，老也，亦曰瘦也。"马莳注云："痎，音皆。……痎疟皆生于风，则皆之一字，凡寒疟、温疟、瘅疟，不分每日、间日、三日，皆可称为痎疟也。"吴昆注云："痎，亦疟也。夜病谓之痎，昼病谓之疟。"丹波元简《素问识》云："《说文》云：'痎，二日一发疟也。'盖疟多二日一发，因为之总称耳。"

按：王、马、吴注以痎之谓"老"亦谓"瘦"、痎之言"皆"或言"亥"（亥时）者，殆皆失之；而丹波氏据以《说文》谓痎为二日一发之疟者，乃得之矣，然又未道出其所以然也。

今谓古称间日之疟为痎者，盖痎之为言阂也。而阂者，古碍字，有所滞碍之谓也。《说文·门部》："阂，外闭也；从门，亥声。"段注云："有外闭则为碍。"玄应《一切经音义》卷一云："阂，郭璞以

痎

236

为古碍字。"《后汉书·虞诩传》:"勿令有所拘阂而已。"李贤注云:"阂,与碍同。"是也。痎之言阂也,阂即碍字,而有所滞碍必阻隔,有所阻隔必有间,此疟病之古又以痎为名者,本谓其有所滞碍而发作有间也。痎言滞碍谓有间,故二日一发之疟而古名为痎者,实谓其疟之间隔一日而发作也。此由本文"痎,二日一发疟也",王筠云"谓间一日也",其义可知也。而吴处厚《青箱杂记》卷三所谓:"蜀有痎市,而间日一集,如痎疟之发。则其俗又以冷热发歇为市喻也。"当亦谓此。

　　痎之言阂,谓疟发有碍,而疟之除"日作"者为无间为无碍外,其"间一日""间二日"及"间数日"而发者,则均为有间而有碍也。《素问·疟论》云:"卫气者,昼日行于阳,夜行于阴,此气得阳而外出,得阴而内薄,内外相搏,是以日作。"又云:"时有间二日或至数日发,或渴或不渴,其故何也?岐伯曰:'其间日者,邪气与卫气客于六府,而有时相失,不能相得,故休数日乃作也。'"是也。然则,其"间二日""间数日"之疟发,当并属之有间有碍,则亦当名痎,而古何独以"间一日"之疟发而名之耶?盖疟病之发,率多为间隔一日而发作,故疟以痎称而言其碍者,初即以二日一发者独领其名而统称之耳。且不唯如此,以疟病既多间一日发,而余者甚寡,故本称二日一发之痎名,渐又为凡病疟疾之总称也。此丹波氏所谓"盖疟多二日一发,因为之总称"之义也。而痎既由间日而发之疟名,转而为凡人病疟之总称,故本乃"从疒亥声"之痎者,遂或易为"从疒皆声"之瘄字也。如《素问》:"夫痎疟皆生于风。"《太素·疟解》"痎"作"瘄",是也。盖易痎为瘄者,乃以瘄之言皆,而皆为"俱词",故"凡寒疟、温疟、瘅疟,不分每日、间日、三日"亦皆可以之为名耳。此痎之言亥,本为二日之疟所立名,转又言皆,而为凡疟为病之总称者也。

癃

概说

《说文》:"癃,疝病也。"按癃,字亦作淋,小便之淋沥不畅之病也。许君训癃为"疝病"者,殆误以癃为癃病也。盖癃(淋)之一名,汉始有之,汉前癃癃本不分,凡癃癃之病则统称为癃。而其癃病之正,由溺闭腹隆而名为癃者,则正与疝类,且每每相合而为病;至于病本为癃,仅以其溺涩不畅之貌似,亦归于先秦之癃名者,则不与焉。所以然者,盖疝之言山也,谓气聚攻痛,而腹凸如山也;癃之言隆也,谓溲闭胕盈,而腹满膨隆也。固癃病之发,由小便不利,疝病之作,由气聚攻冲,然溲便不利,则气不得泄,必攻冲有加,而气聚攻冲,则溲便阻隔,必涩闭益甚。此癃之本与疝相类,且每每相合而为病者也。而癃则不然,以其仅为小溲不利而无溺闭,故断不致胕盈腹隆而为癃,更不致迫筈腹腔而为疝矣。《黄帝明堂经》:"蠡沟,主卒疝,小便不利如癃状。"《仓公列传》:"臣意诊之,曰:涌疝也,令人不得前后溲。"是也。此东汉时期癃可训疝,而癃不得训疝之故也。

痳，疝病；从疒，林声。力寻切。

【系传】

痳，疝病；从疒，林声。臣锴曰：小便不快，湿痹沾沥也。力禽反。

【段注】

痳，疝病也：《释名》曰："淋，懔也。小便难懔懔然也。"按痳篆不与疝伍者，以有疝痛而不痳者也。从疒，林声。力寻切：七部。

【纲疏】

疾病之古以痳为名者，盖痳之为言淋也。淋者，漉也，沥也，谓水下之淋漉滴沥也。慧琳《一切经音义》卷四十八引《三苍》云："淋，淋漉，水下淋沥也。"本书《水部》"沥"："一曰水下滴沥。"徐锴云："按《鲁灵光殿赋》曰：'动滴沥以成响。'凡言滴沥者，皆谓漉出而余滴也。"是也。故人病小溲涩痛不爽、漉下沥滴者，初即以淋而称之，后亦作痳而名焉。《武威汉代医简·85 乙简》云："茎中痛如林（淋）状。"《金匮要略·消渴小便不利淋病脉证并治》云："淋之为病，小便如粟状，小腹弦急，痛引腹中。"《诸病源候论·淋病诸候·诸淋候》云："诸淋者，由肾虚而膀胱热故也。肾虚则小便数，膀胱热则水下涩，数而且涩，则淋沥不宣，故谓之为淋。其状出少起数，小腹弦急，痛引于齐（脐）。又有石淋、劳淋、血淋、气淋、膏淋。"又《广雅·释诂》云："痳，病也。"慧琳《一切经音义》卷四十三引《声类》云："痳，小便数而难也"；引《玉篇·疒部》云："痳，小便难也。"是也。

痳（淋）之一名，汉始有之。而汉前之人，殆于痳、癃本不分，凡小便淋沥、痛引腹中之痳病，则以本称小便不通、脬盈腹隆之癃者而统名焉。《五十二病方·瘴（癃）》云："瘴，弱（溺）不利，脬盈。"《素问·宣明五气论》："膀胱不利为癃。"此名之为癃，而实亦为癃者，以癃之言隆，谓腹膨隆也。又，《五十二病方·瘴（癃）》云："瘴，痛于脬及衷，痛甚，弱（溺）□痛益甚。"《素问·奇病论》云："有癃者，一日数十溲，此不足也。"此名之为癃，而实则为痳者，以痳之言淋，谓溲沥淋也。故隋《诸病源候论·淋病诸候》所谓"又有石淋、劳淋、血淋、气淋、膏淋"之诸淋者，则实即汉之以前之诸癃也。如《五十二病方·瘴》云："血瘴，煮荆，三温而饮之。石瘴，三温煮石韦若酒而饮之。膏瘴，澡石大若李核，已食饮之。"是也。而至于汉代，痳名既出，仍有以癃而互称痳，更或以痳而互称癃者。如《神农本草经》石龙子条云："主五癃邪结，破五淋。"斑蝥条云："破石癃。"石胆条云："主石淋。"冬葵子条云："主癃闭。"石龙刍条云："主淋闭。"可征汉人于此旧有之癃与新起之痳，仍多或不瞭耳。而许君于本篆所谓"痳，疝病也"之训痳为疝者，当亦由此也。

　　按许君之训痳为疝者，盖即误以汉代之痳本为先秦之癃也。殊不知先秦癃病之正，由溺闭腹隆而名为癃者，正与疝类，且每每相合而为病；而病本为痳，仅以其溺涩腹痛之貌似，亦误为先秦癃名者，则不与焉。故病之可训为疝者当为癃，而非痳也。《黄帝明堂经》（辑校本）卷下云："蠡沟，主卒疝，小便不利如癃状。"即其证也。盖癃与疝类，二者每每相合而为病者，乃以疝之言山也，谓气聚腹中，攻冲疼痛，而外凸如山也；癃之言隆也，谓小溲不利，尿脬充盈，而小腹膨隆也。固癃病之发，由小便不利，疝病之作，由气聚攻冲，二者之始因本不同；然溲便不利，则气不得泄，必攻冲有加，而气聚攻冲，则溲便阻格，必涩闭益甚，二者之发病又实相因也。《史记·扁鹊仓公列传》云："齐郎中令循病。……臣意诊之，曰：'涌疝也。令人不得前后溲。'循曰：'不得前后溲三日矣。'臣意饮以火剂汤。一饮得前溲，再饮得大溲，三饮而疾愈。"是也。而所谓痳病者则不然，固其亦为小便之疾而有似于癃病，然其为状则但为小溲淋沥而不致于闭，与夫癃之仅现溲闭而无涩痛者则迥然异焉。而惟其小溲不闭，故断不致于尿脬膨隆而为癃，更不致于迫笮腹腔而为疝矣。此东汉之时癃可训疝，而痳则不得训疝之故也。

　　痳于汉前本混称于癃，迨至东汉离析而出始有其名者，或据于古隆虑之地名至汉而易为林虑，遂谓癃之为痳本一犹隆之为林，癃之与痳本为一病，癃之称痳者乃由避汉殇帝刘隆之讳而语音稍转使之然。如《汉书·高后纪》："遣隆虑侯灶将兵击之。"颜师古注引应劭云："隆虑，今林虑也。后避殇帝讳，故改之。"戴侗《六书故》云："淋、癃，实一声也。汉殇帝讳隆，故改癃为淋，改隆虑县为林虑县。"所言即此矣。按此说甚误！盖持此说者，既于汉之名病，痳之言淋、癃之言隆，痳癃本为二病者，全然不顾，而复于汉时之避讳，庙祭乃讳，陵祭则否，改字须同义互训者，亦全然不晓也。近人陈垣先生《史讳举例·非避讳而以为避讳例》云："沈兼士曰：'《五经异义》谓：'汉幼小诸帝皆不庙祭，而祭于陵。不庙祭，故可讳可不讳。《说文》于殇帝之讳'隆'字，不注上讳，殆以此故。'……且考两汉诸帝避讳所改之字，皆为同义互训，而无一音近相转者。《古今注》谓：'殇帝讳隆之字曰盛。'是也。《汉书·地理志》'隆虑'，应劭注：'避殇帝名，改曰林虑。'疑非事实。盖隆虑之作林虑，亦犹《毛诗》'隆冲'之作'林冲'，皆是双声转语，恐无关于避讳也。"是也。唯陈氏所言"皆是双声转语，恐无关避讳"者，乃专即于汉时地名隆虑之易为林虑言，本无关乎汉时病名癃病之别出痳病者。故于此后名既出，而前名不废，音本相近而同系一声之痳癃，则既不得云由避讳来，亦不得视为转语也。癃之言隆谓腹膨隆也，痳之言淋谓溲沥淋也，汉时病名之癃痳，本言其症状之隆淋，而与夫地名之隆林，本全然无涉，仅为巧合。故断不可以彼之避讳或语转，而例此亦以为必然也。

痳

痔

概说

《说文》："痔，后病也；从疒，寺声。"其"寺声"二字，《续一切经音义》引作"峙省声"。则古称后阴之病而为痔者，痔之为言峙也。而峙者，山之高耸及水中土丘之谓也。故痔以为名，当本谓肛生肿物之病也。盖肛生肿物，凸然高起，本一似于山之高耸貌，而物凸于肛窍，又尤类于泽中凸起之高丘状，故古人遂比类而取象，因峙为痔而名焉。此先秦以来，以痔名病之本义也。而时至于宋代，又转以此本谓肛痔之痔名，而兼称耳目口鼻所生赘物者，此殆以耳目口鼻本亦为窍类，而所生赘物亦一似于泽中之山丘耸峙貌也。

痔，后病也；从疒，寺声。直里切。

【系传】

痔，后病也；从疒，寺声。直岂反。

【段注】

痔，后病也；从疒，寺声。直理切：一部。

【纲疏】

"痔，后病也"者，谓肛生肿物、或时痛而下血之病也。《庄子·人世间》："人有痔病者，不可以适河。"唐·陆德明《经典释义》引司马彪注云："痔，隐创也。"以痔为后阴幽隐之处之创疾者，是也。

肛生肿物、时痛而下血之病古名为痔者，汉·刘熙《释名·释疾病》云："痔，食也，虫食之也。"唐·颜师古《急就篇》卷四注云："痔，虫食后之病也。"均以痔病乃由虫食致，因而以虫食之"食"释其名矣。按，痔而有孔，即所谓"牝痔"者，中或有虫，此稽之古籍信而有征，盖由古民罹患蛲虫之病者本甚普遍耳。此由《五十二病方·牝痔》云："牝痔之有数窍，蛲白徒道出方：先道（导）以滑夏铤，令血出。"可以知矣。然痔者自痔，虫者自虫，此但言牝痔之孔中有蛲虫出，而未尝谓此有孔之牝痔乃由虫食致，且牝痔本自有孔固虫可由之以出入，而牡痔实无其孔则虫乃无由入出矣。然则以痔为由虫食致，并因以其名为源于食者，则甚误矣。

今谓肛生肿物古名为痔者，盖痔之言峙也。峙者，山之耸立之指，亦水中土丘之谓也。《列子·汤问》云："五山始峙。"南朝

痔

244

梁·沈约《齐故安陆昭王碑文》云："乔岳峻崎。"此山之耸立之谓崎者。又，汉·张衡《西京赋》："散似惊波，聚似京崎。"薛综注云："京，高也。水中有土曰崎。"此水中土丘亦谓崎者也。盖痔之为状，高肿凸起，本一似山之高耸状；而凸肉出自肛门，亦尤肖泽之土丘貌。故古人遂比类取象而称之，因崎之声而为痔也。本文云："痔，后病也；从疒，寺声。"辽·释希麟《续一切经音义》卷六引作："痔，后病也；从疒，崎省声。"又，南宋·陈言《三因极一病证方论·五痔证治》云："《经》：'肠癖为痔。' 如大泽中有小山突出为崎。"是也。

疾病之古以痔为名者，唐代以前本专指肛生肿物、突起如崎而言也。《庄子·列御寇》："秦王有病召医，破痈溃痤者，得车一乘；舐痔者，得车五乘；所治愈下，得车愈多。"唐·成玄英疏云："痔，下漏病也。"《五十二病方·牡痔》："牡痔居窍瘭（廉），大如枣覈（核），时痒时痛者方……牡痔居窍旁，大者如枣，小者如枣覈（核）者方……牝痔有空（孔）而栾，血出者方……牝痔之有数窍，蛲白徒道出者方……。"马王堆汉墓帛书整理小组注云："窍，指肛门。瘭，旁、侧。栾，《释名》：'挛也。' 义为弯曲。"《素问·生气通天论》云："因而饱食，筋脉横解，肠澼为痔。"汉·张仲景《金匮要略·五藏风寒积聚病脉证并治》云："小肠有寒者，其人下重便血，有热者，必痔。"晋·陈延之《小品方·疗痔脱肛诸方》（辑校本）云："疗谷道中痒痛痔疮。"隋·巢元方《诸病源候论·痔病诸候·诸痔候》云："诸痔者，谓牡痔、牝痔、脉痔、肠痔、血痔也。……诸痔皆由伤风，房室不慎，醉饱合阴阳，致劳扰血气，而经脉流溢，渗漏肠间，冲发下部。"唐·孙思邈《备急千金要方·痔漏·五痔》云："夫五痔者，一曰牡痔，二曰牝痔，三曰脉痔，四曰肠痔，五曰血痔。牡痔者，肛边如鼠乳，时时溃脓血出；牝痔者，肛肿痛生疮；脉痔者，肛边有疮痒痛；肠痔者，肛边核痛，发寒热；血痔者，大便清血，随大便污衣。"是也。然殆又以人体之窍非独为肛，九窍中之口、鼻、耳、目亦多易生肿物凸起而如峙，故宋朝以来凡病以痔称者则不限于肛，而于五官所生凸物有似于肛窍之痔者，则一并以痔而名焉。宋·陈言《三因极一病证方论·五痔证治》云："人于九窍中，凡有小肉突出者，皆曰痔，不特于肛门边生，亦有鼻痔、眼痔、牙痔等。"（按，牙非人窍，而牙龈息肉亦称为痔者，乃以牙本居于口窍中耳。）明·窦梦麟《疮疡经验全书·瘜肉》云："鼻孔中瘜肉，名曰鼻痔。"陈实功《外科正宗·鼻痔》云："鼻痔者，由肺气不清，风湿郁滞而成，鼻内瘜肉结如榴子，渐大下垂，闭塞孔窍，使气不得宣通。"清·吴谦等《医宗金鉴·外科心法要诀》云："鼻痔初起榴子形，久垂紫硬碍气通，肺经风湿热郁滞，内服辛夷外点平。"又云："耳痔蕈挺耳窍生，肝肾胃火凝结成，微肿闷疼皮损破，塞久令人必重听。"许克昌《外科证治全书·眼鼻耳部证治》云："眼痔，生于上下眼睫边，头大蒂小，黄壳水泡如蕈形，或头小蒂大，渐长垂出，坚凝不痛，缠绵经年不愈，致成目疾。""鼻痔，生鼻孔内，如肉赘下垂，色紫微硬，撑塞鼻孔，气息不通，香臭莫辨，或臭不可近，痛不可摇。此厚味拥湿热蒸于肺门，如雨霁之地突生芝菌也。""耳痔、耳蕈、耳挺，三证皆生耳窍内。耳痔形如樱桃，亦有形如羊奶者；耳蕈形如蘑菇，头大蒂小；耳挺形如枣核，细条而长，努出耳内。皆系肝肾湿热郁于血分所致。"是也。

　　病以痔名者，本谓肛痔，义之引申又谓鼻痔、眼痔、耳痔及牙痔。而肛、鼻、眼、耳与牙痔，又俱为九窍中所生之肿物，则痔之为名本源于义谓山之耸立及水中土丘之峙者，亦甚明矣。

痿

概说

痿之为言，萎也。萎者，字本作委，其甲骨文字，本象草木梢杪之下垂形，而义谓木枯与草萎也。盖人病肌肉之弛缓枯细、四肢之无力运动者，本一似此木枯草萎、枝杪下垂之状貌，故古人则初本以委而称之，后又冠以疒符名作痿也。而《说文》"痿，痹也"训痿为痹，段《注》因之曰"古多痿痹联言，因痹而痿也"，则恐有不当。乃以痹者气血闭阻之体痛疾，而痿者筋脉弛缓之肢软病。固痹病经久，或不免有个例转痿者，然痿痹终究系二病，故不得混为一谈矣。

痿，痹也；从疒，委声。儒佳切。

【系传】

痿，痹疾；从疒，委声。臣锴按：《吕氏春秋》曰："出舆入辇命曰厥痿之机。"韩王信曰："如痿人之不忘起。"人佳反。

【段注】

痿，痹也：如淳曰："痿音蹲踒弩，病两足不能相过曰痿。"张揖曰："痿，不能行。"师古曰："蹲踒弩，名见晋令，烦蕤二音。"按古多痿痹联言，因痹而痿也。《素问》曰："有渐于湿，肌肉濡溃，痹而不仁，发为肉痿。"从疒，委声。儒佳切：古音在十六部。《玉篇》曰："《说文》音蕤。"

【纲疏】

痿者，四肢之或手或足所病肌肉枯细、筋脉弛缓之称，而非但足之肢萎筋弱之谓也。《素问·痿论》："帝黄问曰：五脏使人痿，何也？"唐·王冰注云："痿，谓痿弱无力以运动。"是也。然殆以人之病痿者每每四肢萎软，以至于不起，故其貌则颇似于病之主于足，由足不任身，不能起行使之然耳。《史记·韩信卢绾列传》云："仆之思归，如痿人不忘起，盲者不忘视也。"《汉书·昌邑哀王刘髆传》云："身体长大，疾痿，行步不便。"是也。然则段注引如淳云"病两足不能相过曰痿"，引师古云"痿，不能行"者，即当由是也。而至于许书训"痿"为"痹"，段注曰"古多痿痹联言，因痹而痿也"，则不然也。乃以痹者气血闭阻之体痛疾，而痿者筋脉弛缓之肢软病。

痿

固痹之病久，或有转痿者，然痿之与痹终系二病，不得混为一谈矣。

古称肢体枯细软弱之病而为痿者，盖痿从委声，而委即萎字。故痿之为言萎也，痿病之名本源于萎也。此由甲骨文萎字本作"委"（"𡥀"。见《殷墟文字乙编·四七七〇》），而古之"委""萎"又每每通作者，如《一得集·古字今释·释委》云："甲骨文委字作𡥀……从女，禾声。禾与甲骨文禾作𥝌形有别，其上端卷曲，象木杪萎而下垂形。《诗经·小雅·谷风》：'无草不死，无木不萎。'毛传云：'草木无不死叶萎枝者。'此木萎之说也。"《文选·颜延之〈赭白马赋〉》："竟先朝露，去委离兮。"李善注云：《礼记》曰：'哲人其萎乎！'《家语》为'委'。萎与委，古字通。"《隶篇·女部》云："委，《孔宙碑》：'乃委其荣。'亦作萎。《礼记·檀弓》：'哲人其萎乎？'《释文》作'委乎'，云：'本又作萎。'……萎与委，古字通。"可知之矣。而委既萎字，所从形符本象木之枯死之枝杪垂形，则痿从委声而谓肢体枯细、筋脉弛纵者，即一以萎而为其义也。此由萎之一字本言"木萎"，而古或以之谓"病萎（痿）"，痿之一字本谓"病痿（痿）"，而古或以之言"木痿（萎）"者，如《诗》"无木不萎"，《广韵·支韵》云"萎，蔫也"，《礼记》"哲人其萎乎"，郑玄注云"萎，病也"，又《说文·疒部》"痿，病也"，《玉篇·疒部》"痿，病也。亦作萎"，《说文·艸部》"菸，郁也。一曰痿也"，段注《疒部》云："按痿萎古今字，菸蔫古今字"，则人之病而名痿，本源于木之枯而称萎者，亦可知矣。然则病以痿称者，痿之言萎也，盖人病肢体枯瘦、筋脉弛纵者，本一似于木死枯萎、枝杪下垂之形貌，故因委（萎）之声而为痿，此痿之一名之所由来也。

痹

概说

《说文》训痹为湿病，而《内经》论痹由风寒湿，其言乃迥然不同者，盖以痹之为病，或寒湿，或风湿，以及《经》之所言风寒湿，乃至于今之所谓风湿热者，又均不离湿，故泛言其博则风寒湿，而约言其要则仅其湿，可见痹之发病，不止于湿，又不离湿也。至于湿邪等为病古乃称痹者，盖痹之为言丿乀也；丿乀者，左右曲也，左右曲则相拂戾也。而丿乀、拂戾古乃一语，俱音弼戾，且古所称弼戾者，义亦谓曲戾、谓撇烈，则痹之以丿乀而为名者，殆本谓肢体之疼痛曲戾、举动撇烈矣。盖人之病痹而肢戾者，初即以丿乀而称之，后乃以丿乀之急读，音正为痹，遂又以其合音之痹而名焉。又，痹于先秦言丿乀，迫至汉魏又言闭，而闭则不通，不通则痛，遂致于或即以痹为专主痛，而外此之痛，渐见肢体之丿乀又当别论者。如此之论，似又为首倡"痹者闭也"者所未料及也。

痹，湿病也；从疒，畀声。必至切。

【系传】

痹，湿病也；从疒，畀声。臣锴曰：湿则营卫气不至而顽痹也。彼二反。

【段注】

痹，湿病也：《素问》痹论痿论名为篇。岐伯曰："风寒湿三气杂至，合而为痹也。"从疒，畀声。必至切：十五部。

【纲疏】

《素问·痹论》云："风寒湿三气杂至，合而为痹也。其风气胜者为行痹，寒气胜者为痛痹，湿气胜者为著痹也。"则痹者，固可由风寒湿气之偏胜，而现"行""痛""著"痹之各异，然其成因又不外三气之和合杂至，初非湿之一气之独至者，亦由可知矣。然则许君训痹为湿病者，殆非确诂也。然或有云之：据实而言，痹之成因亦不必风寒湿三气之杂至，即风湿或寒湿二气之相合，亦足以为患，而风湿与寒湿，乃至于所谓风寒湿，又均不离湿。则许君训痹为湿病者，或即言此耶？若然，则许君之训，又真可谓要言不烦焉。

古之以痹而名病者，旧题华佗所著《中藏经·论痹》云："痹者，闭也。五脏六腑感于邪气，乱于真气，闭而不仁，故曰痹。"按："痹者闭也"，若以闭为痹之发病之由者，则其说甚是。此以风寒湿气，侵袭人体，闭滞气血，而痹由生焉。而倘以闭为痹之为名之源者，则其说殆非。乃以痹之为名当甚古，远在《黄帝内经》之成书前，而彼时之民之初名痹时，当无此切中病机之确论耳。

今谓古称风寒湿疾之为痹者，盖痹之为言"ノ乀"也；ノ乀者，左右曲也；而左右曲则相拂戾也。《说文·ノ部》云："ノ，右戾也；象左引之形。房密切""乀，左戾也；从反ノ，读与弗同。分勿切。"《字诂》"ノ乀、泼刺、撇烈、愈赖"云："今作字，ノ谓之撇，乀谓之捺。二字古音拂戾。撇捺者，拂戾之转也。又杜诗'船尾跳鱼泼刺鸣'，此状鱼尾左右掷掉之意，则泼刺亦拂戾之转。又'千骑常撇烈'，此言其性之悍戾。又俗语云'愈赖'，亦乖戾之意。撇烈、愈赖，犹拂戾也。盖ノ乀为左右相戾，故诸字皆从此借义。"又，拂戾古音近"弼戾"，语转倒言即"剌㞎"，而弼戾、剌㞎亦屈曲、乖戾之义也。《说文·弦部》："鼗，弼戾也。"段注云："鼗有诎曲之意。"桂馥云："弼戾也者，犹弗鼗也。……咈、拂、佛并与弼声相近。"《吕氏春秋·遇合》："长肘而鼗。"陈奇猷《校释》云："犹言肘长且曲也。"《义府续貂·愈赖》云："《说文》：'㞎，足剌㞎也。读若拨''跟，行步猎跋也。'剌㞎、猎跋同义，谓行步颠跟，足不从顺也。倒而为拨剌，又转则为愈赖，则不可以字形求之矣。"《方言丛考》云："《说文》：'剌，戾也。'又'㞎，足剌㞎也。'又'犮，犬走貌；从犬而ノ之，曳其足则剌犮也。'又'跟，步行猎跋也。'《淮南子·说林训》：'以金錍者跋。'高诱注：'跋者，剌跋走。'案：㞎、犮、跟音义并近，猎跋亦即剌㞎。今河北省谓两股不能靠拢而行不利者曰剌㞎。"故痹者，本即由人中风寒湿气后，而肢体疼痛曲戾、行动撇烈而为名者也。由观人既病痹，每由肢体疼痛或关节变形，而致手足屈伸不利，举动步履滞碍，如《中藏经·论痹》所谓"病或痛或痒，或淋或急，或缓而不能收持，或拳而不能舒张，或行立艰难……或

痹

252

手足欹侧……"可知之矣。盖人病肢体撇烈者，初即以ノヘ称谓之。而以ノヘ之急读即为痹，故后遂以痹而名之矣。

痹于先秦言ノヘ，本谓其肢痛曲戾，而体态撇烈。汉魏以来又言闭，乃谓其邪气侵袭，而经络阻闭。此人之认识，由表及里，而渐趋深化者也。然影响所及，遂致于或有以痹既言闭，闭则不通而痛所由起，遂误以痹为专主痛，而外此之痛即不为痹。隋·巢元方《诸病源候论·风病诸候上·风湿痹身体手足不随候》云："风寒湿三气，合而成痹。……人腠理虚者，则由风湿气伤之，搏于血气，血气不行则不宣，真邪相击，在于肌肉之间，故其肌肤尽痛。……风湿之气，客于肌肤，初始为痹。若伤诸阳之经，阳气行则迟缓，使机关弛纵，脉筋不收摄，故风湿痹而复身体手足不随也。"其以病初但见肢体疼痛者为痹，而于病久兼见手足不随者归于痹外者，即其例证。盖如此之论，则似为首倡"痹者闭也"之说者所始料未及也。

隋之以来，或以《中藏经》"痹者闭也"为主指疼痛，故遂乃以风寒湿邪之初为体痛者名之为痹，此痹之名义之始变异者。而唐之以来，又或以《中藏经》"闭而不仁故曰痹"为专指不仁，故遂又以中风之在络而肌肤不仁者名之为痹，此痹之名义之继变异者也。唐·孙思邈《备急千金要方·诸风》云："中风大法有四：一曰偏枯；二曰风痱；三曰风懿；四曰风痹……其证身体不仁。"是也。盖《千金》称中风之肌肤不仁之为痹，且分中风之证为风痹、偏枯、风痱、风懿者，乃遵《中藏经》之说，而以应汉末张仲景《金匮要略·中风历节病脉证并治》所谓"邪在于络，肌肤不仁；邪在于经，即重不胜；邪入于腑，即不识人；邪入于脏，舌即难言，口吐涎"之"中络""中经""中腑""中脏"也。此以中风于先秦本以神识之清醒与否而别为"痫""痱",方书则称之为"偏枯""风痱"（见《灵枢·热病》。约合于汉末之"中经""中腑",其"风痱"之甚者,则约合于"中脏"）。而至于隋时仍其法,继于"偏枯""风痱"之外增"风懿"（即"风懿"。见《诸病源候论·风病诸候》。约合于汉末之"中脏",意即以"风痱"为专指"中腑"）。故为密合于仲景说,至唐而《千金方》以痹为不仁亦属中风（意为"中络",以补其缺）,则中风以症状之轻重而为名者亦分为四矣。似此之说,虽于古无征,然甚切时用。此唐时言痹或亦谓中风之在络者也。

痹

概说

《说文》:"痹,足气不至也。"而段《注》乃专取乎《玉篇》"足气不至转筋"以释之者,殆非。盖疾病之古以痹为名者,痹之言踂也;踂者,止行也。而止于行者则行止,行之止者则不至,故痹以踂名者,则本谓荣卫不行、气血阻滞所致肌肤不仁之麻痹证也。而许君乃特以足气不至训之者,则当由古人之特殊坐姿使然耳。盖唐代以前之坐姿,必先跪而胫后却;而人跪胫却,臀复加之,宜其坐之稍久,则气血断流而下肢痹也。此足气不至所致常人之下肢痹也。至于因病所致之痹者,则不然也,凡气不运血所致四肢之麻痹不仁者则并皆属之,即所谓血痹或血痹也。《易通卦验》:"人足太阳脉虚,多病血痹。"注:"痹者,气不达为病。"《金匮要略》:"血痹……外证身体不仁……黄芪桂枝五物汤主之。"尤怡注云:"不仁者,肌肤顽痹,痛痒不觉……黄芪桂枝五物,和营之滞,助卫之行。"是也。然则,古之论痹,虽有病与不病之分别,然又皆谓麻痹而非转筋者,由可知也。

痹，足气不至也；从疒，畀声。毗至切。

【系传】

痹，足气不至也；从疒，畀声。毗至切。臣锴按曰：今人言久坐则足痹也。《高士传》曰："晋侯与亥唐坐，痹，不敢坏坐也。"毗避反。

【段注】

痹，足气不至也：《玉篇》云："足气不至转筋也。"从疒，毕声。毗至切：十二部。

【纲疏】

段氏训痹，专取乎《玉篇》"足气不至转筋"为说者，殆非古之以痹名病之本义也。盖疾病之古以痹为称者，痹之为言趩也。趩，字亦作躃，谓止行也。而止于行者则行止，行之止者则不至，故病以痹名者，则一犹趩，本谓荣卫不行、气血阻滞，所致肌肤不仁之麻痹证耳。《说文·走部》云："趩，止行也。"《周礼·秋官·大司寇》："凡邦之大事，使其属趩。"陆德明《经典释文》云："趩，本亦作躃。"《史记·梁孝王世家》："得赐天子旌旗，出以千乘万骑，东西驰猎，拟于天子，出言趩，入言警。"司马贞《索隐》云："《汉旧仪》曰：'皇帝辇动称警，出殿则传躃，止人清道。'言出入者，互文耳，入亦有躃。"此趩之义谓止人出行之止行者。又，《高士传》云："痹，不敢坏坐也。"今本《高士传》痹作痺。《易通卦验》："人足太阳脉虚，多病血痹。"郑玄注云："痹者，气不达为病。"《金匮要略·血痹虚劳病脉证并治》："血痹，阴阳俱微，寸口关上微，尺中小紧，外证身体不仁，如风痹状。黄芪桂枝五物汤主之。"尤怡《金匮要略心典》注云："阴阳俱微，该人迎、趺阳、太溪为言。寸口关上微，尺中小紧，即阳不足而阴为痹之象。不仁者，肌肤顽痹，痛痒不觉，如风痹状，而实非风也。黄芪桂枝五物，和营之滞，助卫之行。"此痹之义谓气血不行之麻痹者也。然则古之名痹，虽本有已病与未病之分别，然所言又皆为麻痹而非转筋者，亦由可知矣。

痹之言趋也，而义谓麻痹，故凡气血不周所致四肢麻痹者，无问久暂，本皆可以名矣。而许君于兹乃特以"足气不至"训释之者，又当以古人坐姿之特殊，所致下肢麻痹为独多耳。《释名·释形体》："脚，却也，以其坐时却在后也。"王启原注云："古人席地而坐，故《记》言：'授坐不跪，必先跪而后坐。'故两足比并，敛跖向后。《水经注》言：'太公钓渭水，两膝迹犹存。'即复坐榻亦然。《高士传》言：'管宁常坐一木榻，未尝箕股，其榻上当膝处皆穿。'此汉魏时犹如此，今阙里所存至圣四配像，皆坐脚向后者。"可知古人之坐，必先跪而胫后却；而人跪胫却，臀复加之，宜其坐之稍久，则气血断流而下肢痹矣。唯五代至宋，人之坐姿已转为"垂足"，与今无异。故生当其时之徐锴，于此古之跪坐者未尝亲历，故对此"晋侯与亥唐坐，痹，不敢坏坐"之晋人因坐而致痹者即颇显不解，而谓之为"今人言久坐则足痹"者，意者坐而致痹亦必坐之良久而或可为然也。

痹之为言趋止也，本谓气血趋止之麻痹也；而痹之为言撇烈也，乃谓步态撇烈之痹痛也。痹之为病，本由内起，因乎阳气不足，阴血阻滞；而痹之为病，乃由外发，由乎风寒湿邪，乘虚内入。此痹之与痹当为二病者，本甚易明矣。然按诸历代方书，则但有痹称，而绝无瘅名者，则殆以瘅之与痹，病本相类，瘅乃痹之渐，痹则瘅之甚，人之病痹每因瘅起，而及其病久失治，乃因瘅为痹也。且瘅与痹字，形亦相近，痹似瘅之简，瘅犹痹之繁，人之书瘅每由痹起，而及其书久厌倦遂省瘅为痹也。然则历代方书之有痹无瘅者，殆以其瘅已寄于痹内之故也。唯瘅痹必竟为二病，名义不同，证候各异，故痹以赅瘅，则义每混淆而难析。即如《素问·痹论》之所谓"痹在于骨则重，在于血则凝而不流，在于筋则屈不伸，在于肉则不仁，在于皮则寒"，则甚难判其孰痹孰瘅之分焉。故为便区别，古乃以"风痹""湿痹""寒痹""五脏痹"诸名以凡谓"痹"外，又别以"血痹"一称以专谓"瘅"矣。此由《金匮要略》所谓"阴阳俱微""外证身体不仁如风痹状"而治之宜"黄芪桂枝五物汤"之"血痹"，亦正即《易通卦验》所云"足太阳脉虚""气不达为病"之"血瘅"者，可以明矣。然则《说文》之瘅，乃谓气血不足、循环不周之"血痹"，而非谓风寒湿邪、阻痹经络之"诸痹"者，亦可明矣。然人既病气血不足之血痹，则极易为风寒湿袭而为诸痹，故《黄帝内经》所谓"正气存内，邪不可干""邪之所凑，其气必虚"者，殆正谓是焉。

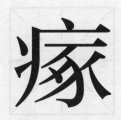

概说

《说文》:"瘃,中寒肿覈。"段《注》:"肿覈者,肿而肉中鞭,如果中有覈也。覈、核,古今字。"按古之以瘃而为名者,瘃之为言涿也,涿者冻也,故冻伤为病,则初本以涿而称之,后乃因涿而为瘃也。盖瘃之言涿,而涿本谓冻者,乃以涿冻本音近而义通,当所谓一声之转者也。而涿即冻,冻即涿,则因涿而来之瘃者,则凡冻伤为病,而或皲裂,或溃破,甚而至于堕手足者,当皆其属,而不独为皮肉之肿覈一类也。

瘃，中寒肿覈；从疒，豕声。陟玉切。

【系传】

瘃，中寒肿覈；从疒，豕声。臣锴按：《汉书》曰："士卒皲瘃堕指者什百。"陟录反。

【段注】

瘃，中寒肿覈：《赵充国传》："手足皲瘃。"文颖曰："瘃，寒创也。"按：肿覈者，肿而肉中鞕，如果中有覈也。覈、核，古今字。从疒，豕声。陟玉切：三部。

【纲疏】

盖古之以瘃而名病者，瘃之为言涿（即古方书中之"涿"字）也；涿者，冻也。故人病冻伤而或皲裂、或为创、或肿而肉中有硬核，甚或至于堕手足者，则初并以涿而称之，后复为瘃而名焉。《五十二病方·疙》云："涿（按：涿本为泷涿字。此当为涿，与冻同从仌之形）：烝（蒸）冻土，以熨之。""践而涿者，燔地，穿而入足，如食顷而已，即□葱封之，若烝葱熨之。"马王堆汉墓整理小组释涿为瘃，云：涿，"冻疮"。此涿本谓冻，因称冻病而为涿者。又，本文云："瘃，中寒肿覈。"《足部》云："踜，瘃足也。"《玉篇·疒部》云："瘃，手足中寒疮也。"《汉书·赵充国传》颜师古注云："堕，谓因寒瘃而堕指者也。"此因涿为瘃，转名冻病而为瘃者也。

瘃之言涿，而涿本谓冻者，盖涿之与冻音本甚近（涿，端母屋部。冻，端母东部），二者殆初本为一词，而涿即冻字之一声之转

瘃

260

者也（涿冻端母双声、屋东对转）。此由古之以豕为声之字，与夫以东为声之字，每每通用而互作，如《方言》卷七云"泷涿谓之露渍"，《广雅·释训》云"泷涿，渍也"，而《广韵·东韵》云"泷冻，沾渍也"，《集韵·东韵》云"泷冻，沾渍也"，可以证矣。又由泷涿、泷冻谓沾渍，可知涿冻之字当从水；冰凌涿冻谓冰冻，可知涿冻之字当从仌也。本书《水部》云："水，準也，北方之行；象众水并流，中有微阳之气也。凡水之属皆从水。式轨切。"《仌部》云："仌，冻也；象水凝之形。凡仌之属皆从仌。笔陵切。"则此本应从仌之涿字，《五十二病方》乃又从水作涿者，殆从俗书也。盖我古民于从仌、从水之字，多不甚分，每每互作；而书之既久，则积非成是。故本应从水之净冲者，或又从仌作净冲，而本应从仌之涿者，遂或从水书为涿耳。

　　瘃之言涿，而涿即冻也。则凡因冻为病，或皲裂，或溃破，甚而至于堕手足者，本皆其属，而不独皮肉肿疐之一类也。故汉前方书之本称为瘃者固为瘃，而后世方书所谓冻疮者亦并为瘃也。清·陈士铎《洞天奥旨·冻疮》云："冻疮，犯寒风冷气而生者也。贫贱人多生于手足，富贵人多犯于耳面。先肿后痛，痛久则破而成疮。北地严寒，尤多此症。更有冷极而得者，手足十指尚有堕落者。"是也。

瘫

概说

　　瘫之为言，偏也：偏者，半也。故先秦之以瘫为名者，则本以身半为病而为义，所言即风中经络之偏枯，而与风中于脏腑本名为痱者，义正相对也。《说文》"瘫，半枯也"，是也。盖瘫之所训偏枯或半枯者，乃言其身半肢体之废用，本一犹草木之失荣无生机，而非谓其半体之病久必枯细也。所谓"盖痿缓不收，则筋骨肌肉无气以生，脉道不利，手足不禀水谷之气，故曰枯，非细之谓"者，是也。

瘺，半枯也；从疒，扁声。匹连切。

【系传】

瘺，半枯也；从疒，扁声。臣锴曰：《吕氏春秋》："公孙绰有瘺枯之药，将倍之以起死者。"是也。匹绵反。

【段注】

瘺，半枯也:《尚书大传》："禹其跳，汤扁。"其跳者，踦也。郑注云："其，发声也。踦，步足不能相过也。扁者，枯也。"注言汤体半小扁枯。按扁即瘺字之叚借。瘺之言偏也。从疒，扁声。匹连切：十一部。

【纲疏】

"瘺，半枯也"者，半枯即"偏枯"，亦所谓"半身不遂（随）"也。桂馥《说文解字义证》云："半枯也者……《素问》：'汗出偏沮，使人偏枯。'王冰注：'偏枯，半身不随。'"是也。

按：古称偏枯、半身不遂之为瘺者，盖瘺之言偏也，而偏谓身半也。此由偏之为义古每训"半"，而瘺之为名初本作"偏"者，如《左传·闵公二年》"衣身之偏"，杜预注"偏，半也"；《国语·晋语》"君赐我偏衣"，韦昭注"偏，半也"；《吕氏春秋·士容》"火烛一隅，则室偏无光"，高诱注"偏，半也"；《荀子·非相》"禹跳汤偏"，杨倞注引郑玄《尚书大传》注"汤半体枯"。可知之矣。故古称偏枯、半身不遂之为瘺者，乃身半为病之义也。盖瘺之为名，字本作偏后又作瘺者，乃以其为病仅及身半，故初即以训半之偏而名之；而后又以所言偏者乃谓病，故字复省人从疒而作瘺也。

瘺之言偏也，义谓身半为病者，固易明矣，而至其究谓身半为何病者则义仍晦焉。故殆至于秦汉，时人乃于"偏"下缀"枯"，而复称"偏枯"矣。盖所谓"枯"者，乃言气血失养致肢体废用之状貌，本一犹草木失荣而无生机也。《灵枢·刺节真邪》云："虚邪偏客于身半，其入深，内居营卫，营卫稍衰，则真气去，邪气独留，发为偏枯。"而物无生机者乃犹若死，故身半之废用而古以"偏枯"名之者，即犹言其半身之死也。《吕氏春秋·别类》篇云："鲁人有公孙绰者，告人曰：'我能起死人。'人问其故？对曰：'我固能治偏枯，今吾倍所以为偏枯之药，则可以起死人矣。'"《淮南子·览冥训》云："是犹王孙绰之欲倍偏枯之药而欲以生殊死之人。"此言倍以疗偏枯之药，而欲以活死人者，固属荒诞，然古称"偏枯"者，其"枯"义犹死，则由可得见矣。或谓偏枯之枯，乃谓"枯细"，如《诸病源候论·风病诸候上·风偏枯候》云："其状半身不随，肌肉偏枯小而痛，言不变，智不乱，是也。"而由偏枯之病，其偏废之肢体固无细者，故古之医家已斥其非矣。如《医学纲目·诸风·中风》所谓："后世迷失经意，以偏枯痱病之旨，一以中风名之，遂指偏枯为枯细之枯，而非左瘫右痪之症，习俗之弊，至于此也。殊不知仲景云：'骨伤则痿，名曰枯。'盖痿缓不收，则筋骨肌肉无气以生，脉道不利，手足不禀水谷之气，故曰枯，非细之谓也。"是也。e

至瘺（偏）、偏枯（半枯）为病，故又称之"半身不遂"或"半身不随"者，则为东汉末年以来事也。《金匮要略·中风历节病脉证并治》云："夫风之为病，当半身不遂。"《诸病源候论·风病诸候上·风偏枯候》云:"风偏枯者……其状半身不随。"是也。盖半身不遂,或又作半身不随者,乃谓其半身肢体之运动,不遂心,不随意也,殆即言其身半不用,乃由其不应于心意之驱使、之调动也。

瘖之为病,其于先秦两汉,本系与痱对待而言之中风病也。《灵枢·热病》云:"偏枯,身偏不用而痛,言不变,志不乱;病在分腠之间。……痱之为病也,身无痛者,四肢不收,智乱不甚,其言微知,可治;甚则不能言,不可治也。"是也。盖瘖之为言"偏"也,谓身半不用之疾也;痱之为言"不知"也,谓知觉丧失之病也。故瘖之与痱,一为人之中风后,但身半不用而神识清醒之疾,一为人之中风后,必神识不清,而肢体不用之病也。然则其身痛、神识等感知意识功能之丧失与否,为区分二者之关键。此中风之病,名瘖名痱而互为对待之义也。

瘇

概说

　　瘇从童声，童从重声，古之以瘇而为名者，盖即以肿（腫）而为声义，所言正即肿之病也。而由瘇之一字本亦作尰，且《说文》训瘇为"胫气足肿"，可知病之以瘇而为名者，乃专谓足肿也。而又由东汉之时以脚即胫、胫即脚，可知许君之所言"胫气"即脚气，而所谓"胫气足肿"，乃脚气所致之足肿也。然段《注》殆不识此"胫气足肿"乃谓"脚气足肿"，其"脚气"本就其病言，"足肿"乃即其症谓，因妄删其"足"为"胫气肿"。若此则不特有违于《说文》之"胫气足肿"之训者，而又深悖于《尔雅》"肿足为尰"之旨矣。盖古之以瘇名病者，先秦时期，本以之统言下肢肿，故凡足肿之病则并皆属之，而不问其由来于何病。时至于汉，殆人已知足肿多缘于脚气病，故遂以之专谓由胫气所特发之足肿。而迨至于隋，人或以可致足肿者非独脚气，且脚气为病其足亦或肿而或不肿，故又分脚气于瘇之外，则瘇与脚气自是而遂为二病矣。

瘇

266

瘇，胫气足肿；从疒，童声。《诗》曰："既微且瘇。"时重切。尰，籀文从尣。

【系传】

瘇，胫气肿；从疒，童声。《诗》曰："既微且瘇。"臣锴按：下湿地则生此疾。故《诗》曰："彼何人斯，居河之湄？既微且瘇，尔勇伊何？"是也。时踊反。尰，籀文。臣锴曰："尣，尫字，童，籀文童字。"

【段注】

瘇，胫气肿：《小雅·巧言》曰："既微且瘇。"《释训》《毛传》皆曰："骭疡为微，肿足为尰。"按：云"胫气肿"，即足肿也。大徐本云："胫气足肿"，非。从疒，童声。时重切：九部。《诗》曰："既微且瘇。"尰，籀文，左从尣，乌光切；右从籀文童。《尔雅音义》云："尰，本或作尰，同。"并籀文瘇字也。按籀文本作尰，又或变为尰耳，非有两籀文也。

【纲疏】

瘇从童声，童从重声，故篆文之瘇，字亦作瘇，籀文之尰，字又作尰也。本文云：瘇，"籀文从尣。"引《诗》曰："既微且瘇。"今《诗·巧言》瘇作尰云："既微且尰。"《吕氏春秋·尽数》云："重水所多尰与躄人。"此尰即瘇字，而籀文之尰字亦作尰者。又，释玄应《一切经音义》卷十云："尰，又作瘇。"张华《博物志》卷一云："瘇由践土之无卤者，今江外诸山县偏多此病也。"此瘇即尰字，而篆文之瘇字又作瘇者也。盖古之以瘇而名病者，瘇之为言肿也，其名本由肿而来，其字初当亦为肿也。而又以其肿在下肢，故字转从尣而作尰、尰；肿乃病属，故字亦从疒而作瘇、瘇耳。本文："瘇，胫气足肿。"徐锴云："下湿地则生此疾。"《广雅·释诂》："尰，肿也。"王念孙云："尰与肿，声相近。"《淮南子·地形训》："岸下气多肿。"《太平御览·天部十五》引"肿"为"尰"。此瘇之言肿，瘇之名字之本作肿者。又《尔雅·释训》云："肿足为尰。"《汉书·贾谊传》云："方病大瘇。"此肿"足"为"病"，字复因肿而为尰（尰）、瘇（瘇）者也。

瘇，许君训为胫气足肿者，盖胫气足肿即脚气足肿，以汉时称脚本谓胫耳。本书《肉部》云："脚，胫也；从肉，却声。"《释名·释形体》云："脚，却也。以其坐时却在后也。"故脚气者，谓由胫始发，为弱为肿，久而气动，冲心杀人者也。《肘后方·治风毒脚弱痹满上气方》云："脚气病，先起岭南，稍来江东，得之无渐，或微觉疼痹，或两胫小满，或行起忽弱，或少腹不仁，或时冷时热，皆其候也。不即治，转上入腹，便发气上，则杀人。……若胫已满，捏之没指者，但勤饮乌犊牛溺二三升，使小便利，则渐渐消。"是也。然则古之以瘇而名病者，所言本即脚气病；而其名字之作尰（尰）作瘇（瘇）所会"肿足为病"之意者，亦正谓脚气为病之足肿貌也。

东汉之时，脚即胫而胫即脚，故许书所云胫气者，本乃脚气之谓也。而"火曰炎上，水曰趋下"，"伤于风者，上先受之；伤于湿者，下先受之"，故"居河之湄"或"重水所"，感其湿毒之气而为脚气胫肿，其足则未有不肿者。然则许君之所谓"瘇，胫气足肿也"者，实谓"瘇者，胫气为病所致足肿者也"。而段氏殆不知此"胫气足肿"乃谓"胫气""足肿"，一就病言，一即症谓，而妄删其"足"为"胫气肿"，若此则既有违于《说文》"胫气足肿"之训，又深悖于古之"肿足为尰"之旨矣。

瘇

268

古瘇瘇之字之作尰尰者，本即以之为肿（膧）字，而易"肉"为"尣"以专言足肿。故先秦时期，凡见足肿之症即皆可名尰，而本不问其为何病也。《诗·小雅·巧言》："既微且尰。"毛传云："肿足为尰。"《吕氏春秋·尽数篇》："重水所，多尰与躄人。"高注云："肿足曰尰。"是也。而时至于汉，殆人已知足胫之肿者多源于脚气之病，故于尰之所谓"足肿"前，冠以"胫气"，谓之"胫气足肿"，而从尣之尰尰遂亦从疒，乃书为瘇瘇矣。本文："瘇，胫气足肿也。"玄应《一切经音义》卷十一引《通俗文》："肿足曰瘇。"《汉书·贾谊传》："天下之势，方病大瘇。"如淳注云："肿足曰瘇。"是也。然瘇之为病所赅者广，而脚气足肿特其一端，且脚气亦多见足之微肿或不肿者，故时至于隋，或分脚气于瘇之外，则瘇与脚气遂为二病矣。《诸病源候论·脚气病诸候·脚气缓弱候》云："凡脚气病，皆由感风毒所致。得此病多不即觉，或先无他疾而忽得之，或因众病后得之。初甚微，饮食嬉戏，气力如故，当熟察之。其状：自膝至脚有不仁，或若痹，或淫淫如虫所缘，或脚指及膝胫洒洒尔，或脚屈弱不能行，或微肿，或酷冷，或痛疼，或缓纵不随，或挛急，或至困能饮食者，或有不能食者，或见饮食而呕吐，恶闻食臭，或有物如指发于腨肠，径上冲心，气上者或举体转筋，或壮热头痛，或胸心冲悸，寝处不欲见明，或腹内苦痛而兼下者，或言语错乱有善忘误者，或眼浊精神昏愦者，此皆病之证也。若治之缓，便上入腹，入腹或肿或不肿，胸胁满，气上便杀人。急者不全日，缓者或一、二、三月。初得此病，便宜速治之，不同常病。"又，《四肢病诸候·足尰候》云："尰病者，自膝以下至踝及趾俱肿直是也。皆由血气虚弱，风邪伤之，经络否涩而成也。亦言江东诸山县人多病尰，云彼土有草名尰草，人行误践触之，则令病尰。"是也。

瘟

概说

《说文》"瘟，跛病也；从疒，盍声，读若胁，又读若掩"，则瘟当正即踒字也。此由踒从奄声，亦读与掩同，而并谓人之"跛疾"者，可以知矣。而瘟既踒字，其一从足、一从疒，字之所从不同者，盖以其所病为足，故字从足，又以其所患为病，故字从疒也。然则瘟之与踒，不特义同，音亦甚近，殆其始也本同名，而后乃以音声相转遂若有别也。至于瘟之训跛，段《注》以之为古义，而今义乃为人之"短气"且"疲"者，此当据于《广韵》《集韵》而为说，殆又以瘟为瘟字也。而瘟既亦瘟字，则所言又为瘟瘵病也。盖瘟瘵者，本即骨蒸传尸病，其喘促咳嗽、四肢无力之症者，正即瘟之所训"短气"而"疲"之义也。瘟本为踒字谓跛病，瘟又为瘟字谓瘟瘵，此同以瘟字为其名，而其古义今义两相异者也。

瘂，跛病也；从疒，盍声。读若胁，又读若掩。乌盍切。

【系传】

瘂，跛病；从疒，盍声也。读若胁，又读若掩。一盍反。

【段注】

瘂，跛病也：《广韵》曰："瘂，短气也。"此今义也。从疒，盍声。读若胁，又读若掩。乌盍切：八部。

【纲疏】

"瘂，跛病也"者，盖瘂本即踚字也。此由踚从奄声，读与掩同，亦正谓人之病足跛行貌者，可以知矣。《唐写切韵残本·洽韵》云："踚，跛行貌。"《玉篇·足部》云："踚，於合切，跛踚也。"《集韵·合韵》云："踚，跛疾。"是也。而瘂即踚字者，又一犹瘤即㾪字也。由其所病为足故字从足尢，以其所名为病故字复从疒耳。本书《疒部》云："疒，倚也；人有疾病，象倚箸之形。凡疒之属皆从疒。"《尢部》云："尢，尳曲胫也；从大，象偏曲之形。凡尢之属皆从尢。"《足部》云："足，人之足也，在下；从止、口。凡足之属皆从足。"徐锴云："口，象股胫之形。"是也。至于或以为瘂从盍声，踚从奄声，所从不同，声当互异者，殆不知按诸古音，从盍之瘂为影母盍部字，从奄之踚为影母缉部字，二者影母双声，盍缉旁转，音本相近，故瘂之一字"又读若掩"也。然则瘂之与踚，不特义同而音亦甚近，盖其始也本为一名，特以后世音声相转遂若有别者，亦可知矣。

瘂于汉时本谓跛，而唐之以来多又以病疲或短气而言之也。玄应《一切经音义》卷八云："瘂，病短气。"《广韵·盍韵》云："瘂，短气也。"《集韵·盍韵》云："瘂，疲病也。"是也。所以然者，殆又以瘂痷（淹）声近，而时人遂以瘂为痷，谓瘂乃人病痷殜名也。《方言》卷二："痷殜，微也。宋卫之间曰痷；自关而西秦晋之间，凡病而不甚者曰痷殜。"郭璞注云："病半卧起也。"《玉篇·疒部》云："痷，于劫切，痷殜，半臥半起病也。亦作淹。"《集韵·洽韵》云："痷、瘂，病也。或从盍。"是也。而痷殜者，本乃骨蒸传尸病，其喘急咳嗽、四肢无力之症者，殆正即瘂之所训"短气"而"疲"之义也。唐《外台秘要》卷十三引崔氏云："骨蒸病者，亦名传尸，亦谓痷殜。"宋《圣济总录》卷九十三云："传尸劳者，骨蒸之病，流传五脏也。其证痷殜，半卧半起，旦即醒然，午后微热，……喘急咳嗽……四肢无力……渐至尪羸。"是也。至于痷殜者，犹言蜨蝶，乃谓至微至薄之词，《本草纲目》卷四十"蛱蝶"："蜨蝶，蝴蝶。时珍曰：蛱蝶轻薄，夹翅而飞，葉葉然也"，《方言》卷二钱绎云："今吴俗呼门之短小轻薄者曰痷殜门。"而传尸者，犹言灭门，乃谓至重至危之病，《外台秘要》卷十三引苏游云"大都此病相克而生，先内传毒气，周遍五藏，渐就羸瘦，以至于死。死讫复易家亲一人，故曰传尸。"而今乃取至微至浅之词用称至重至危之病者，则殆以传尸之病固至沉重，染者多死，而其"半卧半起""面好颜色"之状貌，又至轻浅，一似于"欲似无病"之"佯病"者。《外台秘要》引苏游云："大都男女传尸之病……状如佯病。每至旦起，即精神尚好；日午以后，即四体微热。面好颜色……死在须臾，而精神尚好……犹如涸鱼，不觉其死矣。"是也。

瘂

272

疕痏

概说

　　《说文》训疕为"殴伤"，而训痏为"疕痏"，是疕即痏，而痏即疕，所言又俱为疕痏，而本无疕轻痏重、相互对言之意也。然段《注》殆据于唐颜师古注《急就篇》所言"殴人皮肤肿起曰疕，殴伤曰痏"，而遂谓"疕轻痏重"，并进而发挥《汉律》"遇人不以义而见疕者，与痏人之罪钧，恶不直也"之说，乃谓"是疕人者轻论，见疕者重论，故曰恶不直也"。此说大误！盖段氏既据于讹说，谓疕轻痏重，因致于误解《汉律》中此一"殴人被殴、伤同罪等"之恶人不直之律例（被殴者本应轻论，然因其不义，故罪与殴人者均），反以为殴人者轻论、见殴者重论矣。此殆由其于疕痏之名义了无所究使然之耳。盖古称殴伤为疕痏者，疕痏本为象声词，乃为状被殴之人所发啼呼哀号之声者也。今由齐鲁方言之殴人而禁其啼呼曰"休吱哞"、施暴而止人哀号曰"吱哞什"，可知疕痏一语，两千年来我乡言犹然沿用之也。而疕痏者，既为由殴人者所拟被殴者之啼号之声所自来，故及其因声为名而称病，则当谓因殴致伤之殴伤病也。而殴伤云者，凡因殴所伤者本皆属之，而无论其伤之轻重、有创无创也。而段公见不及之，此其注《说文》之疕痏之所以误矣。

痕，殴伤也；从疒，只声。诸氏切。痏，痕痏也；从疒，有声。荣美切。

【系传】

　　痕，殴伤也；从疒，只声。臣锴按：《汉书音义》："以杖殴人，青黑肿起，而无创瘢者，《律》谓痕。"手攴反。痏，痕痏也；从疒，有声。臣锴按：沈约："疮痏构于床之曲。"于救反。

【段注】

　　痕，痕痏，殴伤也：痕痏二字各本无，依全书通例补。《汉书·薛宣传》廷尉引《传》曰："遇人不以义而见痕者，与痏人之罪钧。恶不直也。"应劭曰："以杖手殴击人，剥其皮肤起青黑，而无创瘢者，《律》谓痕痏。"按：此应注讹脱。《急就篇》颜注云："殴人皮肤，肿起曰痕，殴伤曰痏。"盖应注"《律》谓痕"下夺去六字，当作"其有创瘢者谓痏"。《文选·嵇康诗》："怛若创痏。"李善注引《说文》："痏，瘢也。"正与应语合，皆本《汉律》也。痕轻痏重，遇人不以义而见痕，罪与痏人等，是痕人者轻论，见痕者重论，故曰恶不直也。创瘢，谓皮破血流。从疒，只声。诸氏切：十六部。痏，痕痏也：按依许全书之例，则痕下云："痕痏，殴伤也"，此但云："痕痏也"而义已足。此等往往为浅人妄删，致文理不可读矣。或曰依应仲远则痕痏异事，何为合之也？曰："应析言之，许浑言之；许曰殴伤，则固兼无创瘢有创瘢者言之。《文选注》引《仓颉篇》"痏，殴伤也"，与许正合。从疒，有声。荣美切：古音在一部。一曰痏（逗）瘢也。据《文选·嵇康诗注》补此五字。此析言之，与应劭引《律》合。

痕
痏

【纲疏】

痕痏者，盖痕即痏而痏即痕，所言本俱即痕痏、即殴伤，而初无痕轻痏重、相互对言之意也。本文云："痕，痕痏（据段注补），殴伤也。""痏，痕痏也。"慧琳《一切经音义》卷三十引《苍颉篇》云："痕痏，殴伤也。"《睡虎地秦墓竹简·法律答问》云："或与人斗，夬（决）人唇，论可殴？比痕痏。"《汉书·薛宣传》："遇人不以义而见痕者，与痏人之罪均。恶不直也。"颜师古注引应劭曰："以杖手殴击人，剥其皮肤，肿起青黑，而无创瘢者，《律》谓痕痏。"是也。故古称痕痏之但为痕、但为痏者，求简约也；而称痕痏之既为痕，复为痏者，为避复也。然则《薛宣传》之"见痕""痏人"之"痕""痏"者，其义一也，本俱以殴伤而为义，正同于许君于痕痏二字之说解矣。而段氏见不及此，既以痕之与痏谓痕痏，而复谓痕痏义别，痕轻痏重，因至于曲解《汉律》，以"遇人不以义而见痕者，与痏人之罪钧"者，乃谓为"是痏人者（伤人重者）轻论，见痕者（被伤轻者）重论"矣。若果如段注之言，今设甲为乙殴者为见痕、乙致甲伤者为痏人，而甲若被伤，则不论面肿唇决、伤轻伤重，于甲言之则均为见痕，于乙言之则均为痏人。此痕痏为名，本但谓殴伤，而不论其伤情之轻重者也。又，甲既见痕为面肿，则于甲言之为轻伤，于乙言之亦轻伤；而乙既痏人为唇决，则于甲言之为重伤，于乙言之亦重伤。此痕之与痏，其义本等同，而初无痕轻痏重之别者也。然则由此"不以义见痕者，与痏人之罪钧"——殴人被殴、伤同罪等之《汉律》中，又何来段注之所谓"是痏人者轻论，见痕者重论"之意耶？

盖古称殴伤之为疛痏者，疛痏本为象声词，乃为状被殴人所发之啼呼哀嗥之声者也。《急就篇》卷四："疛痏保辜啼呼号。"颜师古注云："啼呼号者，被殴之人称痛酷也。"《通俗文》云："痏，痛声曰痏。"是也。而象声制词，本以似之为度，无取乎甚肖；且人听不同，所闻各异，故古来之因声制字而为疛痏者，则音既不齐而形亦不一耳。如《急就篇》"疛痏"，颜注云："疛音纸，又音支。痏，音洧。"《颜师家训·风操》云："《苍颉篇》有侑字，《训诂》云痛而呼也，音羽罪反，今北人痛则呼之。《声类》音于未反，今南人痛或呼之。此二音随其乡俗，并可行也。"《说文斠诠·疒部》痏下云："（侑）推此二切（谓颜之推《颜氏家训》"羽罪""于未"二切），当以从有为是。"慧琳《一切经音义》卷五十八云："痏痏：诸书作侑，籀文作炜。案《通俗文》：'於鬼反，痛声曰痏。'……《律》文从口，作嚘喂二形。"是也。

　　疛痏之本为象声词，而以状被殴人所发呼嗥之声者，由今我齐鲁方言之殴人而禁其啼呼云"休吱嚘"、施暴而止人哀号曰"吱嚘什"，可知古称殴伤为"疛痏"者，即一犹今呼痛叫为"吱嚘"也。惟人之真实痛叫，声多近于"同（恫）"或"甬（痛）"，古今皆然，故初即因声为名而作"疼"与"痛"矣。而古于"疼""痛"之名外，复别立"疛痏"之名以称之，且既亦因声为名，而其声与实际之痛呼之声又颇不相类者，乃以"疼""痛"者被痛人所发之声，而"疛痏"者殴人者所拟之声耳。盖人之被痛，始必噤齿吟气以忍之，及至忍无可忍，遂声气呻出音近于"同""甬"，因之名曰疼痛也。而人之施暴，不满及不屑于被殴者因痛而发之呼嗥，因而曲拟其声为"吱嚘"为"只喂"，此痛声之亦称疛痏之故也。而疛痏者既由殴人者所拟被伤者之呼嗥之声所由来，故及其因声为名而称病，则当义谓因殴所伤之殴伤病也。且殴伤云者，凡因殴所伤者皆属之，本不问其伤之微甚、肿面决唇矣。故古称殴伤为痏痟者，则凡因殴所伤者即皆可名之，初不论其伤之轻重、有创无创也。

　　至于古称痏痟者本谓殴伤，而古代医籍或又以之称针事者，如《灵枢·邪气藏府病形》篇所谓"已发针，疾按其痏，无令其血出"，《素问·缪刺论》所谓"刺手中指、次指爪甲上去端如韭叶，各一痏"，其或以痏而言针孔，或以痏而谓针次者，是也。盖古又以本谓殴伤之痏痟名，而用称针孔及针次者，当为其词义之引申。此由其针既入肤，不无伤痛，而人被伤痛，又恒出痛声，则针刺称痏与夫殴伤称痏，虽所称不一，而名源无二矣。殆刺之一伤（针孔）则嗁呼一声（针次），故以痏而谓针孔者，本由其痏之言伤之所来，而以痏而谓针次者，则以其痏言嗁呼而计之矣。

癙

概说

《说文》:"癙,创裂也,一曰疾癙;从疒,雟声。"按癙之所训为"创裂"者,本谓金创之迸裂;而癙之又训为"疾癙"者,乃谓愚戆而不慧也。盖创裂之古以癙为名者,癙之言蠵也;蠵者,以胃而鸣之大龟也。盖龟之大者纹必深,以胃鸣者气必壮,故癙之以蠵为名者,则当谓金创由怒气而迸裂,或伴有鲜血溢出者。此金创迸裂之以龟名,而独取其大,且必以蠵而为譬之故也。其与冻伤肤裂之名为龟,可任取一龟,而不必问其为何龟者,则迥然异也。至于愚戆而古亦以癙为名者,殆又以癙之为言憀也,亦譙也,亦癙也。盖憀者,离心为二也,乃言疾癙之所由起;譙者,言壮数怒也,又言疾癙之戆言貌;蠵者,愚戆多态也,则言疾癙之愚行状也。按心之守一则专精,则聪慧,言语行止则如常;及其为二,则神离,则愚戆,言语行止则异常。《国语》"民之精爽,不憀贰者"、《集韵》"癙,愚也",此之谓也。

瘔，创裂也，一曰疾瘔；从疒，巂声。以水切。

【系传】

瘔，创裂也，一曰疾瘔；从疒，巂声。吁唯反。

【段注】

瘔，创裂也，一曰疾瘔：《玉篇》作："一曰疾也。"从疒，巂声。以水切：当依《广韵》"羊捶切"，十六部。

【纲疏】

"瘔，创裂也"者，盖创裂本谓人之金疮之迸裂也。所以然者，殆以瘔之为言蠵也。蠵，一大型龟也，纹如玳瑁，以胃鸣者。而蠵既大龟，其纹必深，则人之金创迸裂者状即似之，故古人遂取类比象，因蠵为瘔而称焉。《说文·虫部》："蠵，大龟也，以胃鸣者；从虫，巂声。户圭切。"段注云："大龟，龟之大者。"《尔雅·释鱼》："二曰灵龟。"郭璞注云："涪陵郡出大龟，甲可以卜，缘中文似瑇瑁，俗呼为灵龟，即今觜蠵龟，一名灵蠵，能鸣。"此蠵言大龟，而由其"纹如玳瑁"，可知其纹裂之深者矣。又，《外台秘要》卷二十九引《肘后》云："凡金创出血，其人若渴，当忍之，常用干食并肥脂之物以止渴，慎勿咸食；若多饮粥辈，则血溢出，杀人不可救也。又忌嗔怒、大言笑、思想阴阳、行动作劳。"此瘔言创裂，而由其"血之溢出"，可知系金创迸裂者也。又进由瘔从巂声，而字之以巂为声者，每多有裂义，且又有怒义，如《说文·隹部》"巂，周燕"，此以其尾部歧裂而名之者，《言部》"讗，言状兒，一曰数怒也"，此以其言壮易怒而名之者也。然则古称大龟胃鸣纹深而为蠦者，或谓其气壮多怒而因致其纹之裂深耶？而称金创之迸裂出血以为瘑者，或谓其气壮暴怒而因致其创之裂深耶？此则因声求义而得之者也。蠦有裂义，又有怒义，而创裂之病，每由怒发，且发则血涌，最为惨烈，故因蠦为瘑而称之，此创裂名瘑之所由来也。

金创迸裂之为名瘑，瘑乃由蠦而来者，本一犹皮肤冻裂之称为皲，皲乃由龟而来也。《庄子·逍遥游》："宋人有善为不龟手之药者。"陆德明《经典释文》云："不龟手，愧悲反，徐'举伦反'，李'居危反'。向云'拘坼也'，司马云'文坼如龟文也。'"《广雅·释诂》："皲，皵，疕也。"王念孙《疏证》云："皲，《说文》作'踹'，云：'瘃足也。'《汉书·赵充国传》：'手足皲瘃。'文颖注云'皲，坼裂也。'《庄子·逍遥游》篇：'宋人有善为不龟手之药者。'《释文》云：'龟，徐举伦反，向云拘坼也。'龟与皲声近义同。"是也。盖古之名病，每多取类比象，以譬相成，故于坼裂、迸裂之病，初当援物象形本称为龟、蠦；而龟与蠦者固乃物名而非病称，故为分别，后之名病者遂因其声而作皲与瘑耳。唯古之援物以名病者，必求其形似，故同为裂病而形似龟纹者，于其金创之裂、裂之于肉、裂大而深者，则以龟为名特取其大者；而于其皲瘃之裂、裂之于肤、裂小而浅者，则以龟为名凡龟即可矣。此同以龟而为病名，而或因蠦为瘑、或因龟为皲，名各不同之故也。

至于"瘑，一曰疾瘑"云者，盖疾瘑乃谓病愚戆也。所以然者，殆此一曰之瘑者，瘑之为言懦也，亦讟也，亦嫷也。盖懦言疾瘑之所由起，讟言疾瘑之戆言貌，而嫷言疾瘑之愚行状也。《说文·心部》

云："惷，有二心也；从心，雟声。"《言部》云："讙，言壮貌，一曰数相怒也；从言，雟声。"《女部》云："嬛，愚戆多态也；从女，雟声。"按：心之守一，则专情，则聪慧，其言语行止则如常；及其为二，则神离，则不慧，其言语行止则变异矣。《国语·楚语》："民之精爽，不惷贰者。"韦昭注云："惷，离也。贰，二也。"《玉篇·心部》云："惷，变也，异也。"《广韵·齐韵》云："惷，离心也。"是也。故"疾惷"者，乃谓人病愚戆而不慧，言语行止皆失常也。《集韵·卦韵》云："惷，愚也。"此之谓也。

瘮之既谓愚戆病，则与言痴之疙者当无异也。玄应《一切经音义》卷十六引《通俗文》云："小痴曰疙。"《玉篇·疒部》云："疙，痴貌。"《集韵·迄韵》云："疙，痴也。"是也。然瘮之为状本甚类于嬛貌，其字当即由嬛而来，而疙之为状乃甚类于仡貌，其字殆又由仡而来，而《女部》"嬛，愚戆多态也"，《人部》"仡（仡），勇壮也。《周书》曰：仡仡勇夫"，所言虽俱为愚戆貌，而取譬相成乃分男女、含褒贬者，则盖以许书训仡为勇壮者，愚戆而勇敢趋义之谓也，而由其勇敢趋义故从人（此之从人，犹从男也），许书之训嬛为多态者，愚戆而妖冶违礼之谓也，而由其妖冶违礼故从女。此同言愚戆，而由其所从不同、褒贬不一，则古之男尊女卑之俗，由可见矣。而至其由仡而疙、由嬛而瘮，所言俱为愚戆病者，则疙之与瘮二者之间又无异也。

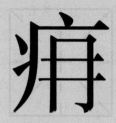

概说

痱,《说文》训之为"皮剥"者,盖痱之言皯也;皯者,谓皮肤
之魄莫而起也。而由"物之虚浮不坚实者,俗谓之魄莫",可知魄莫
本谓剥,剥乃魄莫之二合音也。而痱皯之古音既相近,剥之所言又
为魄莫,可知痱皯之音义本相通,初殆本为一语也。唯皯谓皮肤之魄
莫者,人皆有之,以久不盥洗者为尤多;而痱谓皮肤之魄莫者,则
因病而起,特以皮为虫蛀者为甚也。然则,病以痱称者本源于皯,
乃谓皮肤为虫蛀而剥起溃错者,由可知矣。

痻，皮剥也；从疒，并声。赤占切。瘢，籀文从反。

【系传】

痻，皮剥也；从疒，并声。读若枏，又读若襜。赤占反。瘢，籀文。

【段注】

痻，皮剥也：剥，裂也。从疒，并声。读若枏，又读若襜：小徐有此七字。赤占切：七部。瘢，各本下从反，今按尸部反字也，故正之。籀文从反。

【纲疏】

"痻，皮剥也"者，盖痻之为言皯也，谓皮肤皯莫而起病也。此由痻、赤占切、古昌母谈部字；皯，章善反，古章母元部字。昌章旁纽，谈元对转，二者之古音本相近，而痻训皮肤之剥，皯训皮肤皯莫，剥之缓读即皯莫，皯莫之急读正即剥，二者之古义复相通者，可以知矣。《礼记·内则》："濯手摩之，去其皯。"郑玄注云："皯，谓皮肉之上皯莫也。"《经典释文》云："皯，章善反。"宋·杨伯嵒《臆乘》卷一"皯莫"云："物之虚浮而不坚实者，俗谓之皯莫。"是也。唯皯谓皮肤之皯莫者，人皆有之，以久不盥洗者为多也；而痻谓皮肤之皯莫者，则因病而起，特以皮为虫蚀者为甚也。颜师古注《急就篇》"痂疕疥疠痴聋盲"云："疥，小虫攻啮皮肤，灌错如鳞介也。"桂馥注《说文》"痻，皮剥也"云："皮剥也者，皮肤搔之则蜕，俗谓虫蚀，盖皮中有小虫也。"是也。皯，章善反，谓未病之皮肤皯莫者；痟，赤占切，谓已病之皮肤魄莫者。则痟之与皵，非特音近，而义亦相通，然则痟之言皵也，痟以名病本由来于皵，而谓皮为虫蛀剥起灌错者，可以明矣。

至于"痕，籀文从夂"，段《注》以为夂即尸部之夂字，而因之径改籀文之痕字为痕者，此甚无谓也。以夂字从又，夂字从叉，又者手也，叉者爪也，而爪之于手，本为从属，故字之从手者，可以赅爪，而夂之一字，固可作夂矣。《说文·尸部》云："夂，柔皮也；从（又）申尸之后。尸或从又。"是也。而由其从又之夂乃篆文，可知籀文之段《注》改痕为痕者非其字。又由其夂之或体之为夂，可推之籀文之作痕者本不误矣。盖夂之或体之夂不同其本篆者，或正即籀文之孑遗。此所以《说文》以从夂之痕字为籀文也。而夂之义谓"柔皮"者，本即俗所云"熟皮"，即令毛皮由硬变软之谓也。故欲熟之，必以手近皮（皮附于"尸"），抻之使平，刮之使剥，去其残肉也。然则籀文之痕，字本从夂，盖正即以"又""尸"会意而谓离皮使剥者也。而人病皮之离剥者，又正即痟之言皵，痟之所称皮肤魄莫之病也。

痟

284

癑

概说

《说文》:"癑,痛也;从疒,農声。"《一切经音义》:"膿,今作癑,同。"按癑之以農而为声者,盖農读为膿,而癑本膿省复从疒者。唯農读为膿者,膿本膿血之膿,而从疒農声之癑者,乃谓肿疡、溃疡等蓄膿、溃膿之疾病,二者一即物言,一即病言,未可等同也。然则许慎与玄应之说,殆并误矣。

癑，痛也；从疒，農声。奴动切。

【系传】

癑，痛也；从疒，農声。乃统反。

【段注】

癑，痛也；从疒，農声。奴动切：九部。

【纲疏】

"癑，痛也"者，于古之方书无所征。而由玄应《一切经音义》卷十八所谓"痋，又作胨、疼二形。《声类》作癑。《说文》：'痋，动痛也。'"以观之，则非唯癑训为痛者本非《说文》之说解，即训痛之癑字亦非《说文》所固有也。王筠《说文句读》谓之曰："此则《说文》无癑，后人以《声类》增之。"是也。

癑之以農而为声者，盖農读作膿（盥），而癑本膿省复从疒者也。《武威汉代医简》59—61 云："其毋農者行愈，已有農者溃。"68简云："胫中当愿（痛），愿至足下，伤農出。"82 甲—82 乙简云："治久泄肠辟……肠中 [愿] 加甘草，多血加桂二分，多農加石脂二分。"又，《说文·血部》云："盥，肿血也；从血，農省声。奴冬切。膿，俗盥；从肉，農声。"又玄应《一切经音义》卷十一云："膿，今作癑，同。"是也。唯農读为膿者，膿本膿血之膿，而从疒農声之癑者，乃谓肿疡、溃疡之蓄膿、溃膿之疾病，二者一即物言，一即病言，未可等同也。然则玄应所谓"膿，今作癑，同"者，误矣。

癑

癰以名病者，癰之为言膿也，本谓蓄膿、溃膿之膿疡病，现代西医所谓肝膿（脓）疡、肺膿疡，即传统中医所谓肝痈、肺痈者，即其类也，而体表之痈疽疮疡之蓄膿、溃膿者，殆亦其类也。

　　癰者本谓膿疡病，而膿疡之病于其膿盛未溃时多伴有疼痛，随其膿之既溃而疼痛立减。或古之训癰而为痛者，本言此耶？而伤寒病中，于汗、于吐、于下之后，又每每出现一懊憹症，即汉·张仲景《伤寒杂病论》所谓："发汗吐下后，虚烦不得眠，若剧者，必反复颠倒，心中懊憹。"所言懊憹，乃烦躁之极，而心中闷乱不宁貌，虽非惨怛应心之真疼痛，然其难于言表之痛苦状，似较诸疼痛为尤甚。或古之训癰而为痛者，又以癰而谓懊憹，乃以之称此反复颠倒、心胸烦扰之懊憹症耶？

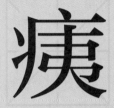

概说

　　痍，字本作夷，《说文》训之为"伤"也。盖所言伤者，乃谓源于兵器之金刃伤也。然今由痍从夷声、字本作夷以观之，则古称金伤之为痍者，其为名之字则本谓矢伤，殆初由矢伤以为譬，而联类以统谓金伤也。盖痍从夷声本谓矢伤者，乃以古夷声之字与矢声之字固多通作，而痍本作夷之从大从弓，亦颇近于甲骨文疾字之从大从矢之形也。此殆以春秋以来，本为矢中人形之疾字，义已引申转谓六淫所袭之外感病，遂致于人为矢伤者因失其名，故随之以痍代疾而称之，则箭矢等金伤遂有此新命之名矣。

痍，伤也；从疒，夷声。以脂切。

【系传】

痍，伤也；从疒，夷声。臣锴按《春秋左氏传》曰："命军吏察夷伤。"《后汉书》谓："金疮曰金夷。"以之反。

【段注】

痍，伤也：《成·十六年》："晋侯及楚子、郑伯战于鄢陵。楚子、郑师败绩。"《公羊传》曰："败者称师，楚何以不称师？王痍也。王痍者何？伤乎矢也。"按：《周易》"夷伤也"，《左传》"察夷伤"，皆假夷字为之。从疒，夷声。以脂切：十五部。

【纲疏】

痍，字本作夷，古凡称兵器所伤之名也。《阜阳汉墓医简·万物》云："石卦，築之已金夷也。"是也。而兵器之伤，所赅者广，凡刀枪之伤尽皆属之，而矢镞之伤则亦其类矣。《公羊传·成公十六年》云："楚子、郑师败绩。败者称师，楚何以不称师？王痍也。王痍者何？伤乎矢也。"是也，而由乎痍从夷声、字本作夷以观之，则古称兵器所伤之为痍者，初即由此矢镞所伤而来耳。盖痍从夷声而本谓矢伤者，乃以古之夷声之字与矢声之字固多通作，故字之从夷与从矢者则义恒无别也。《说文·隹部》云："雉……从隹，矢声。直几切。鷷，古文雉从弟。"《鸟部》云："鴺……从鸟，夷声。杜兮切。鵜，鴺或从弟。"又，《癶部》云："㚟，以足蹋夷艸。"《艸部》云："薙，除艸也。"《周礼·夏官·有薙氏》郑玄注云："薙，读如鬌小儿头之鬌，书或作夷，此皆薙艸也。"又，《五十二病方·痈》："白苣、白衡、菌桂、枯畺、薪雉，凡五物。"注云："薪雉，辛夷也。"是也。又由《大部》"大，天大地大人亦大，故大象人形""夷，平也，从大从弓，东方之人也"，可知许君之训夷为"东方之人"者，殆以其"从大从弓"为人之负弓耳；然由古言夷者本多谓为箭矢伤，则以其"从大从弓"为弓之射人，似亦未始不可矣。而果如其然，则夷（痍）字之从大从弓者，又正一犹$\hat{x}$（疾）字之从大从矢也。王国维《毛公鼎考释》云："疾之本字（$\hat{x}$），象人之亦（腋）下著矢形。古多战事，人著矢则疾矣。"痍字从夷，以声言之，所从夷声，本与矢声音近义通；以形言之，所从夷疒，乃又会意弓射人病。然则此凡言兵器所伤之痍者，初乃由箭矢所伤而为名者，由可知也。

疾，字本作$\hat{x}$，象人之腋下之著矢形，故殷商之时本即以称矢镞等所致之金刃伤，而春秋以来又引申之以谓外感六淫之客气伤，即《释名·释疾病》所谓"疾，疾也；客气中人急疾也"，然则人为金刃所伤者即无其名矣。故时人遂因$\hat{x}$为夷而名之，此殆金伤称夷之所由来也。而夷既金伤，则亦为病属，故复以夷为声而从疒，则又痍之一字之所从出矣。

痍

瘢痕

概说

瘢者，疤也。古曰瘢，今曰疤，瘢与疤乃一声之转，俱古今称创痕之名也。然则《说文》训瘢为"痍"者，其痍后或脱一"痕"字欤？盖古称创痕之为瘢者，瘢之为言般般也，谓物有斑纹而色斑斓也。而古称瘢者曰斑斓，今称疤者曰疤剌，知斑斓与疤剌本亦为一声之转也。至于痕者，由古言痕者多谓瘢，知《说文》训痕为"胝瘢"者，其"胝"字当为衍文也。盖古称创瘢之为痕者，痕之为言垠也，谓创瘢周畔之隆起状，本一犹田埒地垠之隆起貌也。由观人之创痕，其周边俱略高于内缘，且相互划然为界者，可以知矣。然则瘢之为言般般也、斑斓也，本即瘢痕之色貌言；痕之为言垠堮也、垠岸也，乃就瘢痕之形状言。二者本各造其偏、互补为名耳。然人病瘢痕者，多既有色貌之变，而复有形状之变，故二者又每每并称之。而并称之中，亦不乏于其不同之名义了然无知者存焉。

瘢，痍也；从疒，般声。薄官切。痕，胝瘢也；从疒，艮声。
户恩切。

【系传】

瘢，痍也；从疒，般声。臣锴曰：痍伤处已愈，有痕曰瘢。步
安切。痕，胝瘢也；从疒，艮声。户根反。

【段注】

瘢，痍也：《长杨赋》："挠挺瘢者。"孟康曰："瘢者，马脊者
创瘢处。"按：古义伤处曰瘢，今义则少异。从疒，般声。薄官切：
十四部。痕，胝瘢也：胝瘢，谓胝之伤。《肉部》腄下云："瘢胝也。"
与此同义。胝下云："腄也。"则不必伤者也。按今义与此亦异，皆逐
末而忘本也。《韵会》无胝字。从疒，艮声。户恩切：十二部。

【纲疏】

瘢者，疤也。古曰瘢，今曰疤，瘢与疤乃一声之转，古今俱用
称创痕者也。《汉书·朱博传》："长陵大姓尚方禁，少时尝盗人妻，
见斫，创着其颊。……博闻知，以它事召见，视其面，果有瘢。"颜
师古注云："瘢，创痕也。"《正字通·疒部》云："俗呼疮痕曰疤。本
作瘢。"是也。而瘢既谓疤谓创痕，则许君训瘢为痍，义谓金创者，
其说即误。而段氏因之曰"按古义伤处曰瘢，今义则少异"者，所言亦
非矣。或《说文》训瘢本为"痍痕"，而后世转抄脱"痕"字欤？

盖古称创痕之本为瘢者，瘢之为言般也；般者，般般也，谓物
有斑纹而色斑斓也。《礼记·内则》："马黑脊而般臂漏。"郑玄注云：
"般臂，前胫般般然也。"《周礼·天官·冢宰》"般臂"，郑注云："般

臂，臂毛有文，般般文采貌。"《史记·司马相如传》："般般之兽，乐我君囿。"司马贞《索隐》："般般，文彩貌。"是也。故瘢者，字亦作斑。古之为创痕之名者，本即谓创之初合、其痕之或青或紫而色斑斓也。《肘后方·治伤寒时气温病方》云："比岁有病时行，发斑疮，头面及身，须臾周匝，状如火疮，皆戴白浆，随决随生；不即治，剧者数日必死；治得差后，疮瘢紫黯，弥岁方灭。"《肯堂医论·痘疹发微》云："痘疹之症，不著先秦古书……至建武时，胡虏极西北之人，到南方温热之地，腠理开通，偶感时行疫疠之气，触动在胎时所受温热毒，发为此疮。所传染无一得免，而痘症著矣。……虚者不能成浆，实者必成斑斓矣。"是也。（按：斑疮、痘疮异名同指，本俱言今之所谓天花也。）

古之称瘢者言斑斓，今之称疤者言疤剌。而由瘢与疤本系一声之转，知斑斓与疤剌亦为转语也。瘢之为言斑斓也，疤之为言疤剌也，而于此斑斓、疤剌外，蜀之方言复有所谓"痛疮"者，本亦为用称创痕之名也。明·李实《蜀语》所谓："伤痕曰痛疮。痛疮，音通论。"是也。按：痛疮者，痛从甫声，甫从父声，而父巴之古音又颇相近。故蜀语称创痕为痛疮者，即一犹通语称创痕为疤剌。然则痛疮、疤剌、斑斓者，当并系一声之转也。

至于痕者，古之言瘢所指即痕，古之言痕所指即瘢，而初无本文所谓"痕，胝瘢也"之训痕为瘢乃冠以胝者。慧琳《一切经音义》卷九引《苍颉篇》云："瘢，痕也。"卷四十九引《通俗文》云："创瘢曰痕。"蔡琰《胡笳十八拍》第十一拍云："沙场白骨兮刀痕箭瘢。"其或瘢痕互训、或瘢痕互文者，是也。然则《说文》"痕，胝瘢也"之瘢前胝字，当为衍文，而段注以胝易胝云"则不必伤者也"，以痕即胝、胝即腄，腄谓瘢胝非缘于伤而释痕者，则大谬矣。

今谓古称创瘢之为痕者，盖痕之为言垠也，谓创瘢周畔之隆起迹，本一犹田塅地垠之垄起貌也。《说文·土部》云："垠，地垠也，一曰岸也；从土，艮声。语斤切。圻，垠或从斤。"《玉篇·土部》云："圻，塄也。"《集韵·谆韵》云："垠，地塄也。"《恨韵》云："土有起迹曰垠。"是也。按：古言垠者，本谓界也。大至于州域国界，小至于园际田界，本皆称界。而古之于界，或围以卑垣，或垄以高土，以便于识，遂又称垠，言其艮起而垠塄犹地塄也。《中华古今注·封疆》云："画界者封土为台，以表识疆境也。"《西京赋》云："在彼灵囿之中，前后无有垠锷（塄）。"《急就篇》云："顷町界亩畦塄封。"颜师古注云："塄者，田间埒道也，一说谓庳垣也。今之囷或为短墙，盖塄之谓也。"是也。故创瘢以周边皮肤高起而称为痕者，一犹田界周边垄土高起而称为垠也。由观人之创痕，虽形状各异，然其周边俱略高于内缘，且与之划然为界者，可以知矣。《外台秘要》卷二十九《灭瘢痕方》引《救急》云："痕凸起，夏以热瓦熨之，冬以冻凌熨之。"引《必效》云："疗灸疮及金疮凡百疮瘢，能令高者平，下者起。"是也。固其所言"高者"似指创痕中心之凸起处，以此处可凹而亦可凸也，然中心凸起与周畔高起本可两两而俱现，故并不违于痕之言垠之古代名病之理焉。

瘢之为言般般也，斑斓也，本即瘢痕之色貌言；痕之为言垠塄也，垠岸也，乃即瘢痕之形状言。二者本各造其偏、互补为名耳。盖人病瘢痕者，多既有色貌之变，而复有形状之变，以故瘢之与痕则每每合并为称焉。然二名既常合之而称一病，人遂以之为义本无别，故及其分而言之，则不论瘢痕为状之形变色变，每每或瘢或痕，信口而出，率尔称之，于其名之为义全然不辨，而终至于后世之人于其本指渐不明矣。

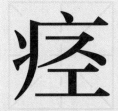

概说

　　《说文》"痉，彊急也"，谓痉为身体之强急病也。此殆以痉之言劲也，亦言挺也，本即以强劲挺直而为义，故痉之所谓强直者，则本言形体之强劲而挺直，一犹若角弓之反张也。而又由痉之强急皆由风起，即所谓"诸暴强直，皆属于风"，故古又称痉为"风强病"也。至于古方书之痉，或有以痓而为之者，古医经注家或以为："痓者，恶也，非强也。"盖"痓者恶也"者，语出《广雅》所言恶者本以言蜮，而所言痓者则以言蚨（蛭），故痓之训恶则本以痓为蚨蜮啮伤之病也。王念孙《疏证》云："《尔雅》'蚨，恶'注云：'蝮属，大眼，最有毒，今淮南人呼蛭子。'蚨与蛭，蜮与恶，声义同。"是也。痉从巠声谓病"强急"，痓从蛭省谓病"蜮伤"，此其字形虽近而音义悬隔者也。而音声悬隔则通假无由，字形相近则传写易讹，此殆为以痓为痉之所由来也。

痓，彊急也；从疒，坙声。其颈切。

【系传】

痓，强急也；从疒，坙声。臣锴按：字书："中寒体强急也。"巨井反。

【段注】

痓，彊急也。《本艸经》曰："术主痓疸。"《广韵》曰："风强病也。"按《急就篇》："痈疽瘿瘤瘰痹痓。"痓即痓。颜云："体强急难用屈伸也。"从疒，坙声。其颈切：十一部。

【纲疏】

"痓，彊急也"者，谓身体强急之病也。《金匮要略·痓湿暍病脉证治》云："颈项强急，卒口噤，背反张，痓病也。"《注解伤寒论·痓》云："痓者，强也。《千金》以强直为痓。《经》曰：颈项强急、口噤、背反张者，痓。"是也。盖强急之病古名为痓者，痓之为言劲也，亦挺也，本以劲强挺直为声义也。此由痓从坙声，坙从㞷（壬）声，而字之以坙㞷为声者多有直义，如茎之为干、颈之为项（前颈后项）、桯之为柱、挺之为杖，而挺谓其直、劲谓其挺，亦皆以㞷以坙为声者，可以知矣。故痓之所谓"强急"者，实言其形体之强劲而挺直，本一犹角弓之反张也。《诸病源候论·风病诸候上·风痓候》云："风痓者，口噤不开，背强而直，如发痫之状。""风邪伤人，令腰背反折，不能俯仰，似角弓者，由邪入诸阳经故也。"是也。殆又以痓之强急，皆由风起，即所谓"诸暴强直，皆属于风"

痓

296

（《素问·至真要大论》），故《广韵》遂谓之为"风强病也"。

　　"痉，风强病也"者，谓痉病之发乃由于风也。然所言风者，非尽谓天地间外来之风邪，而即人体内自生之风者并亦属焉。《诸病源候论·风病诸候上·风痉候》云："由风邪伤于太阳经，复遇寒湿，则发痉也。诊其脉，策策如弦，直上下者，风痉脉也。"此风自外来，中人经络而致痉者。《五十二病方·伤痉》云："痉者，伤，风入伤，身信（伸）而不能诎（屈）。"此风自外来，袭人伤口而致痉者。《灵枢·热病》云："热而痉者死，腰折、瘈疭、齿噤齘也。"此风由内起，热极生风而致痉者。《伤寒论·辨太阳病脉证并治》云："太阳病，发汗太多，因致痉。"此风由内起，液燥生风而致痉者。《女科撮要·产后发痉》云："产后发痉，实由亡血过多，筋无所养而致。"此风由内起，血虚生风而致痉者也。盖痉之病由，无问外感内伤，皆责之为风者，则以"风性主动"，而痉之颈强急、背反折、肢瘈疭、齿噤齘者，无非风之动摇之象耳。

　　痉，古方书中多以"痓"字而为之。如《金匮要略·痉湿暍病脉证治》"颈项强急，卒口噤，背反张，痉病也"，今传世宋本《金匮要略》中痉皆为痓，即其例也。于此书痓为痉者，金·成无己云："痓，当作痉，传写之误也。痉者，恶也，非强也。"则力辩其非，并以痉强痓恶以别其义也。按成说甚是。盖其所谓"痓者恶也"者，乃本诸《广雅》。由《广雅·释诂》之所谓"凶、虐、痓、患、憎、厉，恶也"，可以知之。惟《广雅》之恶，本谓凡恶，乃统括善恶、爱恶、美恶等一切之恶而言之者。如其以凶字、虐字为恶者，此恶谓凶恶，而与善对；以患字、憎字为恶者，此恶谓厌恶，而与爱对；

而以厉之为恶者，此恶谓丑恶，乃与美反也。《庄子·天地》："厉之人，夜半生其子，遽取火而视之，汲汲然惟恐其似己也。"成玄英注云："厉，丑病人；遽，速也；汲汲，匆迫貌。言丑人半夜生子，速取火看之，情意匆忙，恐其似己而厉，丑恶之甚，尚希改丑以从妍。"是也。至若痵字之训恶者，则此恶者本谓蛊，言蛊之为物之毒恶；而其痵者本言蛭（蛭），谓蛭蛊所伤之病也。王念孙《广雅疏证》卷三"痵，恶也"下云："《说文》：'蛭，蛇恶，毒长也。'《尔雅》：'蛭，恶'，注云：'蝮属，大眼，最有毒，今淮南人呼蛊子。'《释文》：'蛭，大结反。'字亦作蛭。杨孟文《石门颂》云：'恶虫蔽狩，蛇蛭毒幔。'毒幔，谓毒长也。蛭与蛭、蛊与恶，声义亦同。"是也。惟王氏之以恶谓蛊亦谓蛭者所言诚是，而以蛭即蛭亦即痵者所言即误。乃以蛭字从虫，固本谓蛊，以蛊正恶虫之义也；而痵字从疒，本当训病，则又蛭伤为病之谓也。然则痵之言蛭也，谓病由蛭致也；蛭，字亦作蛭，义本谓蛊也；而蛊，恶虫也，为毒最恶，故蛊之言恶也，以其毒恶因谓之蛊也。此《广雅》"痵，恶也"之训痵为恶之所由来耳。痵谓蛭伤亦即蛊伤者，释空海《万象名义·疒部》所云"痵，恶肠"者，殆正谓此也。乃以其所谓"恶肠"者不辞，当为"恶伤"之形讹也。此由古籍中"伤"字，每每以形近而讹为"肠"，如《韩非子·外储》"医善吮人之伤"，《初学记》卷三十、《太平御览》卷百二十四俱引"伤"为"肠"，《名医别录·石钟乳》"疗脚弱疼冷，下焦伤竭"，《千金翼方》卷二上亦引"伤"为"肠"者，可以知矣。而"恶伤"者，谓恶虫所伤之"蛊伤"也。《易林》"师之无妄"所谓"江南多蝮，螫我手足，冤繁诘屈，痛彻心腹"，"履之大壮"所谓"虺蛇求聚，难以居处，毒螫痛甚，疮不可愈"之蝮虺毒螫之病者，殆正即恶虫所伤之痓也。

痉从圣声谓病"强急"，痓从蛭省谓病"蛊伤"，此其字形虽近而音义悬隔者也。而音义悬隔则通假无由，字形相近则传写易讹，此古医籍中以痓为痉之所由来耳。然历代医家又多因误就误，以讹传讹，以至于习非成是、积重难返矣。《本草纲目》卷三《主治》云："痉风，即痉病，属太阳、督脉二经。其证发热，口噤如痫，身体强直，角弓反张，甚则搐搦。"《赤水玄珠》卷十四《痉门·痉痓辨》云："生生子曰：丹溪云：'痓当作痉，传写误耳。'考之诸书，亦未有能辩之详、注之确者。惟郭雍氏云：痓与痉，当是二病。谓昔刘寅氏有言：病以时发者谓之痉，不以时发者谓之痓。似亦未能详悉。厥后以其所历见及治之效与不效者，反复考核二症之名、二字之义，其用心可谓至勤至恳者矣，然终未能昭著允若。故后之人疑其为二病者，不亦宜乎！愚按：《灵》《素》、仲景以下诸书，云痉云痓，字虽两般，治多雷同，殆亦不必犁而为二也，若辩之则愈支离！肤见谓痓乃病之名，痉乃病之状，原其有刚柔二种。以病发之时，而经筋脉络僵劲，角弓反张，故曰痉。痉是劲急也，是以其病发之状象而名之也。不然，何历代诸公或以治痉之方治痓，或以治痓之方治痉，诸皆能效？治既同而不殊，则症当一而不当二，焉用分！"《杂病源流犀烛·痓痉》云："筋强直不柔称为痉，口噤而角弓反张称为痓。"皆此类也。由此历代医家于痉讹为痓者迄不能晰，故今则不避辞费而辨焉。

疼

概说

古所谓疼者，本即疼，而亦即痛，知疼之与痛乃为一语。而今则疼自音腾、痛自音恸者，殆由方言语转使之然耳。盖疼痛之既由方言音转而声异，故遂乃别之为二名，并渐以酸困苦楚之义亦属之痛，因致痛义广而疼义狭矣。东汉以前疼既疼字，而亦即痛字，则所言本当为疼痛病，而《说文》乃训之为"动病"者，盖训疼为动即一犹训疼为痛，乃以古动痛之字每每通作，而疼之训痛与训动又均谓心动也。此以古所谓疼痛者乃"由心发动"，而非若后世之以其成因为"不通则痛"也。

痋，动病也；从疒，蟲省声。徒冬切。

【系传】

痋，动病也；从疒，蟲省声。大冬反。

【段注】

痋，动病也：痋即疼字。《释名》曰："疼，旱气疼疼然烦也。按《诗》：旱既太甚，蕴隆蟲蟲。"《韩诗》作"郁隆炯炯"，刘成国作"疼疼"。皆旱热人不安之皃也。今义疼训痛。从疒，蟲省声。徒冬切：九部。

【纲疏】

段注据《诗》"旱即太甚，蕴隆蟲蟲"，刘成国《释名》作"旱气疼疼"，而因谓"痋"即"疼"字者，甚是。然并据《毛诗》之"蟲蟲"，《韩诗》乃又作"炯炯"，则痋亦当为"痌"（"恫"）字也。《玉篇·疒部》云："痌，痛也。"《集韵·东韵》云："恫，《说文》'痛也，一曰呻吟。'或作痌。"是也。而进由古"同"声之字与夫"甬"声之字复亦相通，《吕氏春秋·古乐》"次制十二筒"，《文选·丘希范〈侍宴诗〉》李善注引"筒"为"箭"，《说文·竹部》"箭，断竹也"，玄应《一切经音义》卷二引《三苍》郭璞注"箭，竹管也"、卷二十三引《三苍》"筒，竹管也"，则痋与痛字亦并无别矣。然则痋即疼，而亦即痛，《素问·痹论》"凡痹之类，逢寒则蟲"，其"蟲"乃"痋"省，而《诸病源候论》卷二引"蟲"为"痛"作"逢寒则痛"者，是也。

古痵即疼而亦即痛，知疼之与痛本乃一语。而今则疼自音"腾"、痛自音"恸"，其读略异者，殆由乎汉之以来方言音转而使之然。如今言疼痛，北人之言多为疼，而南人之言多为痛者，当其孑遗也。《新方言·释言》云："今凡谓爱怜小儿者，通言曰疼，江南运河而东曰肉痛。"是也。虽所言疼痛为义之引申，所言地域亦不尽相合，然疼之与痛本为一语，特由方言不同而音略有异者，亦由可知矣。盖疼痛之既由方言音转而声异，则其遂别之为二名，渐至于后来之人并以痠困苦楚之义亦属之痛，而因有《广雅·释诂》所谓"痠、疼，痛也"之训耳。时至曹魏，既痛谓疼而又谓痠，则痛者义广而疼者义狭，此同为痵字之疼、痛，所以义有不同之故也。

东汉之前，既痵即疼字，而亦即痛字，则所言本当为疼痛病，而许君乃训之为"动病"者，盖训痵为"动病"即犹训痵为"痛病"，以古"动""痛"之字每通作也。《神农本草经·序》云："本文悉遵《证类》善本，但是书流传已久，字画谬讹颇多，兹逐条参订，有一二意义难通者，稍为厘正，如伤作疡、动作痛之类。"是也。至于古之"动""痛"之字每每相通而互作者，则殆以痛以释痵者本谓其心动，而动以训痛者亦谓其心动。《素问·至真要大论》云："诸痛痒疮，皆属于心。"《汉书·武帝纪》云："支体伤则心憯怛。"《诸病源候论·痈疽病诸候下·瘭疽候》云："瘭疽之状，肉生小黯点……惨痛应心……十指端忽策策痛，入心不可忍。"《圣济经》卷之七云："《内经》论诸痛皆属于心，亦以谓痛之微甚，出于心之躁静。"此痛以言痵，本谓其心动者。又，《武威汉代医简》云："创立不愿""治金创止慁"。其"愿""慁"之字即"痛""痵"，而《广雅·释诂》云："慁，动也。"《周礼·春官·大祝》"四曰振动"，郑玄注云:"杜子春曰:动,读为哀恸之恸。"此动以训痛,亦谓心动者也。固古所谓痬者每以称伤痛、创痛,而所谓恸者多用称惕痛、怆痛,然其痛本均由其心发而以其心动者,则伤痛谓痛与惕痛谓恸又无以异矣。然则,许君之释"痬"以"动"者,其"动"当即"痛"之指,而本谓人为蟲尪所伤、刀箭所伤所致之"心动为痛"之病也。

瘦

概说

《说文》"瘦，臞也"、"臞，少肉也"，则以瘦为名者，瘦之为言省也、缩也、消也、小也。盖由省渐消、由缩渐小之言于人者，则正谓肌肉消缩之瘦臞貌耳。古之以瘦为名者，本不论病否，但肌缩肉消者，则皆可称之。至或以瘦而名病，则当即所谓瘦病也。《广济》疗瘦病："日西即赤色，脚手酸痛，口干壮热，獭肝丸方。"是也。而又以瘦即羸，羸即瘦，故古所谓羸疾者，殆亦其类也。《医说》卷四载"人肉治羸疾"者，是也。而由瘦病、羸疾所现日西赤色、口干壮热之症状，及其治须獭肝、人肉等物者，与夫古所称传尸痨瘵者本无别，则古之以瘦而名病，殆本谓传尸痨瘵者，可以知也。

瘦，臞也；从疒，叟声。所又切。

【系传】

瘦，臞也；从疒，叟声。山溜反。

【段注】

瘦，臞也：《肉部》曰："臞，少肉也。从疒，叟声。"所又切：四部。今字作瘦。

【纲疏】

"瘦，臞也"者，盖瘦之为言省也。《释名·释言语》云："省，瘦也，臞瘦约少之言也。"亦言缩也。《释名·释亲属》云："嫂，叟也。叟，老者称也。叟，缩也，人及物老皆缩小于旧也。"亦言小也、消。《十驾斋养新录》卷四"叟"云："《说文》叜'从又，从灾，阙。'许君以叜从灾无义，故阙而不言。予谓：叜，盖从宵省声。《学记》：'足以謏闻。'注：'謏之言小也。'又：'宵雅肄三。'注：'宵之言小也。'宵、叜声相近。"宵叟声既相近，则消叟声亦相近。此瘦之言省、言缩、言小、言消者也。而由省渐消、由缩渐小之言于人者，则正谓其形体肌肉之瘦臞貌耳。此古人之以瘦为名之义也。

古之以瘦为名者，本不论病否，但凡人之肌缩肉消者，则皆以为称。此由瘦，或体作膄，所训为臞，而膄、臞之字本不从疒者即可知矣。至或以瘦为名而称病者，当即所谓"瘦病"也。《外台秘要》卷十三《瘦病方》云："《广济》疗瘦病，每日西即赤色，脚手酸痛，口干壮热，獭肝丸方。"是也。而殆又因瘦即羸、羸即瘦、瘦之与羸本为同义，《说文·羊部》："羸，瘦也"，故古所谓"羸疾"者亦其类矣。《医说》卷四《人肉治羸疾》云："唐开元中，明州人陈藏器著《本草拾遗》，载人肉疗羸疾。"是也。而由此"瘦病""羸疾"所现之症之"日西即赤色""口干壮热"者与夫传尸劳瘵所现之症既相类，而所用之药之"獭肝""人肉"者，与夫传尸劳瘵治疗用药又复无别，则疾病之以瘦为名，乃本谓传尸劳瘵者，本甚易明矣。《圣济总录》卷九十三《骨蒸传尸篇》云："传尸劳者，骨蒸之病。……且即醒然，午后微热……两颊红赤，唇如血色……鼻干口燥，渐至尫羸。"《医门法律》卷六《虚劳门》云："劳瘵主乎阴虚者，盖自子至巳属阳，自午至亥属阴，阴虚则热在午后子前；寤属阳，寐属阴，阴虚则汗从寐时盗出也。"又，《本草纲目》卷三《主治·瘵痓·有虫积、尸气》云："獭肉、狸骨、虎牙，并杀劳虫。……人肉，（疗）瘵疾。"是也。至若传尸劳瘵之病，古又名之为瘦病者，则殆以凡病经久、缠绵不愈者形多瘦，而特以传尸劳瘵之瘦者，恒至于大肉尽脱、形消骨立，较之于它病为独多，视之于他病为尤甚也。故因其瘦之独多、尤甚而为名，遂有此瘦病之名耳。《外台秘要》卷十三《传尸方》引苏游云："大都此病相克而生，先内传毒气，周遍五脏，渐就羸瘦，以至于死。"又云："夫传尸之病，为蛊实深……得状不同，为疗亦异，形候既众，名号又殊。所以然者，中华通曰传尸，蜀土都名瘦病，江左称为转注，野俗谓之伏练，下里名为殗殜，小儿乃曰无辜，因虚损得名为劳极，骨中热号骨蒸。"又卷十三《骨蒸方》引崔氏云："患殗殜等病必瘦，脊骨自出。"即其证也。

瘦

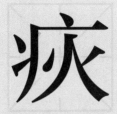

概说

　　疢，音趁，其义略同于后其所出之"病"名，而与"疾"则义本相对。盖此春秋初年即已产生之疢名，本即先其所出之"疹"也。而疢音趁，谓其本为疹字者，以疹之语转而为疢，乃一犹参之语转而为趁也。由此以参为声者本音疹，而又音趁，可知疢疹初本为一名也。疢之一名之字本作疹者，疹之为言诊也，谓病生于内者，必有形征而外可诊也。此殆为"有诸内而形诸外""诊其外斯知其内"之中医诊法渐趋成熟所立之名。而疹之名字复作疢者，则又以病生于内者多因于火，火即其诊所易见之形征。此疢之名从疹而来，字转又从火之故也。而由疹之名字之转作疢，可见郁火内盛乃当时罹病之要素也。

疢，热病也；从疒，从火。丑刃切。

【系传】

疢，热病也；从疒，从火。臣锴按:《春秋左传》曰:"则有疢疾。"会意。丑刃反。

【段注】

疢，热病也:其字从火，故知为热病。《小雅》:"疢如疾首。"笺云:"疢，犹病也。"此以疢为烦热之称。从疒，从火:会意。丑刃切:十二部。

【纲疏】

疢，音"趁"(《广韵·震韵》"丑刃切")，其义略相当于春秋末年始出之用称忧伤抑郁、火从中生之"病"名，而与殷商时期本谓箭矢所伤、虫兽所啮之"疾"者则义正相对也。《诗·小雅·小弁》:"心之忧矣，疢如疾首。"郑玄笺云:"疢，犹病也。"《左传·襄公二十三年》云:"季孙之爱我，疾疢也;孟孙之恶我，药石也。"《广雅·释诂》云:"疢，病也。"是也。盖此春秋初期即已产生之"疢"名，本亦即先其而出之所谓"疹"称，乃为其音声略转及字形变异者也。《诗》"疢如疾首"。《经典释文》云:"疢，又作疹，同。"《左传》"疾疢也"。《经典释文》云:"疢，病也。又作'疹'。"《广雅》"疢，病也"。王念孙《疏证》云:"疹与疢同。"是也。殆疢音"趁"而本即"疹"者，"疹"之语转而为"疢"，乃一犹"参"之语转而为"趁"耳。由此以"参"为声者本音"疹"而又音"趁"，可知疢

疢

乃疹之语之转，而其本始乃同名也。

疢之一名之字本作疹者，疹之言诊也，谓病生于内者必有形征而外可诊也。此殆为"有诸内而形诸外""诊其外斯知其内"之中医诊法渐趋成熟所立之名矣。汉·刘熙《释名·释疾病》云："疹，诊也；有结气可得诊见也。"是也。而疹之一名之字又作"疢"者，则殆以病生于内者多由于火，火即其诊所易见之形征也。此疢之名从疹所来，而字转从"火"之故耳。本文云："疢，热病也；从疒，从火。丑刃切。"段注云："其字从火，故知为热病。"是也。唯疢谓"热病"者，本言火从中生之热病，而非谓外感所致热病也。此由《诗》云："我心忧伤，惄焉如捣。假寐永叹，维忧用老。心之忧矣，疢如疾首。"可知之矣。而古之注家每训此疢之为"病"而非为"疢"者，亦由此也。盖易疹为疢字转从火，以言病从中生多由火者，乃以火之为邪为当时病之所生之要素也。《史记·扁鹊仓公列传》云："热上则熏阳明，烂流络。""周身热，脉盛者，为重阳。重阳者，逷心主，故烦懑食不下，则络脉有过，络脉有过则血上出，血上出者死。此悲心所生，病得之忧也。""中热，故溺赤也。""即为之液汤火齐逐热，一饮汗尽，再饮热去，三饮病已。""脉大而躁，大者膀胱气也，躁者中有热而溺赤。""切其脉，肺气热也。""故济北王阿母自言足热而懑。臣意告曰：热蹶也。""即为一火齐米汁，使服之，七八日病已。""告曰：公病中热。论曰：中热不溲者，不可服五石。""即以火齐粥且饮……病已，病得之内。"所列仓公二十五例诊籍中，病生于火热者，凡十一例，已近半矣。又，《素问·至真要大论》云："诸热瞀瘛，皆属于火。""诸禁鼓栗，如丧神守，皆属于火。""诸逆冲上，皆属于火。""诸胀腹大，皆属于热。""诸躁狂越，皆属于火。""诸病有声，鼓之如鼓，皆属于热。""诸病胕肿，疼酸惊骇，皆属于火。""诸转反戾，水液浑浊，皆属于热。""诸呕吐酸，暴注下迫，皆属于热。"所列病机十九条中，涉及于火热者，凡九条，亦近半矣。（其余十条中，属于肝、肾、肺、脾、心、下、上、湿、风、寒者，各一条。）然则火热为病较之他邪为独多矣。汉既如是，殆春秋亦然。此痰之一名本音诊为疹，而后又从火作痰之故也。

以痰为名而言其证候多为火者，较之于名本作疹以凡言诊，似更明确而切实矣。然火从中生而为痰者，本多由忧伤抑郁、五志过极所致之，此又非从火之痰名所能赅也。故为表义益加确切而完善，约至于春秋之末年，"病"之一名遂又生焉。盖以"病"为名，而称忧伤抑郁、火从中生而为患者，"病"之为言"恹恹"也；而恹恹，其义同"惔"，乃忧心如燔之谓也。《心部》云："恹，忧也；从心，丙声。《诗》曰：'忧心恹恹。'"又云："惔，忧也；从心，炎声。《诗》曰：'忧心如惔。'"是也。而"忧心恹恹"之"恹恹"，既本为状忧心如燔之语词，故因其声而制"病"字，则疾病之由内伤抑郁、火从中生而起者，遂有其确切之名矣。

"病"之一名，本承"痰"来，乃春秋末年伴随人类认识之日益深化，而为疾病之由内而生者，所立之愈加完善之名称。故"病"之与"痰"，其名固异，而实则无别，前人之以"病"为"痰"而释"痰"以"病"者，当即由此耳。而至若古人所谓"疾"之名，则又不然。此以"疾"者，由殷商伊始以至于春秋，乃为"外伤"以及"外感"名，本与"痰"者一以言外，一以言内，各不同也。故一犹春秋后期"疾""病"二者之义相对，而春秋前期之"疾""疚"则本亦相对而言也。由观古之注疏经传者，但训"疚"之为"病"，而无训"疚"之为"疾"者，可得之矣。然时至于汉末，或有以"疚"赅"内""外"为患而统言者，则又一犹浑言"疾""病"亦可不拘于"内""外"也。《金匮要略·脏腑经络先后病脉证》云："千般疚难，不越三条：一者，经络受邪，入脏腑，为内所因也。二者，四肢九窍，血脉相传，壅塞不通，为外皮肤所中也。三者，房室、金刃、虫兽所伤。以此详之，病由都尽。"是也。此汉以来人，于先秦之本言"内""外"之"疾疚（病）"多有不分，而予以统言之故耳。

瘅

概说

《说文》："瘅，劳病也；从疒，单声。"按古之以瘅为名而称谓劳者，其义与勯同，乃劳而力尽之谓，而非劳而为病之言。至其力极不复、久而为病者，则古人乃于其精血耗夺，或复为尸气所染，而形消面白，或寒热时作者，本以瘵、以劳、或以劳极而称之；于其气虚不复，或复为风邪所中，而筋脉弛缓，或肢体垂曳者，又以瘵、以觯、或以觯曳而名焉。至于病之以瘅而为名者，则本谓黄疸与消瘅耳。盖黄疸、消瘅之称为瘅者，瘅之言燀也，乃以言火言热之燀为义，而过劳力极之称为瘅者，瘅之言繟也，则以言弛言缓之繟为义矣。故二者之名源本不同，仅为字形之偶合者也。

瘅，劳病也；从疒，单声。丁榦、丁贺二切。

【系传】

瘅，劳病也；从疒，单声。臣锴按：《诗》曰："哀我瘅人。"丁佐反。

【段注】

瘅，劳病也：《大雅》："下民卒瘅。"《释诂》《毛传》皆云："瘅，病也。"《小雅》："哀我瘅人。"《释诂》《毛传》曰："瘅，劳也。"许合云"劳病"者，如啴训喘息兒，幝训车敝兒，皆单声字也。瘅与疸音同而义别，如郭注《山海经》、师古注《汉书》皆云："瘅，黄病。"王砅注《素问》黄疸云："疸，劳也。"则二字互相假而淆惑矣。瘅，或假掸，或作癉。从疒，单声。丁榦、丁贺二切：十四部。

【纲疏】

"瘅，劳病也"者，《尔雅·释诂》云："瘅，劳也。""瘅，病也。"《诗·小雅·大东》："哀我瘅人。"毛亨传云："瘅，劳也。"《大雅·板》："下民卒瘅。"毛传云："瘅，病也。"是也。字亦作"癉"。《诗》："下民卒癉。"《经典释文》云："瘅，沈本作癉。"《尔雅·释诂》："癉，病也。"《释文》云："癉，《诗》作瘅。"是也。盖古之训瘅（癉）为"劳"、为"病"、为"劳病"者，义与勯同，乃过劳而力尽身倦之谓也。《吕氏春秋·重己》："尾绝力勯。"高诱注云："勯，读曰单。单，尽也。"清·胡文英《吴下方言考》卷五云："勯，音滩。《吕览》：'乌获引牛，尾绝力勯，而牛不行。'案：勯，力尽而倦也。今吴谚谓用力已倦为勚。字从力、瘅声。俗用瘅，乃疾也。"是也。故"下民卒瘅""哀我瘅人"，先秦时期之所谓瘅者，多劳而力倦之谓，而鲜劳而为病之言。王筠《说文句读·疒部》瘅下云："《诗》《书》言瘅，未有真是疾病者也。"亦谓此也。

至于过劳力极、久而不复之真所谓病者，于其精血耗夺，或复为尸气所染，而形消面白，或寒热时作者，则古人又每每以"瘅"、以"劳"或以"劳极"（"极劳"）而称之；于其气虚不复，或复为风邪所中，而筋脉弛缓，或肢体垂曳者，则古人又往往以"痿"、以"䐈"或以"䐈曳"（"疬曳"）而名焉。《尔雅·释诂》："劳、瘅，病也。"邢昺疏云："瘅者，劳苦之病也。"《金匮要略·血痹虚劳病脉证并治》云："男子脉虚弦，无寒热，短气，里急，小便不利，面色白，时目瞑兼衄，此为劳使之然。劳之为病，其脉浮大，手足烦，春夏剧，秋冬瘥，阴寒精自出，酸削不能行。"《妇人大全良方·寒热方论》云："夫妇人劳伤，气血虚弱，令阴阳交争，虚实不调，故令寒热如疟也。"《神农本草经》卷一阿胶条云："主……劳极洒洒如疟状。"《外台秘要》卷十三引苏游云："传尸之疾……巴蜀云极劳。"又，《尔雅·释诂》："痑，病也。"孙炎注云："痑，马疲不能进之病。"郭璞注云："皆人病之通名。而说者便谓之马病，失其义也。"《灵枢·口问》云："黄帝曰：人之䐈者，何气使然？岐伯曰：胃不实则诸脉虚；诸脉虚则筋脉懈惰；筋脉懈惰则行阴用力，气不能复，故为䐈。因其所在，补分肉间。"《诸病源候论·风病诸候上·风䐈曳候》云："䐈曳者，肢体弛缓不收摄也。人以胃气养于肌肉经络也，胃若衰损，其气不实，经脉虚，则筋肉懈惰，故风邪搏于筋而使䐈曳也。"《备急千金要方·中风门》"䐈曳"之名作"疬曳"。是也。

盖过劳为病之名为瘝、为劳、为劳极者，本即以勤而劳极以为名，以其音与瘅之单声俱相远，故与瘅则但为意义之相关；而过劳为病之称为瘏、为癉、为癉曳者，又俱以筋肉弛纵以为称，以其音与瘅之单声俱相近，故与瘅则兼有音义之关联。而其中从亶、单声之癉者，则不特与瘅音义同，即视为同字亦无不可，殆即瘅字之分别文，而专用于人之筋脉弛纵为病者也。

　　瘅以名病而亦作癉者，癉本作"癟"，从亶、单声，盖所从亶者乃古"郭"字，此读为"廓"，谓廓落于体表之身廓，所从单声本读如繟，音转为垂（垂，古音"丁果切"），谓身廓由宽缓而下垂。故古之以癉而名病者，本谓人之形体之弛缓垂纵也。《广韵·哿韵》云："癉，垂下貌，丁可切。癟，古文。"《说文·亶部》云："亶，度也，从回，象城亶之重，两亭相对也。"《玉篇·亶部》云："亶，今作郭。"《孟子·公孙丑下》云："三里之城，七里之郭。"《释名·释宫室》云："郭，廓也，廓落在城外也。"《素问·汤液醪醴论》："津液充郭。"王冰注云："浮肿施张于身形之外。"此癉（癟）字从亶，亶乃郭字，义谓身廓者。又，《老子》七十三章："繟然而善谋。"《马王堆汉墓帛书·老子（乙本）》繟作"单"。《广雅·释诂》云："繟，缓也。"《广韵·寒韵》云："繟，宽缓。"《说文·土部》"埵"下云："从土，垂声，读若朵，丁果切。"《广韵·果韵》"缍"下云："丁果切。"《备急千金要方·诸风》称"手足癉曳"之证又作"手足垂曳。"此癉从单声，单读为繟，音转为垂者也。又，《灵枢·口问》："人之癉者，何气使然？"《针灸甲乙经》卷十二作"人之軃者何？"明·李实《蜀语》云："軃，下垂曰軃。"清·吴任臣《字汇补·身部》云："軃，垂也。"又以癉字而别作軃，字复从身而训为垂，则弹以名病本谓形体弛缓以致于垂纵者，义可益明也。

古言瘅者，乃肢体懒惰之称；古言弹者，则筋肉弛纵之谓。故弹之为名，可用称劳而力勤之瘅之病耳。然人之过劳者，固可筋肉弛缓而垂纵，人为风中者，亦可筋肉弛纵而垂纵，故弹（瘅）之于古，亦并为中风而肢体弹曳之名也。如《诸病源候论·风病诸候上·风弹曳候》发挥《灵枢》之论弹云："筋脉虚则筋脉懈惰，故风邪搏于筋，而使弹曳也。"而《圣济总录》卷七《风弹曳候》复又演义《病源》之论弹曳云："若脾胃虚弱，水谷不化，筋脉无所禀养，复遇风邪外搏肤腠，流传筋脉，筋脉纵缓，则肢体弹曳。其弹则偏而不举，曳则弛而不随，是皆不能收摄也。"是也。而由此弹言弹曳，主谓手足之弹曳，故《集韵·寒韵》遂有"瘅，风在手足病"者之训也。

疾病之以弹为名者，古今一贯，皆以之谓形体之弛纵不收摄也。然据《灵枢》治弹有所谓"因其所在，补分肉间"，字书所载复有以单为声、以缓为义而分别为从手、足、口、舌之挦、蹿、啴、辝字，则义谓形体弛纵之病之弹者，又统括手弛足纵、唇缓言謇诸证于其内，而为挦、蹿、啴、辝之总名焉。《集韵·寒韵》云："挦，持不坚也。"当即弹之为病之发于手，而手之筋脉弛缓者。又《简韵》云："蹿，蹈也。"当即弹之为病之发于足，而足之筋脉弛缓者。又《玺韵》云："啴，声缓也。"《寒韵》云："辝，辝跙，言不正。"当又为弹之为病之发于唇舌，而唇舌之筋肉弛缓者也。而由此总言形体弛纵之弹者，既可但谓手足筋肉之弛缓，又可兼谓唇舌筋肉之弛缓，可知古之以弹名病者，何以既可用称手足懈惰、形体萎顿之劳瘅疾，又可以谓肢体弹曳、唇缓舌謇之风瘅病也。

弹字音垂（丁果切）而义谓曳，此弹曳、垂曳即所谓弹者，人所易知；而瘫字音摊而义谓缓，此摊缓、瘫缓即所谓瘫者，人所难明也。而由弹之音垂者由来于瘫之单声之音转，瘫弹初本为一语，可知弹曳与摊缓所言一也。《附广肘后方》卷三引梅师云："疗瘫缓风，手足弹曳。"（《备急千金要方》卷八"手足弹曳"，亦作"四肢垂曳"。）是也。而无如后世之医家，或有分此摊缓与弹曳为二证者，如《圣济总录》卷七之分摊缓、弹曳为二条，言"摊缓候"则云"摊缓之辨，摊则懈惰而不能收摄，缓则弛纵而不能制物。故其证四肢不举，筋脉关节无力，不可枝梧者，谓之摊；其四肢虽能举动，而肢节缓弱，凭物方能运用者，谓之缓。或以左为摊，右为缓，则非也。"而言"弹曳候"乃曰："其弹则偏而不举，曳则弛而不随，是皆不能收摄也。"以其已全然昧于二者之名之所由出，故其所谓摊缓与弹曳之分，本在于四肢与半身之别，摊与缓、弹与曳之别，乃在于上肢与下肢之异者，则无异于痴人说梦而断不可信焉。

至于瘅以名病，古又以之称黄疸、消瘅，如《山海经·西山经》："（翼望之山）有兽焉……服之已瘅。"郭璞注云："瘅，黄瘅病也。"《汉书·艺文志·方技略·经方》："《五藏六府瘅十二病方》四十卷。亡。"颜师古注云："瘅，黄病。"《素问·脉要精微论》云："瘅成为消中。"《灵枢·五变》云："五脏柔弱者，善病消瘅。"是亦不可不知也。然黄疸、消瘅之名为瘅者，殆瘅之言燀、俱以言热言火之"燀"为义，故其与言繂言垂之瘅（弹）者，则但为名字之偶合，而切不得同日而语焉。

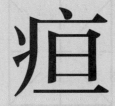

概说

《说文》："疸，黄病也；从疒，旦声。"按黄病曰疸，其字本作瘅。此由比勘所载其古籍之年代，可得以征验。盖黄疸之名之初本作瘅者，瘅之为言燀也，燀者燃也，引申之则谓燠热也。而瘅之为病，乃由内热蕴燠，蒸腾湿土，致脾色（脾属土，土色黄）外泛而成之，故古人遂因燀为瘅而名焉。至于瘅之名字之后又作疸者，乃以先秦之黄病既以瘅名，则与劳伤、消渴之本称为瘅者义即无别，故为免混淆，遂另制疸字以易瘅，则黄病之名始又作疸耳。而瘅之作疸，则一犹鳢之作鲄，此但为字形易体而音义不变者也。所以然者，盖疸之为言炟也，炟者火起也，而炟训火起则一若瘅之训燃也。进由火起而燃以引申之，则炟者亦当谓热、谓燠热矣。然则黄病称疸与称瘅者，其音义俱同，本无二致焉。

疸，黄病也；从疒，旦声。丁榦切。

【系传】

疸，黄病也；从疒，旦声。臣锴曰：劳热而黄也。怛汉反。

【段注】

疸，黄病也：《素问》曰："溺黄赤、安卧者，黄疸。目黄者，曰黄疸。"从疒，旦声。丁榦切：十四部。

【纲疏】

"疸，黄病也"者，《素问·平人气象论》云："溺黄赤、安卧者，黄疸。……目黄者，曰黄疸。"《灵枢·论疾诊尺》云："身痛而色微黄，齿垢黄，爪甲上黄，黄疸也。"是也。字亦作"瘅"。《素问·玉机真藏论》："肝传之脾，病名曰风，发瘅，腹中热，烦心出黄。"王冰注云："脾之为病，善发黄瘅，故发瘅也。"于此"疸""瘅"二字之古俱用为黄病之名者，后世之人则多以瘅为借字，而疸乃本字也。如朱骏声云："瘅，假借为疸。"即其例也。

今谓黄疸之疸，盖初本作瘅也。《山海经·西山经》："（翼望之山）有兽焉，其状如狸……服之已瘅。"郭璞注云："瘅，黄瘅病也。"《汉书·艺文志·方技略·经方》："《五藏六府瘅十二病方》四十卷。亡。"颜师古注云："瘅，黄病。音丁韩反。"其书疸之名，本俱作"瘅"者，即其证也。又，《张家山汉简·脉书·简44》云："内瘅，身痛，艮（眼）蚤（爪）黄，为黄瘅。"《马王堆汉墓帛书·阴阳十一脉灸经》云："（少阴眽）其[所产病:]□□□□□口舌柝（坼），

319

口嗌干，上气，饐（噎），嗌中痛，瘅，耆（嗜）卧……"（今传世本《灵枢经·经脉》作："肾足少阴之脉……是主肾所生病者，口热舌干，咽喉上气，嗌干及痛，烦心心痛，黄疸……"）其书疸之名，本俱作"瘅"者，亦其证也。要之，《山海经》《五藏六府瘅十二病方》之成书年代本甚早，当始于先秦，且后者至《汉书·艺文志》著录之时业已亡佚；而《张家山汉简》《马王堆汉墓帛书》，其誊写年代即在汉初，并经由地下出土，未经后世"鲁鱼亥豕"传抄致讹。故由其书疸并为瘅，可知黄疸之名本作瘅也。且《马王堆汉墓帛书》中"阴阳十一脉灸经"，与《灵枢经》之"经脉篇"本一脉相传，而前者称黄病本为瘅，后者名黄病乃为疸者，则二者名病之孰先孰后，自可了然于胸中而无疑焉。

黄疸之名之初本作瘅者，盖瘅之为言燀也。燀者燃也，而义之引申则谓燠热也。《说文·火部》云："燀，然（燃）也。"《逸周书·周祝》："火之燀也，固定（走）上。"孔晁注云："燀，然（燃）也。"《吕氏春秋·重己》云："味不众珍，衣不燀热。"三国魏·何晏《景福殿赋》云："故冬不凄寒，夏无燀热。"《集韵·缓韵》云："燀，厚燠也。"《六书故·天文》云："燀，谓过热如焚也。"是也。盖瘅之为病，本由内热蕴燠，脾之本色（脾属土，土色黄）随蒸外泛而成之，故因此燀热之燀而为瘅，此病黄而初以瘅名之所由来也。《素问·玉机真藏论》云："发瘅，腹中热，烦心出黄。"《肘后方》卷三云："比岁又有肤黄病，初唯觉四体沉沉不快，须臾见眼中黄，渐至面黄及举身皆黄，急令溺白纸，纸即如柏染者，此热毒已入内，急治之。"《诸病源候论·黄病诸候·内黄候》云："热毒气在脾胃，与谷气相搏，热蒸在内不得宣散，先心腹胀满气急，然后身面悉黄。"是也。

　　至于瘅之一名后又作疸者，乃以先秦于发黄之病既以瘅名，则与劳伤、消渴之本亦称瘅者即无所别，故为防混淆，遂另制"疸"字以为瘅，而黄病之名始为疸耳。瘅于先秦本亦谓劳伤及消渴之病者，本部云："瘅，劳病也。"《素问·脉要精微论》云："瘅成为消中。"《灵枢·五变》云："五脏皆柔弱者，善病消瘅。"是也。而瘅之作疸，则一犹鱣之作鲔也，此但字形易体而音义不变者也。《鱼部》："鱣，鱼名。"段注云："其字亦作鲔。"故疸之名义乃一同于瘅，而亦言其黄由热蒸使之然也。盖疸之名义本亦言热者，以疸之为言烜也。烜于《说文》为"上讳"，故许君避之而无言。然观《广韵·曷韵》训"烜"之义为"火起"，知烜之"火起"即燀之"燃"也。而由"火起"以"燃"引申之，则烜者当亦谓"热"谓"燠热"矣。然则黄病称疸之与黄病名瘅者，即毫无二致矣。瘅别作疸，而其义不变者，殆即古所谓字之声同声近者义不相远也。详瘅从单声、疸从旦声，而单与旦俱为元部端纽字，音本相同，此其字形虽异而名义无别者也。

　　瘅之言燀，谓黄由热蒸者，此古言黄疸本但指病之初起之阳黄，而与后世之疸兼言阴阳二黄者，则颇有异焉。所以然者，盖黄疸初起为阳黄，阳黄之发由燀热，而及其病久阳衰为阴黄者，则或以病未至此身先死，或以病既至此而生变。故先秦之疸病恒有阳无阴，而有异于后世之故耳。

　　先秦称人之病黄本为瘅，而至于汉时字易为疸，以别于劳伤、消渴等病之本亦名瘅者。然东汉之时称发黄之色另有与瘅疸音近之

"黇""黇"，如《黄部》之所谓"黇，黄黑色也；从黄，尚声。他尚切。""黇，白黄色；从黄，占声。他兼切。"是也。而由许书所载黇、黇之字，于先秦两汉之书中不经见，且其古音又近瘅疸，则黇黇之字本由瘅疸来，乃后汉之人（或即许慎本人）因于瘅疸之音所创制者，可推知矣。然黇黇之既由瘅疸来，则黇黇与瘅疸当为一名，且一犹瘅疸为同名，而黇黇亦当为同名。而今则许训疸者为"黄病"，乃训黇为"黄黑色"，另训黇为"白黄色"，所训又绝然不同者，盖许君训黇黇，于黄色之外分黑白，殆纯受东汉之五行谶纬之学之波及耳。此观其于《黄部》除以黇黇分训为"黄黑""白黄"之色外，而复列"黣""黈""黊"等不知何所从来之字，以分训为"赤黄""青黄"与"鲜明黄"之众黄色者，殆即欲以正黄为一统，合之兼青、兼赤、兼白、兼黑之五色黄，冀与五行之中土（色黄）、东木（色青）、南火（色赤）、西金（色白）、北水（色黑）以相配合，所谓"黣，赤黄也"，"黈，青黄色也"，"黊，鲜明黄也"，又"黄，地之色也；从田，从炗，炗亦声。炗，古文光。凡黄之属皆从黄"，亦由可知矣。然以其所言五黄之字，汉之以来又皆谓黄，无复以五色而分别之者，如《玉篇》云："黈，黄也。""黇，黄色。"《广韵》云："黇，黄也。"《类篇》云："黣，黄也。"则许君所言五色之黄字者义皆谓黄，黇黇与瘅疸用称病黄者亦本无异也。

疸

322

痪

概说

《说文》"痪，病息也"，《系传》作"痪，病小息也"。段《注》："谓病之鼻息也。"按小徐本"息"作"小息"者，盖小犹言少，而息本谓气，则病小息固即病少气。段注误也。然凡病少气者每属虚，而痪病小息则恒为实也。所以然者，盖痪之为言陕（狭）也，陕者褊隘也，故病以痪称，则本谓心胸褊隘，气机迫迮，所致气不足息，恒须太息一口以疏之者。此痪为实证而非虚证者，由可知也。痪之义谓病少气，少气之义即小息，而人之病痪又常太息，太息之义乃大息，此大徐本《说文》之于痪，不言大小，而但训为"病息"之故也。盖小息之气短不足以息，必间以大息济之者，于常言之则胸褊隘，于病言之则肝气郁，故自来痪病之发者，则每多见之于女子。《女部》"……一曰娗，息也；一曰少气也"，其痪之为字又别作娗者，是也。

痆，病息也；从疒，夹声。苦叶切。

【系传】

痆，病小息也；从疒，夹声。丘辄反。

【段注】

痆，病息也：病息，谓病之鼻息也。《心部》瘱从此。从疒，夹声。苦叶切：八部。

【纲疏】

"痆，病息也"者，《玉篇·疒部》"痆"作"瘱"，云"瘱，病少气也"，小徐本《说文》"息"作"小息"，云"痆，病小息也。"按：小犹言少、息本言气，病小息固即病少气，则大徐本训痆为病息者，实乃人病少气不足以息之谓。段注误也。然凡病少气者每每属虚，而痆病小息者则恒为实证矣。所以然者，盖痆之为言陕（陿、狭）也；陕，隘也，亦褊隘也。故病之以痆而为名者，则本谓心胸褊隘，气机迫迮，所致呼吸短浅，气不足息，而恒须太息一口以疏之者也。《阜部》云："陕，隘也。"《集韵·洽韵》云：陕"或作陿、狭。"《楚辞·九思》云："迫中国兮迮陿。"《楚辞考异》云："迮陿，一作窄陕。"《史记·东越列传》云："东越狭多阻。"《汉书·闽粤王传》狭作"陿"。《汉书·景帝纪》云："郡国多硗陿。"颜师古注云："陿，谓褊隘也。"此陕亦作陿狭，而义之谓隘谓褊隘者。又，《荀子·修身》云："狭隘褊小，则廓之以大。"《礼记·乐记》："广则容奸，狭则思欲。"郑玄注云："狭，谓声急也。"孔颖达疏云："狭谓声

痆

324

急，节间迫促。"《楚辞·严忌〈哀时命〉》："肩倾侧而不容兮，固陜腹而不得息。"洪兴祖补注云："陜，隘也。息，气息。"此言器量既褊陜，则气息必迍迫而艰出者也。而痰之"病息""病小息"，既以心胸褊陜为其因，则痰之言陜，名由陜来者，因可明矣；痰之"病息""病少气"，既由气机迫迍之所起，则痰乃实证，而非虚证者，亦并可知矣。

痰之义谓病少气，少气之义为小息，而人之病痰者又常太息，太息之义乃为大息，此大徐本《说文》之于痰，不言小息大息但训为"病息"之故也。而小息之气短不足以息，必间以大息以济之者，此于人言之则胸褊陜、于病言之则肝气郁矣。盖此胸褊陜以致肝气郁者，于汉前本以女子为多见，故从疒夾声之痰字，或又从女而作姳也。《女部》云："……一曰姳，息也，一曰少气也；从女，夾声。"是也。殆又以痰训病息、病少气，而"欠"训"张口气悟也，象气从人上出之形"，故从疒夾声之痰字，另又从欠而为欸矣。《广雅·释诂》云："欸，息也。"是也。然则痰与姳欸，音义俱同，语源无别，当本为一字耳。盖言其所病在气故作欸，言其所病为女故作姳，言其所致为病故作痰也。而三者又俱以夾为声，本乃以声为义而言褊陜者，亦尽在不言矣。

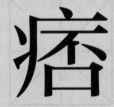

概说

《说文》："痞，痛也；从疒，否声。"按古以痞而名病者，痞之为言否也；否者，天地不交之象也。盖人之膈上阳气与膈下阴气两相隔阂而不交通，本一犹天地不交之否之象，故古人遂因否为痞而称焉。盖阴阳之不交因隔阂，而有所隔阂则不通，则闭塞，故初以为名，则但谓阳热之气与阴寒之气由隔阂闭塞所致之气结病也。然又以但满不痛、按之自濡之气结痞，经久不已，可由气及血而凝为包块，故于此血凝成块，已为癥瘕积聚之痞者，古或又制痞字以名之矣。如《玉篇》"痞，补回切，瘕结痛也"，而与本所谓"痞，补被、平几切，腹内结病"者，则分属气血、而两相对待也。然又以血痞之病，后世多径以"积""癥"而称之，因致痞字未通行矣。而许君训痞，置其但满不痛之气痞而不言，但就其硬满而痛之血痞释之者，殆即以其症候显露、易为人察耳。

痞，痛也；从疒，否声。符鄙切。

【系传】

痞，痛也；从疒，否声，读若鄙。臣锴曰：又病结也。博几反。

【段注】

痞，痛也：《广韵》曰："腹内结痛。"从疒，否声。符鄙切：古音在一部。

【纲疏】

古之以痞而名病者，痞之为言否也；否，本天地不交之象也。盖人体以身半分之，则膈之以上阳也，膈之以下阴也。而人病膈上阳气与膈下阴气两相隔阂互不交通，则一犹天地不交之否之象也。故古于此病，初即以否而称之，后又作痞以名焉。《易·否卦》："象曰：天地不交，否。"《周易集解》引宋衷云："天气上升而不下降，地气沉下而不上升，二气特隔，故云否也。"《中藏经》卷上《阴阳否格论》云："阳气上而不下，曰否；阴气下而不上，亦曰否。"《医学正传》卷一《医学或问》云："痞，否也。如《易》所谓天地不交之否，内柔外刚，万物不通之义也。物不可以终否，故痞久则成胀满，而莫能疗焉。"是也。

痞之言否，取象于天地不交之否者，本谓人体在上之阳气与夫在下之阴气互不相交也。而阴阳之不交，乃因阻阂。盖有所阻阂则不通，有所不通则闭塞，故病之以痞而为名者，初即谓人体之阳热之气之与阴寒之气，由隔阂闭塞所致之但满不痛之气结病也。

《释名·释疾病》云："痞，否也，气否结也。"毕沅云："痞，俗字。《说文》作痞，'痛也；从疒，否声。'"《伤寒论·辨太阳病脉证并治》云："若心下满而鞕痛者，此为结胸也；但满而不痛者，此为痞。""脉浮而紧，而复下之，邪反入里，则作痞。按之自濡，但气痞耳。"是也。然殆又以但满不痛、按之自濡之气痞病，经久不愈或可由气及血而致血瘀，血瘀不行或兼夹痰饮食积，又每可凝聚为包块，故古于此痞，虽或仍名之为痞气，或又称之为痞块，而实则已转为积聚癥瘕之类矣。《难经·五十六难·论五脏积病》云："脾之积，名曰痞气，在胃脘，覆大如盘，久不愈，令人四肢不收，发黄疸，饮食不为肌肤。"《备急千金要方》卷十《温疟》云："疟岁岁发，至三岁，或连月发不解者，以胁下有痞也。……此病传为癥瘕，名疟母。"《丹溪心法》卷三《积聚痞块》云："痞块，在中为痰饮，在右为食积，在左为血块。"是也。而气痞之病久，由死血痰浊食滞所致痞块者，既即所谓积癥类，而凡积之类，其腹中率多硬满且疼痛，与夫但满不痛、按之自濡之气痞者自属不同，正犹《难经·五十六难》之所谓"积者，阴之气，其始发有常处，其痛不离其部，上下有所始终，左右有所穷处"，则《说文》"痞，痛也"者，当即指死血痰浊食滞所致硬满而痛之痞块言，而与《释名》所谓气之否结、《伤寒论》所谓但满而不痛之气痞，则判然不同矣。

古言痞者，既本谓气痞，而亦谓血痞，则其一名而二实者，颇易令人惑。故《玉篇·疒部》云："痞，补被、平几切，腹内结病。""痞，补回切，癥结痛也。"乃以气痞之痞字仍作痞，而以血痞之痞字转为痞，以此而为二者别也。然殆以血痞之病，后世之人多径以"积""癥"之名而称之，因致此一"痞"字未通行矣。

痞之本言气痞者，气痞殆即满之属，而与满又略有异焉。《景岳全书》卷二十三《痞满》云："痞者，痞塞不开之谓；满者，胀满不行之谓。盖满则近胀，而痞则不必胀也。"是也。而痞之又谓痞块者，盖痞块本为脾之积，则其亦当为"癥""积"类也。而由《难经》所言脾积之痞，"久不愈，令人四肢不收，发黄疸，饮食不为肌肤"，与夫《医学正传》所言痞病，"久则成胀满，而莫能疗焉"，其所言四肢瘦削、腹大而胀者，当即所谓鼓胀病，而与今所谓肝脾肿大所致腹水者本为一疾，则古谓痞块，当即今所谓肝硬化者，可无疑矣。而许君训痞，置其"满而不痛"之气痞而不言，但就其硬满且痛之血痞而释之者，殆即以其症候显露，易为人察耳。

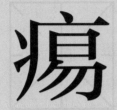

概说

　　《说文》"瘍，脉瘍也"，《系传》曰"脉跳动也"，段《注》曰"善惊之病也"。按瘍，字亦作易，义与狂类，乃先秦痴病之古名也。《明堂经》载"狂易"之名，《灵枢经》有"易狂"之称，而《广雅》曰："狂、易，痴也。"然则以瘍训脉之跳动与善惊病者，俱误。盖古以瘍即脉瘍者，乃以脉瘍一词本乃连语（联绵词），而连语之字，可正可倒，可分可合也。而又以脉瘍之古音如脉剔，故其与眠娗、茗艼、懵懂等义谓心智不开、本用状无知之痴貌者，则当为一语，即所谓一声之转者矣。此瘍之训痴之力证也。至于瘍既谓痴，而《方言》乃云"脉瘍，欺漫也"，与脉瘍训痴之义又一似相反者，殆此所谓欺漫（谩）者，本多由来于痴人言，而痴人之言多不实，故以不实之言而语人者，则正即所谓欺漫也。又，先秦既以"心智不开不省事"者为瘍，而又以"心不能审得失之地"者为狂，遂以其为病颇相似，故又多合称为狂瘍，并以其同属于痴病也。然瘍之谓痴始为真痴，以其智能低下本即为痴，而狂之谓痴乃非真痴，以其思维混乱但犹若痴耳。然则瘍之与狂，终系二病，未可混之为一谈矣。

瘍，脉瘍也；从疒，易声。羊益切。

【系传】

瘍，脉瘍也；从疒，易声。臣锴曰：脉跳动也。夷益反。

【段注】

瘍，脉瘍也：脉瘍，叠韵字。脉瘍者，善惊之病也。《方言》曰："脉瘍，欺谩也。"又曰："瘱，慧也。"郭注："今名黠为鬼瘱。"又曰："慧，自关而东赵魏之间谓之黠，或谓之鬼。"郭注："言鬼脉也。"潘岳赋："靡闻而惊，无见自脉。"徐爰注："言雉性惊鬼黠。"按蜥蜴跂跂脉脉，亦是此意。《汉书》所云易病者，当是瘍之叚借。《王子侯表》乐平侯诉病狂易。从疒，易声。羊益切：十六部。

【纲疏】

瘍，字亦作易，义与狂类，乃先秦痴病之古名也。本文云：瘍，"从疒，易声"。《黄帝明堂经·上编》（辑校本）云："风府……（主）狂易。"《灵枢·通天》云："阳重脱者，易狂。"《广雅·释诂》云："狂、易，痴也。"是也。然则《系传》释瘍为脉跳动，《段注》训瘍为善惊病者，俱误！

盖先秦名痴之为瘍者，"瘍，脉瘍也"，而脉瘍之言眠娗也，亦茗艼也，实亦即人所常言之懵懂，义谓心智未开也。《列子·力命》："眠娗、諈诿、勇敢、怯疑，四人相与游于世。"张湛注云："眠娗，不开通之貌。"清·黄生《义府》卷下"酩酊"云："酩酊二字，古所无。《世说》'茗艼无所知'，盖借用字。今俗云懵懂，即茗艼之转也。又《列子》'眠娗、諈诿'，张湛《注》：'眠娗，不开通貌。'详《注》义，则眠娗当即读茗苶。"是也。然则脉瘍之训心智未开而懵懂无知者，亦正乃人之病痴而心不聪慧、呆钝无知之谓耳。

至谓古言眠娗即茗苶、即懵懂者，此其声系相近，人所易知也；而今言脉瘍即眠娗、即茗苶者，则其声相悬隔，不知维何耶？按，脉瘍之瘍，大徐本音为"羊益切"，小徐本音为"夷益切"，似与眠娗、茗苶、懵懂之娗、苶、懂声颇不类，然此乃所谓中古音，而究其上古之音则不然也。盖瘍者，上古属喻母四等字，而上古之音"喻四归定"，故其音读当归于舌音而读若"惕"也。此由字之以"易"为声者如"剔""鬄""逷""踢"字，今犹仍古音而读舌音者，可以知矣。而脉瘍之瘍，既音本如惕，则与眠娗、茗苶、懵懂之娗、苶、懂声，实即相若，则脉瘍之与眠娗、茗苶及懵懂，本所谓一声之转者，亦由可知矣。

又若"瘍，脉瘍也"，古所称脉瘍本即瘍者，则又以脉瘍一词，本所谓叠韵连语也。（古音脉瘍，锡部叠韵。）而连语之字，可正可倒，可分可合，乃以声见义、不拘字形者也。《义府》卷下《伛偻》云："后世见为叠韵之字，乃古人之重文累义，其字可颠可倒，可分可合。"《经义述闻》卷三十一《通说》"无虑"条述王念孙之言曰："大抵双声叠韵之字，其义即存乎声；求诸其声则得，求诸其文则惑。"是也。故脉瘍之名，正言之又作"懑兜""梦瞀""梦椎"，倒言之亦作"颠冥""顿愍""童蒙"，单言之又作"懞""懵""顿""椎"，重言之亦作"梦梦""沌沌"矣。《心部》："懑，忘也，懑兜也。"徐锴传云："不晓了之意也。"段注云："懑兜，

瘍

332

盖古语，忘之貌也，犹今人曰糊涂不省事。"《蜀语》云："痴愚曰梦惷。惷，音铳。""谓人之痴钝曰梦椎。椎，同槌。"又，《庄子·则阳》："固颠冥乎富贵之地。"陆德明《经典释文》云："冥，音眠。司马云：'颠冥，犹迷惑也。'"《方言》卷十："顿愍，惛也。"钱绎《笺疏》云："《说文》：'惛，不憭也。'《玉篇》：'惛，乱也，痴也。'"《古文苑·扬雄扬州牧箴》："我昭童蒙，不云我昏。"章樵注云："童蒙，喻愚昧。"又，《说文·心部》云："懜，不明也。"《玉篇·心部》云："懜，心乱也，心迷也。"（按懜音梦，懵音蠓，虽古或通用，但实为二字。《集韵·嶝韵》云："懜，《说文》：'不明也。'或从瞢。"《董韵》云："懵，《广雅》：'暗也。'是也。"）《广雅·释诂》："顿，乱也。"王念孙疏证云："《淮南子·要略》云：'终身颠顿乎混溟之中，而不知觉寤乎昭明之术。'是顿为昏乱也。"《汉书·周勃传》："其椎少文如此。"颜师古注云："椎谓朴钝如椎也。音直推反。"又，《尔雅·释训》："梦梦、訰訰，乱也。"郝懿行疏云："乱者，《释名》云'浑也'。按浑谓浑浑无分别，浑浑犹惛惛，不憭慧之言也。梦者，《说文》云'不明也'，不明即乱。"是也。故脉瘝之为瘝，正所谓连语"可分"之单言者也。盖单言脉瘝之为瘝，本一犹单言"梦椎"之为"椎"，而亦犹单言"顿愍"之为"顿"耳。此脉瘝之名古亦作瘝（易）之由来也。

　　脉瘝者，既为连语，以声见义而不拘形体，故《方言》卷十"眠娗、脉蜴、赐施、茭媞、譠谩、慴怟，皆欺谩之语也"，其所谓眠娗、脉蜴、譠谩者，则皆即《说文》之脉瘝矣。所以然者，盖眠娗、脉蜴本为脉瘝之声近、声同者，而譠谩则又脉瘝之倒言语转者耳。而于此脉瘝之义谓"欺谩"者，古或误以"慧黠"而释焉。如段《注》所谓："《方言》曰：'脉瘍，欺漫也。'又曰：'脉，慧也。'郭注：'今名黠为鬼脉。'又曰：'慧，自关而东，赵魏之间谓之黠，或谓之鬼。'郭注：'言鬼脉也。'"即言此也。殆以人性狡诈，而语始欺漫。若然，则脉瘍训痴与训欺漫，其义正相反也。盖不知《方言》训"慧"之脉者，本谓"鬼脉"，而非"脉蝎"，而段《注》混"鬼脉""脉蝎"以为一，故有此误耳。《方言·卷十》："譎，过也。南楚以南，凡相非议人，谓之譎，或谓之脉。脉，又慧也。"郭璞注云："今名黠为鬼脉。"又，《方言·卷一》："虔、儇、慧也。……自关而东赵魏之间谓之黠，或谓之鬼。"郭璞注云："言鬼脉也。"是也。至若脉瘍训痴（《说文》）又训欺漫（《方言》）者，其义虽一似相反而实则无别。乃以古之所谓欺漫者，本多由来于痴人言也。痴人之言每每不实，而语人以不实则正所谓欺漫。《广雅·释诂》云："狂、瘍，痴也。"《说文·言部》云："謬，狂者之妄言也；从言，翏声。"《口部》云："嘐，誇语；从口，翏声。"《心部》云："恅，误也；从心，狂声。"《言部》云："誑，欺也；从言，狂声。""譺，騃也；从言，疑声。"玄应《一切经音义》卷十二引《苍颉篇》云："譺，欺也。"《灵枢·癫狂》云："狂始生，先自悲也。……狂始发，少卧不饥，自高贤也，自辩智也，自尊贵也。"《此事难知·狂言谵语郑声辨》云："狂言者，大开目与人语，语所未尝见之事，即为狂言也。"是也。故欺漫者，虽其所言乃欺诈，而其欺诈又实由其言之谬误而不实焉。《说文·欠部》云："欺，诈欺。"《吕氏春秋·有度》篇："有度而以听，则不可欺矣。"高诱注云："欺，误也。"殆亦言此矣。欺漫者既本由言之谬误不实来，而狂瘍者其言语又类多谬误不真实，此所以义谓欺漫之"誑""譺"字，而本以"狂""癲"为其源；亦

瘍

334

所以本谓痴病之脉瘰，其义亦并谓欺漫也。

脉瘰者，即所谓瘰，乃心不开通、蒙昧无知之疾也。而狂者，本谓癫狂，乃心有所妄、不审得失之病也。《列子·力命》注云："眠娗（脉瘰），不开通之貌。"《说文·心部》注云："憪兜（脉瘰）……犹今人曰糊涂不省事。"《蜀语》云："痴愚曰梦瞽（脉瘰）"，"谓人痴钝曰梦椎（脉瘰）"。又，《韩非子·解老》云："心不能审得失之地，则谓之狂。"是也。狂之与瘰盖以其为病本甚相近，故先秦两汉则每每合称之为"狂易"，或并训二者之为痴矣。《周礼·天官冢宰·阍人》："奇服怪民不入宫。"郑玄注引《春秋传》云："怪民，狂易。"《汉书·五行志》云："万事失在狂易。"《神农本草经》云："白头翁，味苦温，主温疟、狂易。""蜣螂，味咸寒，主……大人癫疾、狂易。"《广雅·释诂》云："狂、易，痴也。"是也。然瘰之与狂，固皆心病，而瘰乃智能低下之疾，狂则思维混乱之病，故瘰自称瘰，狂自名狂，瘰之与狂，终为二病矣。故古虽或以二者俱属之痴，然瘰之谓痴者始为真痴，以其智能低下本所谓痴，而狂之谓痴者乃非真痴，以其思维混乱但犹若痴耳。由观《谐噱录·狂胜痴》所谓"吴兴沈昭容性狂，尝醉遇琅琊王约，张目视之，曰：'汝何肥而痴？'约曰：'汝何瘦而狂？'昭容抚掌大笑曰：'瘦已胜肥，狂又胜痴'"，其所言狂痴，固狂谓轻狂、痴谓痴迷，义有引申，而非以言病，然狂之与痴初非同病者，亦由可知矣。

汉前之瘰，乃脉瘰为名之单言也。而南北朝以来，复有以"相染"之病亦名为瘰者，则与脉瘰之瘰所言异矣。《玉篇·疒部》云："瘰，脉病也。又，病相染也。"（按："脉病"，当为"脉瘰"，字之讹也。)《广韵·昔韵》云:"瘍,病相染也。"《集韵·昔韵》云:"关中谓病相传为瘍。"是也。按:相染之病古亦名瘍者,盖瘍之为言易也;易者,延也。病以延易而罹患之,故因易为瘍而名焉。《国语·鲁语上》云:"譬之如疾,余恐易焉。"《后汉书·邓训传》注引《东观汉记》云:"吏士尝大病疟,转易至数十人。"《素问遗篇·刺法论》云:"余闻五疫之至,皆相染易,无问大小,病状相似,不施救疗,如何可得不相移易者?岐伯曰:不相染者,正气存内,邪不可干,避其毒气。"所言"易"者,即其例也。而谓易为"延易"者,亦正即所谓"移易"及"染易"。此相染之病古亦以瘍名之故也。

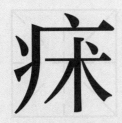

概说

《说文》："痮，狂走也；从疒，术声。"按痮字从疒，当训为狂，为狂病，而未可训之为狂走。《广雅》"痮、僪，狂也"，是也。然由《广雅》之此训释，亦足见其但知痮字僪字义皆为狂，而不知痮者僪者本为一名也。所以然者，盖僪之为言谲也，亦言趉也；谲谓言谬，趉谓行妄，而总赅言行俱妄之僪者，则实为痮病之初名，而痮则僪字之音转也。《言部》："谬欺天下曰谲。"《走部》："趉，狂走也。"又，《尔雅》："遹，述也。"《释名》："遹，术也。"《匡谬正俗》："鹬字音聿，亦有术音，故《礼》谓（鹬氏冠）为术氏冠，亦因鹬音转为术字耳。"此痮从术声，僪从矞声，而术声矞声音本相近，例可互转者也。古术声矞声，既以音近而可互转，则痮之与僪，当为同名者，由可知也。

痜，狂走也；从疒，术声，读若欻。食聿切。

【系传】

痜，狂走也；从疒，术声，读若欻。术汹反。

【段注】

痜，狂走也：《春秋经》："甲戌己丑陈疾鲍卒。"《公羊传》曰："曷为以二日卒之？恌也。"注曰："恌者，狂也。齐人语。甲戌之日亡，己丑之日死，而得君子疑焉，故以二日卒之也。"按痜恌盖同字。从疒，术声，读若欻：欻见《欠部》，今字讹作欻。食聿切：十五部。

【纲疏】

痜字从疒，当训为"狂"、为"狂病"，而未可训之为"狂走"也。故其"走"字应为剩字，而或为"病"字之讹书矣。此必后世之人，误以为人之病狂者俱善走，因之称狂必言走，而不知人之病狂者并善言，实乃为言行俱妄之疾病也。《灵枢·癫狂》云："狂始发，少卧而不饥，自高贤也，自辩智也，自尊贵也，善骂詈日夜不休。"《难经·五十九难》云："狂疾之始发，少卧而不饥，自高贤也，自辩智也，自贵倨也，妄笑好歌乐，妄行不休。"是也。许书之痜，本当训狂谓狂病，而初非训走谓狂走者，又由《广雅·释诂》"痜、儢，狂也"，本以痜、儢俱训为狂，《公羊传》注"恌者，狂也"，段注复以此训狂之恌与从疒之痜为"盖同字"者，可以知矣。而另由《广雅》分以痜、儢二字并训为狂，段注谓痜、恌同字者以观之，则更可得知，古来之人殆但知痜之与恌音近义同为同字，而实未了痜之与儢音义俱通本同名耳。

痜

按：痜之与儵古本同名者，盖以儵之为言谲也，亦言趫也；谲谓言谬，趫谓行妄，而总赅言行俱妄之儵者，又实乃痜病之初名，痜则儵字之音转也。《说文·言部》云："谲，权诈也。益梁曰谬欺天下曰谲。""谬，狂者之妄言也。"《走部》云："趫，狂走也。"《广雅》云："痜、儵，狂也。"此从疒之痜与从人之儵，义本相通，俱为人之病狂之统名者。又，《尔雅·释诂》云："遹，述也。"《释名·释水》云："潏，术也。"《匡谬正俗》卷四云："鹬，水鸟也，天将雨即鸣，即《战国策》所称鹬蚌相谓者也。古人以其知天时，乃为冠，象此鸟之形，使掌天文者冠之，故《逸礼记》曰：'知天文者冠鹬。'此其证也。鹬字音聿，亦有术音。故《礼》之衣服图及蔡邕《独断》谓为术氏冠，亦因鹬音转为术字耳。非道术之谓也。"此痜从术声与儵从矞声，音本相近（痜，神母物部；儵，喻母物部。二者神喻旁纽，物部叠韵），二者由其音近而可互转者也。痜之与儵，音义既通，而例可互转，此其古本同名者，则甚易明矣。

至于段注并以痜恑为一字者，当一犹此耳。殆亦以其音近义通，而二者得以互转也。然既为同字，当亦同名，故一如痜即儵字，乃为统谓狂病之言行俱妄之名称，而《广雅·释诂》"恑，怒也"，《释训》"恑恑，乱也"之训恑为乱为怒，总言狂病之言行之乱及情志之变者，盖亦以之为总括狂病言行俱妄之统名焉。

痜与儵恑，本为一语，而特以音声相转，形别为三；而三者之形，又一从"疒"、一从"人"、一从"心"，所从不同者，殆以"痜，狂也""儵，狂也""恑者，狂也"，其所训狂者，正其形符所表之"人心病"，亦即人之心有所妄而神失其常之疾病。《韩非子·解老》云："思虑过度，则智识乱……智识乱，则不能审得失之地……心不能审得失之地则谓之狂。……忧则疾生，疾生而智慧衰，智慧衰则失度量，失度量则妄举动。"是也。故言其所病为人故字从人，言其所病在心故字从心，言其人心为病故字从疒耳。此痜与儽恍分从疒、人、心符之各不同，而合谓狂为"人心病"者也。

又若《公羊传》"恍者，狂也"之注文，其"恍"字今本又作"惝"，而为"惝者，狂也"者，盖以惝为恍，此除以惝恍形近，传写易讹外，而与儽（恍）惝之音既相近，义复相通，亦不无相关矣。此由恍从戉声，而古之以戉为声之字，与儽声近，而义谓轻狂，如儽为喻母物部字，恍为喻母月部字，二者喻母双声、物月旁转，又《说文·目部》"眣，视高皃"、《足部》"趹，轻足也"、《女部》"（娍），轻也"、《广雅·释诂》"（娍），愚也"、《素问·至真要大论》"诸躁狂越"，则恍之与惝与夫儽痜，当亦为一语之转，而本为同名者也。

痜（儽、恍、惝）字谓狂，而由其同源诸字之义训——"谲，谬欺天下曰谲""趹，狂走也""恍，怒也""惝恍，乱也""眣，视高皃""趹，轻足也""（娍），轻也""（娍），愚也"，及夫派生之字之义训——"谬，狂者之妄言也""嘐，夸语也""愳，误也""诳，欺也"（分见《言部》《口部》《心部》），并兼及古方书之于狂病之论述——"狂始生，先自悲也，喜忘、苦怒、善恐者，得之忧饥。……狂言，惊，善笑，好歌乐，妄行不休者，得之大恐。……狂，目妄见，耳妄闻，善呼者，少气之所生也。狂者，多食，善见鬼神，善笑而不发于外者，得之有所大喜"（《灵枢·癫狂》），"狂言者，大开目与人语，语所未尝见之事"（《此事难知·狂言谵语郑声辨》），则痜之所训狂之大貌，可得概见矣。而又以先秦两汉之时，"凡心不能审得失之地，则谓之狂"，则许君训痜为狂者，但心有所妄而言行失常者即皆属之，本不分其神志躁扰之阳动之与神态呆顿之阴静，而非若后世之但以其属阳主动者称之狂，而以其属阴主静者名为之癫也。

疲

概说

《说文》"疲，劳也"者，疲之言披也，亦披靡也，过劳而气力披散、形神披靡之谓。盖疲之言披，谓气力披散者，本一犹懈之言解，谓肢体解缓也。此以披即散，散即解，解即缓，缓正懒怠之谓也。而疲言披靡，谓形神披靡者，又一犹痛言匍匐，谓伏行匍匐也。此以披则力散而体解缓，靡则神萎而形垂顿，而萎靡顿地犹欲勤力者，则正痛言匍匐、伏行勉力之谓耳。然则，疲者过劳而力极之谓也。至若疲而不复、卧床不起乃至于病者，古人又每每以劳（痨）以疲（极）而名之，则不复以疲而称焉。此古人之以疲为名之义也。

疲，劳也；从疒，皮声。符羁切。

【系传】

疲，劳力也；从疒，皮声。弼悲反。

【段注】

疲，劳也：经传多假罢为之。从疒，皮声。符羁切：古音在十七部。

【纲疏】

"疲，劳也"者，疲之言披也，亦披靡也，殆过劳而气力披散、形神披靡之谓也。《尔雅·释诂》："劳，勤也。"舍人注云："劳，力极也。"《广雅·释诂》云："困、疲、券、惫，极也。""罢、券，劳也。"《说文·㫃部》："旇，旌旗披靡也；从㫃，皮声。"戴侗《六书故》云："风之所吹，披散偃靡也。"桂馥《义证》云："旇、披声相近。"《汉书·项羽本纪》："汉军皆披靡。"张守节《正义》云："言精体低垂。"是也。盖疲之言披，谓气力披散者，本一犹懈之言解，谓肢体解缓也。此以披即散、散即懈、懈即缓，而缓正懒怠之谓耳。《广雅·释诂》云："解、披，散也。""疲、懈，懒也。"《释名·释疾病》云："懈，解也，骨节解缓也。"是也。而疲言披靡，谓形神披靡者，又一犹痛言匍匐，谓伏行匍匐也。此以披则力散而体解缓，靡则神萎而形垂顿，而萎靡顿地犹欲勤力者，则又正痛言匍匐，伏行勉力之谓耳。《说文·非部》："靡，披靡也；从非，麻声。"段注云："分散下垂之貌。"《左传·庄公十年》："望其旗靡。"杜注云："靡，

疲

342

偃也。"《诗·周南·卷耳》云:"我仆痡矣,我马瘏矣。"《邶风·谷风》:"凡民有丧,故匍匐救之。"郑笺云:"匍匐,言尽力也。"《礼记·问丧》:"孝子亲死,悲哀志懑,故匍匐而哭之。"郑笺云:"匍匐,犹颠蹶也。"《释名·释姿容》云:"匍匐,小儿时也。匍,犹捕也,藉索可执取之言也。匐,伏也,伏地行也。人虽长大,及其求事尽力之勤,犹亦称之。《诗》曰:'凡民有丧,匍匐救之。'"是也。

疲者,过劳而神困力极之谓也。至若疲而不复,甚至于百症丛生、卧床不起以至于病者,则古又每每以"劳"(痨)、以"疲(极)"而称之,而不复以疲字名之矣。《尔雅》:"劳,勤也。"注云:"劳,力极也。"《说文·疒部》云:"疲,病劣也。"《力部》云:"劣,弱也。"《金匮要略·血痹虚劳病脉证并治》云:"劳之为病,其脉浮大,手足烦,春夏剧,秋冬瘥,阴寒精自出,酸削不能行。""人年五六十,其病脉大者,痹侠背行,若肠鸣、马刀侠瘿者,皆为劳得之。""男子脉虚沉弦,无寒热,短气,里急,小便不利,面色白,时目瞑,兼衄,少腹满,此为劳使之然。"是也。而由今所谓传尸劳瘵者,古多流行,而汉之以前无其名,其病乃每因劳而发,发则寒热淋沥,颈间结核者,又每与劳与极同,所谓"传尸之疾,吴楚云淋沥,巴蜀云极劳""此病多因临尸哭泣,尸气入腹,连绵或五年三年,有能食不作肌肤,或二日五日,若微劳即发。"(《外台秘要》卷十三)"劳瘵之疾,大略令人寒热盗汗,梦与鬼交,遗泄白浊,发干而耸,或腹中有块,或脑后两边有小结核,连复数个,或聚或散,沉沉默默,咳嗽痰涎,或咯脓血。"(《三因极一病证方论·劳瘵叙论》)则汉之所谓劳、疲(极)者,当括传尸劳瘵于其内也。盖《金匮要略》言劳之"无寒热"者,固为虚劳,而言劳之有"马刀侠瘿"

343

者，则为劳瘵，以马刀侠瘿正为劳瘵所特有之"脑后两边有小结核，连复数个"之谓也。然初无寒热者，亦非终无寒热，以疲极为劳者，往往初但为劳，而后则为瘵矣。所以然者，盖疲极不复而至于劳者，每每由正气耗散而致尸气相传（结核杆菌感染）也。而及为其染，则渐于劳之为病之疲、劣、弱、羸基础上复现寒热如疟、瘰疬马刀及咳嗽咯血等魏晋以来之所谓传尸劳瘵之证焉。向此等继发之证之有无，似为劳病预后优劣之关键，故仲景《金匮要略》虚劳中尤重之，于其有无寒热马刀者甚致意焉。然辨固辨矣，而名不二立，故汉时传尸劳瘵之病仍旧混迹于因疲所致之劳、疲中矣。至于病有二歧，名遂两异，古别传尸劳瘵于劳、疲外者，殆始于魏晋耳。如魏晋始现传尸之名，至宋而继起劳瘵之称，此疲而不复之劳病，终有此虚劳与劳瘵之相对待也。如魏，由华佗门人所纂华氏《中藏经·传尸论》云："或问病吊丧而得，或朝走暮游而逢，或因气聚，或因血行，或露卧于田野，或偶会于园林，钟此病死之气，染而为疾，故曰传尸也。"宋·严用和《济生方·劳瘵论治》云："夫劳瘵一证，为人之大患。凡受此病者，传变不一，积年染疰，甚至灭门，不胜叹哉！"是也。

痄

概说

《说文》:"痄,瑕也。"《系传》作"痄,瘕也。"按痄字于先秦无所征,若由其音义以求之,则痄字当本由疵而来,乃为疵之音转字也。盖病之以疵而为名者,疵之言玼也,玼者瑕也,谓玉之斑点玼瑕也;而以人之病痣者酷似其貌,故古人遂因玼为疵而称焉。后或以方言之音转,遂又称疵而为痄矣。然则,痄以名病者,本一同于疵也。而清王念孙《疏证》于《广雅》"痄,病也"文下曰:"痄者,《说文》'痄,瘕也''瘕,女病也'。痄之言秅也,下文云'秅,积也。'"意者痄乃言秅谓积瘕病。此说殆误。盖小徐本"痄,瘕也"者,乃据于梁顾野王《玉篇》之所改,殆为南朝人以"痄,瑕也"用瑕言人病者为不类,因去瑕之玉符转又从疒之后起字,已尽失大徐本所据古本《说文》之本真,则此因瑕而来之瘕字,当与《说文》本训为"女病"之瘕者,既非同源而亦非同义。而此瘕既为瑕之后起字,则王氏以之为积瘕之瘕而训释者,误矣。

疵，瑕也；从疒，朿声。侧史切。

【系传】

疵，瘢病也；从疒、朿。壮几反。

【段注】

疵，瑕也：古本皆作瑕，惟小徐及毛本及《集韵》作瘢，恐是讹字耳。疵之言玼也。从疒，朿声。侧史切：古音在十五部。

【纲疏】

"疵，瑕也"者，疵字于先秦无所征，而由其以朿为声、所训为瑕以观之，则其字当由疪而来，乃为疪字之一声之转耳。疵之与疪本为一字，而特以音声相转形别为二者，疵为精母脂部字，疪为精母支部字，疵疪精母双声、脂支通转，二者之音本甚相近也；又疪之言玼也，疵之谓瑕也，而玼固瑕也，故疪亦瑕也，二者之义本亦相同矣。《诗·豳风·狼跋》："德音不瑕。"毛亨传云："瑕，过也。"郑玄笺云："言不可瑕疪也。"孔颖达疏云："瑕者，玉之病；玉之有瑕，犹人之有过。"《书·大诰》："知我国有疪。"马融注云："疪，瑕也。"是也。盖玼既瑕类为玉之斑病，而人之病痣者乃一犹其貌，故初则因玼为疪而称之，后或因疪为疵而名焉。此病以疵称者本一同于疪，而谓人之面体生痣者也。玄应《一切经音义》卷二云："疪，古文疵，同。《说文》：疵，瑕也。"段注云："疵之言玼也。"是也。

疵即疪字，所训为瑕。而疪乃人病，本谓黑痣，瑕则玉病，本谓赤斑，《广韵》"疪，黑病"、《玉部》"瑕，玉小赤也"，则二者互

疵

346

训，似不相若也。盖古之瑕以训疵者，疵之言玼也，字本作玼，而与瑕类，并从玉符，《后汉书·宦官传》所谓"夫立言无显过之咎，明镜无见玼之尤"，即人疵而沿用玉玼名，此以瑕训疵之本无误者。又，人之病痣者，为色多黑，而赤色者鲜，即《晋书》所谓"面有疵黯"、《病源》所谓"黑痣变生"，故古人即但因玼之声而为疵，而不复因瑕之声而为瘕矣。盖汉前之瘕，《说文》已明训为"女病也"，乃聚于胞中之血瘕，而血瘕既已称瘕，疵瑕复亦名瘕，则二者易淆，故疵瑕之瑕仍为瑕，貌似言玉而实则言人，此以瑕训疵之亦无误者也。古称痣病，既但因玼以为疵，而不复因瑕以为瘕，故本当名瘕之赤痣病，或并以疵而称焉。《诸病源候论·瘿瘤病诸候·赤疵候》云："面及身体皮肉变赤，与肉色不同，或如手大，或如钱大，亦不痒痛，谓之赤疵。"是也。此"疵，瑕也"，本篆之以瑕训疵之故也。

至于疵，小徐本训之为"瘕病"，而清·王念孙因之以疵之言秭为谓女子所易罹患之积瘕病者，如《广雅·释诂》："疵，病也。"王氏《疏证》云："疵者，《说文》'疵，瘕也''瘕，女病也'。疵之言秭也，下文云'秭，积也。'"此说殆误。盖不知小徐本之瘕者，乃瑕之后起之俗字，故其所言仍谓疵瑕，《尔雅·释诂》："疵，病也。"郝懿行云："疵者，《说文》云'病也'。又通作疷，《一切经音义》二云：'疵，古文疷，同。《说文》云：疷，瑕也。'瑕，《玉篇》作瘕。是瘕瑕、疵疷俱字异音义同。"是也。固《淮南子·精神训》有所谓"病疵瘕者，捧心抑腹，膝上叩头，蹵踽而啼，通夕不寐"，以"疵瘕"连文而谓腹心结痛之疾者，似可佐证王氏之积瘕说，然殊又不知，此之所谓"疵瘕"者，初非"疵瘕"之谓，而实乃"疝瘕"之讹耳。清·孙诒让《札迻》卷七《淮南子许慎高诱条》云：疵，"疑是疝之误。《急就篇》：疝瘕颠疾狂失响。”是也。盖孙氏以《淮南》之所谓“捧心抑腹，踡跼而谛”之“疵瘕”，应为“疝瘕”之讹者，乃以汉之以前，疝者为腹内气聚成块之疾，而瘕者乃腹内血凝成块之病，二者一言气疾，一言血病，故得对言而连文矣。《素问·平人气象论》云：“脉急者，疝瘕少腹痛。”《骨空论》云：“任脉为病，男子内结七疝，女子带下瘕聚。”又《人奇论》：“三阳急为瘕，三阴急为疝。”王冰注云：“太阳受寒，血凝为瘕；太阴受寒，气聚为疝。”是也。然则《淮南》之“疵瘕”，实为“疝瘕”之讹，而不得为王氏“疨积”之说之佐证者，由可知矣。又，《淮南子·诠言训》又云：“凡治身养性，节寝处，适饮食，和喜怒，便动静，使在己者得，而邪气因而不生，岂若忧瘕疵之与痤疽之发，而预备之哉？”或以此“瘕疵”连文而中无讹字者，岂非王氏“疨积”之说之又一佐证？然由《淮南》此所谓“瘕疵”，本与“痤疽”并言，乃统谓皮肤肌肉之疾，而非腹内结聚之病，则其瘕疵，亦当为“瑕疵”，而非王氏之所谓“疨积”者，亦并可知矣。然则小徐本《说文》“疨，瘕病”云者，疨之言疵也，瘕之言瑕也，其为名当一同于本部训瑕之“疵”，其为义当无异于疵篆所训之“瑕”，而与夫“疨之言秭”“瘕女病也”者，则全然无涉也。

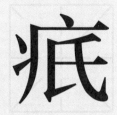

概说

《说文》:"疷,病也。"《系传》:"疷,病不翅也。"按疷,于古今方书中无所征,而按其声义以求之,殆即疹字之音转也。此由《诗经》中疷与尘韵以及古疷疹之字例可互用者,可知之矣。而疷既疹字,则亦即疢字,故疾病之以疷为名者,自当以内伤忧患、郁火中生所由起,而与疾病之病者自相类也。此以疹之言诊也,谓内有病患而外可诊也。而所诊病患多为火,故音稍转之复作疢也。而所诊之火多郁火,每每由忧心恹恹之所致,故转又以病名之也。此疷既疹,而亦即疢,所言又正即与疾相对之病者也。故大徐本云"疷,病也",直以疷字训为"病";而小徐本云"疷,病不翅也",亦言疷与"病"不啻。二徐本《说文》之于疷,虽所言各异,而实则无别,皆以疷即病,病即疷,疷之与病义无别也。

疧，病也；从疒，氏声。渠支切。

【系传】

疧，病不翅也；从疒，氏声。臣锴曰：见《诗》也。巨支反。

【段注】

疧，病不翅也：翅，同啻。《口部》啻下曰："语时不啻也。"《仓颉篇》曰："不啻，多也。"古语不啻如楚人言伙颐之类。《世说新语》云："王文度弟阿至恶乃不翅。"晋宋间人尚作此语。帝声、支声、氏声同在十六部，故疧以病不翅释之，取叠韵为训也。《尔雅·释诂》《诗·无将大车·白华传》皆云："疧，病也。"《何人斯》叚借祗为疧，故《毛传》曰："祗，病也。"言叚借。又按：古书或言不啻，或言奚啻，啻皆或作翅。《国语》曰："奚啻其闻之也。"韦注云："奚，何也；何啻，言所闻非一也。"《孟子》："奚翅食重，奚翅色重。"赵注："翅，辞也，若言何其重也。"今刻本作"何其不重也"，乃大误。从疒，氏声。渠支切：十六部。《尔雅音义》云："或丁礼反。"非是。

【纲疏】

疧，于古今方书无所征，而按其声义以求之，殆即疹字之音转也。《诗·小雅·无将大车》："无将大车，祗自尘兮。无忧百思，祗自疧兮。"清·阮元《毛诗注疏校勘记》云："考疧字，见于《尔雅》。《说文》《玉篇》《广韵》《五经文字》皆从氏，不从氏。"马瑞辰《毛诗传笺通释》云："祗自疧兮。《传》：'疧，病也。'瑞辰按：疧，《唐石经》作疷，《广韵》以疷为胝之重文。《尔雅》：'疷，病也。'《说文》：'疷，病不翅也；从疒，氏声。'皆有疷无疷。从《唐石经》作疷为是。《释文》读丁礼反，失之。古音脂与真互转，支真亦互转，疷当读如疹，故与尘韵，犹《说文》趍读若尘也。三家诗盖有作疹者，张平子《思玄赋》'思百忧以自疹'，正用此诗。疷读如疹，又假借作祇。《何人斯》毛传：'祇，病也。'祇即疷之假借，犹《曲礼》'畍于鬼神'，郑注：'畍，或为祇。'《盘庚》'尔谓朕曷震动，万民以迁'，《蔡邕石》震作胝。胝从氏，古氏亦氏声也。"是也。

按疷既疹字，而亦即疢字，则疾病之以疷为名者，自当以内伤忧患、郁火中生所由起，而与疾病之病者自相类耳。《诗·小雅·无将大车》"无思百忧，祇自疷兮"，《文选·张衡〈思玄赋〉》作"思百忧以自疹"。《诗·小雅·小弁》"心之忧矣，疢如疾首"，郑玄笺云："疢，犹病也。"陆德明《释文》云："疢，又作疹，同。"《广雅·释诂》"疢，病也"，王念孙《疏证》云："疢与疹同。"《说文·疒部》"疢，热病也；从疒，从火"，段玉裁注云："其字从火，故知为热病。"《史记·仓公列传》云："告曰：公病中热……即以火齐粥且饮……病已。病得之内。"是也。而疷既与疾病之病者为相类，故大徐本《说文》即径直训疷以为病，而小徐本《说文》之训疷为"病不翅"者，当亦犹言"不啻病""与病不啻"（不异于病、与病无异），言其与名源于"忧心恟恟"之"病"者本无异也。《疒部》云："病，疾加也；从疒，丙声。"《心部》云："恟，忧也；从心，丙声。《诗》：忧心恟恟。"《史记·仓公列传》云："重阳者，逷心主，故烦懑食不下……此悲心所生也，病得之忧也。"又，本文"疷，病不翅也"，段注："翅，同啻。"《新唐书·陆贽传》云："关东百物阜殷，士忕温饱，比诸边隅，不翅天地。"《金史·海陵诸子传赞》云:"海陵睨人之子不翅鱼肉，而独己之子谋安，不可得矣。"又，唐·元稹《叙诗寄乐天书》云:"视一境如一室，刑杀其下不啻仆畜。"宋·陈亮《送韩子师侍郎序》云:"后来者咎其徒之不合舍去，责诮怒骂，不啻仇敌。"所言"不翅"皆同于"不啻"而义谓"无异""无异于"，则小徐本《说文》"疧，病不翅"之与大徐本《说文》"疧，病也"者，虽所言各异，而义实无别，皆以疧即病，而病即疧，疧之与病实本为一也。

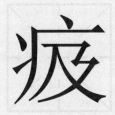

概说

《说文》"疲,病劣也"者,盖疲之为言极(極)也,极者尽也,故力极则疲,力极则惫,疲之所训病劣者,实乃劳而力极所致形疲神惫之病也,古医籍虚劳篇所谓"五劳六极"者是矣。然疲从及声,音本近极,而大小徐本《说文》乃分别以"呼合"与"火币"反切之者,盖"呼合切"与"火币反",二者音同,本甚近于古江东人呼"极"为"瘘(嗾)"者。《晋语》"余病嗾也",注:"嗾,短气貌。"《方言》"瘘,极也",注:"江东呼极为瘘,倦声之转也。"而由东晋之人转呼极音之为瘘,大小徐本反切疲音亦近瘘者,益可证疾病之以疲为名者本源于极,而谓力尽不复之病也。

疲，病劣也；从疒，及声。呼合切。

【系传】

疲，病劣也；从疒，及声。臣锴曰：《本草》云：苟杞疗虚疲病。谓疲疲无气力也。火币反。

【段注】

疲，病劣也：劣，犹危也。从疒，及声。呼合切：七部。

【纲疏】

本部云："疲，病劣也；从疒，及声。"《力部》云："劣，弱也；从力，少声。"则"少声"之"少"，殆声而兼义。故劣之训弱者，本谓少力，而疲训病劣者，则病弱而少力之谓也。《系传》所谓："《本草》云'苟杞疗虚疲病'，谓疲疲无气力也。"是也。

古称病劣之为疲者，盖疲之为言极（極）也，极者尽也。故力极则疲，力极则倦，力极则困，力极则愈，疲之所谓病劣者，实乃劳而力极所致形疲神愈之病也。详疲于古音为群纽缉部字，极（極）于古音为群纽职部字，二者群部双声、缉群通转。又，《礼记·大学》："是故君子无所不用其极。"郑玄注云："极，尽也。"《尔雅·释诂》："劳，勤也。"舍人注云："劳，力极也。"《广雅·释诂》云："殄、困、疲、羸、券、愈，极也。"《战国策·齐策三》云："韩子卢者，天下之疾犬也；东郭逡者，海内之狡兔也。韩子卢逐东郭逡，环山者三，腾山者五，兔极于前，犬废于后。犬兔俱罢，各死其处。"则疲以名病本源于极（極）者，由可知矣。而疲既言极，极谓过劳而力

疲

354

极，故古之方书遂以劳极之极别为疲，而因有此义谓五劳六极之病名也。《诸病源候论·虚劳病诸候上·虚劳候》云:"五劳者，一曰志劳，二曰思劳，三曰心劳，四曰忧劳，五曰瘦劳"（瘦劳，《备急千金要方》卷十九作"疲劳"）。"六极者，一曰气极，令人内虚，五脏不足，邪气多，正气少，不欲言。二曰血极，令人无颜色，眉发堕落，忽忽喜忘。三曰筋极，令人数转筋，十指爪甲皆痛，苦倦不能久立。四曰骨极，令人痠削齿苦痛，手足烦疼，不可以立，不欲行动。五曰肌极，令人羸瘦无润泽，饮食不生肌肉。六曰精极，令人少气，嗡嗡然内虚，五脏气不足，发毛落，悲伤喜忘。"是也。

疲之为言极也，极者凡尽之谓也。而今乃以极言力尽，并谓之为疲之名所由出者，盖极古每每以之而为"憋"，而憋者惫也，此本言凡尽之极字，所以可转而谓力尽，而为疲之为名之源者也。《说文·心部》云:"憋，惫也。""惫，憋也。"《广雅·释诂》云:"憋，极也。"《玉篇·心部》云:"惫，极也。"又，憋为溪母锡部字，极（極）为群母职部字，而群溪旁纽、职锡旁转也。然则《通俗文》"疲极曰惫"、《素问》"肝者罢极之本"、《战国策》"兔极于前，犬废于后，犬兔俱罢"之极（極）字，则正当为"憋"矣。而古之以极为憋，极行憋废者，或以憋字之过生僻，加之其笔划过繁复耶？此极谓凡尽，憋为力尽，疲谓病憋，而疲之言极，极当为憋者也。蒋礼鸿先生《怀任斋读说文记·心部》云:"憋，惫也。礼鸿案：憋即疲极（極）之极本字，惫即憊也。疲、憋、惫三字同义。"是也。

疲从及声，音本近极，而大小徐本《说文》乃附以"呼合""火币"之反切者，盖"呼合切"与"火币反"，二者音同，本甚近于古江东之人呼极（極）为瘝（喙、殢）之音者（瘝、喙、殢音同，并许秽切，晓母、月部）。《方言》卷二："喙，息也。"钱绎疏云："喙者，《晋语》：'余病喙矣。'韦注：'喙，短气貌。'"《方言》卷十二："瘶，倦也。音喙。"郭璞注云："今江东呼极（極）为瘶。"《方言》卷十三："瘶，极（極）也。"郭注云："江东呼极（極）为瘶，倦声之转也。"是也。盖呼极为瘶者，既犹呼疲为瘶也。此疲之言极，而音读如瘶，大小徐本反之以"呼合""火帀"之切者耳。而疲从及声，音本近极，后世又特以极瘶义同，而转以瘶声（呼合切）呼之者，此一犹皈从反声，本当音反，而特以反、归义同，故呼皈为归；昶从永声，本当音永，而特以永、长义同，故呼昶如长也。而由此东晋之人转呼极音之为瘶，而至迟于唐朝（大小徐本音反切一本《唐韵》）疲即音转而如瘶，则益可知病之名疲者本源于极（憝），而义谓力尽（不复）之病者矣。

疲之言极也，义本同瘶。故当一犹因极为疲，作疲已足，而此则于瘶之外复有殰喙之形者，盖因极为疲者即犹因喙为瘶也。言其劳而力尽、气促息短，则字当为喙；言其劳而力尽，因致于病，则字当为瘶殰矣。而因喙为病，其为名之字之既可为瘶而亦可为殰者，则以疒者人病而卧床之貌，"凡疒之属皆从疒"。歹者人死而剡骨之状，"凡歹之属皆从歹"也。故瘶殰之从疒而亦从歹者，即一犹痾之为殒、瘏之为殚、痷瘝之为殗殜，无非言其为病之暴烈与深重，染之则不免于一死耳。此字之从歹与从疒同，而瘶之与殰实为一字者也。而古以殰与殒、殚、殗殜为一类，俱列于死之病种者，殆以瘶即疲而亦即劳，即所谓虚劳、传尸、殗殜也。其与殒、殚，虽一者缓、一者急，一缠绵、一暴烈，而病则相染、染之多死之特性，则无以异焉。此瘶之一名本由疲、极来，而又始喙终殰、字又作喙殰之故也。

疲

癃

概说

《说文》："癃，剧声也；从疒，殹声。"段《注》："癃者，病甚呻吟之声。"按癃字从疒，本以谓病，而非以言声。故以癃为剧声亦即病甚所发之声者，误矣。盖癃字从疒而本谓病者，其病殆即《系传》所谓病之"甚剧曰癃"者。此由殹从殹声而"殹，病声"也，"哇，诌声也"而"读若医（殹）"，"中正则雅"而"多哇则郑"，可知癃之从殹者，则犹从哇，所言本即郑声也。而郑声者，其于音乐，与雅声反，本为淫哇之声，亦即所谓诌声也；而于病患，与谵语对，乃为低迷之声，亦即所谓呻声也。"夫实则谵语，虚则郑声；郑声者，言而微，终日乃复言也。"故病而至于发郑声，则多为久病转虚而精气衰竭者。此剧声、病甚呻吟之声，乃一同于郑声，本来源于癃之所从之殹声，义即其所训病声者。而殹既病甚之呻声，故古人遂以殹为声复从疒符而为癃，而用称经久不已、精气衰耗之疾病也。

357

瘱，剧声也；从疒，殹声。於卖切。

【系传】

瘱，病也；从疒，殹声。臣锴曰：今谓甚剧曰瘱。一卖反。

【段注】

瘱，剧声也：剧者，病甚也。瘱者，病甚呻吟之声。《酉部》醫下曰："殹，病声也。"殹盖瘱之省。从疒，殹声。於卖切：古音在十五部。

【纲疏】

剧声之剧（劇），《说文》书中无此篆。而据其同时之书《潜夫论·思贤》"病以增剧"、《论衡·恢国》"微病恒医皆巧，笃剧扁鹊乃良"以校之，则剧者甚也，与今义合。故段注以剧为甚、谓"剧者，病甚也"者，所言极是。而又据《酉部》医（醫）下云"殹，病声"、《系传》"瘱，病也；从疒，殹声"以核之，则瘱本病名，殹乃其声，而段注以瘱为殹，谓"瘱者，病甚呻吟之声"者，所言即非。固《玉篇·疒部》云"瘱，呻声也"，《广韵·卦韵》云"瘱，病声也"，似可佐证段氏之说，然殆由其同从于大徐所据《说文》之误本且深信无疑，而于《疒部》疒下"凡疒之属皆从疒"之定律则反不察，故并亦误矣。

按：瘱字从疒而本为病名者，盖其所指当即《系传》之所谓"病之甚剧曰瘱"者也。《酉部》云："医（醫），治病工也。……一曰：殹，病声。於其切。"此医（醫）从殹声，而殹谓病声也。《口

瘱

358

部》云："哇，谄声也；从口，圭声。读若医（醫）。於佳切。"此哇读若殴也。《法言·吾子》云："或雅或郑，何也？曰：中正则雅，多哇则郑。"此哇读若殴，而犹言郑声也。而郑声者，其于音乐，乃与雅声正相对，本即所谓淫哇之声，亦即所谓谄声也；而于病患，则与谵语正相反，本即所谓低迷之声，亦即所谓呻声也。《口部》："哇，谄声也。"徐锴云："古人言淫哇之声也。"《伤寒论·辨阳明病脉证并治》："夫实则谵语，虚则郑声。郑声者，言而微，终日乃复言也。"成无己云："谵语，由邪气盛而神识昏也；郑声，由精气夺而声不全也。谵语者，言语不次也；郑声者，郑音不正也。《论语》云：恶郑声之乱雅乐。"是也。盖人之为病，初病多实，久则转虚，故人病而至于发郑声，则多为久病转虚而缠绵难已者。此"呻声""剧声""病甚呻吟之声"乃一同于"郑声"，而皆来源于癐字所从之殴声，殆即其所谓"病声"者也。盖一犹"甬"本痛声，古人乃因甬为痛为病名，而此以殴为声之癐者，当亦由殴本病声、病甚之呻吟之声，古人遂因殴为癐而用以称病，且特称病之既久而人之形神俱衰者耳。癐以名病而特谓形神既衰之久病者，由今称病之不已、形神俱衰之谓"病病歪歪"或"病病恹恹"者，可以证焉。乃以"病病歪歪"或"病病恹恹"者，正当为"病病癐癐"；癐之音为"於卖切"者，亦正即类歪类恹之音读也。

癃

概说

《说文》："癃，罢病也。"段《注》："病，当作癃。"按许君训癃为罢病者本不误，而段公谓癃乃罢癃者亦甚是也。此以罢、癃之义本相通，而称癃、称罢、称罢癃者乃一事耳。盖罢癃之病可称为癃者，癃之言隆，谓背凸隆也；罢癃之病可名为罢者，罢读为矲，谓体短矲也。殆人病背隆者身必俯，身之俯者形必矮，故称癃称罢（矲），可相为足义。此罢、癃之义本相通，而又可合称为罢癃之故也。《汉书索隐》"罢癃，谓背疾，言腰曲而背隆高也"、《汉律》"高不满六尺二寸以下为罢癃"，是也。而段玉裁所说"罢者废置之意，凡废置不能事事曰罢癃"、王念孙所谓"罢癃之病非谓腰曲而背隆高，罢癃即指矲而言"者，俱误。又，病以癃称者谓罢癃，此特先秦癃以名病之一义，而其又义，则所谓膀胱不利为癃者也。盖膀胱不利之称为癃者，癃之言隆，谓�盈所致腹膨隆也。唯先秦论癃，本甚宽泛，凡溺之不利者俱可以称之；而至汉乃以溺闭不通者仍名为癃，于溺涩而痛者则转称为痳也。此以痳之为言淋也，谓溺淋沥也，乃以其所病为痳而非癃，故终由癃中所分离出矣。

癃，罷病也；从疒，隆声。力中切。痒，籀文癃省。

【系传】

癃，罷病也；从疒，隆声。臣锴曰：按《史记·平原君传》："躄者曰：臣不幸有罷癃病。"谓形穹隆然也。力中反。痒，籀文癃省。

【段注】

癃，罷病也：病，当作癃。罷者废置之意，凡废置不能事事曰罷癃。《平原君传》："躄者自言不幸有罷癃之病。"然则凡废疾皆得谓之罷癃也。师古注《汉书》改罷病作疲病，非许意。从疒，隆声。力中切：九部。痒，籀文癃省：按《篇》《韵》皆作痒，疑篆体有误。《汉书·高帝纪》："年老癃病"，景佑本及《韵会》所引皆作痒。

【纲疏】

癃，籀文作痒，而义谓罷癃者，《睡虎地秦墓竹简·法律答问》云："罷痒守官府，亡而得，得比公痒不得？"其痒于先秦之秦地正作痒，而与罷痒名可互易者，是也。盖许君于秦之籀文既甚熟稔，而于训释则异之，乃特训癃为罷病者，殆其又非不知癃即罷癃也，而正以罷、癃义通，欲人以明古人称癃、称罷、称罷癃者，本乃一事耳。无如段氏既谓"疑篆体有误"，以癃之籀文本作痒者为可疑，而复谓"罷者废置之意"，因径改许书"罷病"为"罷癃"，由见去古已远，段公于焉，已甚不了然矣。

今谓许君之训癃为罷，本缘于罷、癃义通者，乃以癃犹罷也，

361

罢犹癃也，罢之与癃，可相为足义耳。盖古之以癃名病者，癃之言隆，谓背凸隆也。《史记·平原君列传》："臣不幸有罢癃之病。"司马贞《索隐》云："罢癃，谓背疾，言腰曲而背隆高也。"而古之以罢谓癃者，罢（罷）读为矲，谓体短矲也。《周礼·春官·典同》"陂声散"，郑兴注云："陂，读为罢短之罢。"《方言》卷十云："痀（即矮字），矲，短也。"《广韵·支韵》云："罢，符羁切。又音矲。"殆又以人病背隆者身必俯，而身之俯者形必短，故古之称癃为罢者，即一犹称俯为短也。《方言》卷十云："桂林之中谓短，矲；矲，通语也。东阳之间谓之俯。"《汉书·高帝纪》如淳云："《律》：'高不满六尺二寸以下为罢癃。'"是也。故罢癃之病之古称为癃者，言其背隆也；罢癃之病之古称为罢者，言其形矲也；而人之背隆者，其形必短矲，此则古称癃病、罢病为罢癃者也。

古称罢癃之病之谓罢者，罢通作矲，谓短矲也。而《急就篇》"笃癃衰废迎医匠"，颜师古注云："癃，疲病也"，转以癃谓疲病者，殆误以许书"罢病"之罢为通"疲也"。盖古之罢者，既以言疲，而亦以言矲，言疲者为其常例，言矲者为其变例，而颜氏训罢，但知其通疲之常例，而不知其通矲之变例，因有此误耳。古罢可通矲而谓短矲者，由罢古亦通庳而又谓埤短者，亦可知之。《周礼·夏官·司弓矢》"庳（庳）矢"，郑众注云："庳，读为罢短之罢，"按：庳，《广部》云："中伏舍"，殆本以其卑声言屋短，而庳矢借之以言矢短；至若以卑为声而言人短，则字当作埤，与夫癃训为罢之正当为矲者，本音近义通也。矲埤音近义通者，《说文·立部》云："埤，短人立埤埤皃；从立，卑声。傍下切。"是也。

病以癃称者谓罢癃，此特先秦时期癃以名病之一义；而其又义，即所谓膀胱不利为癃者也。《五十二病方·癃》云："癃，弱（溺）不利，脬盈。"《素问·宣明五气论》云："膀胱不利，为癃。"是也。盖膀胱不利古亦称癃者，癃之言隆也，言腹隆也，即《五十二病方》所谓"脬盈"所致腹膨隆也。殆以溺之不利，则脬必盈，而脬之既盈，则腹必隆，故据其腹隆而称之，此膀胱不利古亦名癃之所由来耳。然又据先秦称癃，本不论其小溲之闭之与涩、尿口之痛与不痛，但凡溺之不利者，俱可以名。而至汉则以溺闭不痛者仍称为癃，溺涩而痛者转谓为淋（痳），由知先秦时期以溺之不利本名为癃者，则实赅汉之以来之癃淋二病于其内也。如《五十二病方·癃》所谓"癃，弱不利，脬盈"，此先秦方书之名为癃者，固即后世之癃病；而《五十二病方·癃》又所谓"癃，痛于脬及衷，痛甚，弱□痛益甚"，此先秦方书之名为癃者，则又为后世之淋病也。所以然者，盖癃之为言膨隆也，谓腹膨隆也；淋之为言淋沥也，谓溺淋沥也。《武威汉代医简·85乙简》云："茎中痛如林（淋、痳）状。"《金匮要略·消渴小便不利淋病脉证并治》云："淋之为病，小便如粟状，小腹弦急，痛引腹中。"是也。殆由其主为溺之淋沥而非腹隆，故先秦之时本属于癃病之中之五癃，而汉之以来则又易名为五淋矣。《五十二病方·癃》云："血癃，煮荆，三温而饮之。""石癃，三温煮石韦，若酒而饮之。""膏癃，澡石大若李樗，已食饮之。"《诸病源候论·淋病诸候》云："诸淋者，由肾虚膀胱热故也。……肾虚则小便数，膀胱热则水下涩，数而且涩，则淋沥不宣，故谓淋。其状出少起数，膀胱弦急，痛引于齐（脐）是也。又有石淋、劳淋、血淋、气淋、膏淋。"是也。

癃之为言隆也；隆者，凸隆也，亦膨隆也。故先秦于人病偻俯、背部凸隆者以之为称，而于人病溺闭、腹之膨隆者亦以为名。此偻俯、溺闭之病古俱以癃称之故也。

或问：本文以罢癃之义为背凸隆者，固言之成理，然由《史记·平原君列传》中，所言"臣不幸有罢癃病"者本为"躄者"，而躄乃脚胫之疾，其与背脊之病，相去甚远，则今以罢癃为背凸隆者，得无误乎？清·王念孙《读书杂志·罢癃之病》云："躄非背疾，则罢癃之病非谓腰曲而背隆高也。罢癃即指躄而言。"当亦为罢癃初非背疾之证也。余曰：此不然也。躄自躄而癃自癃，若独躄为病而强谓之癃，固为不妥，然若躄与癃合，既见脚胫不利、不便于行之躄状，而复见卧不能仰、起不能立之癃状，今特举其为病所苦之大者言，则又不为不可也。要之，战汉时代，兵荒马乱，由营养不周所致痀偻病者，殆不鲜见。其为状也，上可表现为背罗锅，下可表现为腿箩圈，且往往儿时不愈，遗患终身。而由此推断，《史记》中自言身患罢癃之躄者，所病当正即此患也。战汉之时，箩圈罗锅易于合而为病者，由《说文》书中《人部》所谓"伛，偻也""偻，尪也"，《尢部》所言"尢，尰（跛）曲胫也，从大，象偏曲之形……尪，古文从皇"，其偻本背疾又可谓尪，而尪乃曲胫之病者，亦可证焉。此罢癃谓背疾，不得以一躄者之言，遂遽然断其为讹误者也。

疫

概说

《说文》："疫，民皆疾也；从疒，役省声。"按民之皆疾古称为疫者，疫之言役也。役者，戍边也。盖役人之戍边服劳役，为饥寒辛苦之尤甚者，而疫病亦极易于此一群体中所发生，故以疫为名而称之，以明示其谓役人病也。然则殷商以来之所谓疫者，乃役人为病之义也。至于汉末《释名》所说"疫，役也，言有鬼行役也"、《系传》所谓"鬼神在其间，若皆应役然"，转以疫言鬼行役者，盖皆本诸《周礼》等所谓"驱逐疫鬼"之说也。此当由秦汉之前，吾先民于疫病之发则民皆疾者不得其由，遂委之疫鬼，谓由其行役使然也。而迨至东汉，人已既知疫之为病，可致病之流行民皆疾，故或又以瘟为疫，以言其病之相染易。此疫病之名，字或亦作瘟之故也。

疫，民皆疾也；从疒，役省声。营只切。

【系传】

疫，民皆病曰疫；从疒，役省声。臣锴曰：亦鬼神在其间，若皆应役然也。晋时尝疫，有人通鬼者问之曰：今年何为多疫？对曰：刘孔才为太山将军，将反，召人作兵耳。俞只反。

【段注】

疫，民皆疾也：郑注《周礼》两言疫疠之鬼。从疒，役省声。营只切：十六部。

【纲疏】

段注过简，不知所云。近人杨树达先生所著《积微居小学述林》一书卷一有"释疫"一篇，云："《说文·七篇下·疒部》云：'疫，民皆疾也；从疒，役省声。'《释名·释天》云：'疫，役也，言有鬼行役也。'徐锴《说文系传》亦云：'鬼神在其间，若皆应役然也。'按刘（熙）徐（锴）之说不经，不足辨矣。今谓役之为言易也（古音役、易同在锡部）。易者，延也。……《国语·鲁语上》记子叔声伯之言曰：'夫若成叔家欲任两国而无大德，其不存也，亡无日矣。譬之如疾，余恐易焉。……'《后汉书·邓训传注》引《东观汉记》云：'吏士尝大病疟，转易至数十人。……'此二文皆谓疾病延易。延易即今语之传染也。病以延易而民皆疾，故谓之疫矣。"

按：刘徐之说固自不经，而杨氏之论似亦穿凿。乃以役之一名，本出远古，而其时之民，殆无此"疫之言易"之灼见矣。盖疫之为

疫

366

字，初本作"犭"（即"役"之初文。见《甲骨文合集》738、3909、5363、8139、13658、17939 图版)，若谓疫本由染而得名，则远古之民当径作"易"，一如后世之书疫之名或作"瘍"（《广韵·昔韵》："瘍，病相染也。"《集韵·昔韵》："关中谓病相传为瘍。"）而不当声借为"役"字权充之，徒滋惑乱而致人疑焉。

今谓疫字从殳，而殳固役省者也。此观疫之为名，字本作"役"，或又作"役"，而复作"疫""瘕"者，由可知矣。《甲骨文合集》13658 版云："甲子卜，㱿贞，疒役不征？贞，疒役其征？"（"征"，罗振玉释为"延"，义谓"连绵"；杨树达读为"止"，义谓"停止"。）又《五解梦书残卷》云："梦见天黑气贯地，时役病。"此疫之为名，字本作"役"者。《山海经·东山经》云："（太山）有兽焉……见则天下大疫。"《广韵·未韵》"蜇"下引"疫"为"役"。又《乐纬叶图征》云："五凤皆五色，四并为妖；一曰鹔鹴，鸠喙圆目，至则役之感也。"此疫之为名，字又作"役"者。《广雅·释诂》："瘕，病也。"王念孙云："瘕者，《说文》：'民皆病曰疫。'疫与瘕同。"又《集韵·昔韵》云："疫，《说文》：'民皆疾也。'或作瘕。"此疫之为名，字亦作"瘕"、作"疫"者也。疫之为字，初作"役""役"而又作"瘕""疫"，由知《说文》谓疫为"役省声"者，本不误也。

疫之为字，初作役役者，盖役即役字而义谓役使也。此由甲骨文役本作"犭"（役)，象手中持物以使人形，《广雅·释诂》役亦作"役"，而亦训之为"使"者，可知之矣。而役使云者，使人役也。以古之服役者多为战事，故役之为义又训"戍边"，而役者戍边则每须远行，故役之为字又从"彳"为"役"耳。《说文·殳部》云：

"役，戍边也；从殳，从彳。伇，古文役，从人。"徐铉云："彳，步也。"是也。

疫，本作伇而又作役，其用为疫病之名者，盖以役人服役，为饥寒辛苦之尤者；而疫之为疾，则又每病于饥寒辛苦之人也。《松峰说疫》卷之二云："凡自古饥馑之后，或兵氛师旅之余，及五运之害制，六气之乖违，两间厉气与人事交并，而瘟疫始成焉。人触之辄病，症候相同，而饥寒辛苦之辈感者居多。"是也。故疫之为病，于役人服役中所易发；而疫之为名，亦正役人为病之谓也。《汉书·王莽传》云："平蛮将军冯茂击句町，士卒疾疫死者什六七。"《西南夷两粤朝鲜传》云："士卒饥疫，三岁余死者数万。"《后汉书·鲁恭传》云："会暑甚，士卒多疫死。"又《皇甫规传》云："军中大疫，死者十三四。"《三国志·孙亮传》云："夏四月，围新城，大疫，兵卒死者大半。"又《全琮传》云："军行经岁，士众疾疫死者十有八九。"《晋书·刘曜传》云："会三军疫甚，兵遂屯渑池。"又《刘聪传》云："军旅在外，饥疫相仍。"此疫之为病，多发于役人服役之中者也。又，《后汉书·五行志》："延熹四年正月，大疫。"刘昭注引《太公六韬》云："人主好重赋役，大宫室，多台游，则民多病瘟也。"（按，此引病瘟之文以释疫者，以瘟即疫也。《集韵·魂韵》："瘟，疫也。"）《左传·僖公十六年》："十二月，会于淮，谋鄫，且东略也。城鄫，役人病。有夜登丘而呼曰：齐有乱。不果城而还。"杜预注云："役人遇厉（疠）气，不堪久驻，故作妖言。"（按，古之书"疠"每省作"厉"。而"厉气"即疫疠之气。故注云"役人遇厉气"者，即犹言役人患疫病也。）此疫之为名，正役人为病之谓者也。而又由疫本作伇，伇名本出现于殷商时，而其时徭役之事甚频仍，如《甲骨文合集》738 版云："呼比伇"，8138 版云："贞，其伇行"，8139 版云："贞，王不伇在行"，则"伇"病之发，本由役事之频仍，"伇"名之义，本谓役人之为病者，益可知矣。疫之为病，本缘于役人之服役，此疫之为名之初作"伇"或作"役"者。而所言"伇""役"者乃谓病，故字复从疒而作"痠""瘃"也。盖又以"痠""瘃"之形体较繁复，故又省减之而作"疫"也。然则疫之为言役也，由其名字因伇（役）而痠（瘃）而疫之递变，可窥见其名之由来之轨迹矣。

役人为病，因谓之疫（伇、役），此殷商之民以科学文化之懵懂未开所为之名、所寄之义，乃疫之为名之固有义。而病以染易，故谓之疫，则又春秋以来，由乎科学日进、文化繁荣所赋予之新义，乃疫之为名之后起义也。《国语·鲁语上》云："譬之如疾，余恐易焉。"《素问·刺法论》云："余闻五疫之至，皆相染易，无问大小，病状相似。"是也。疫言毒气之相染易，则字犹作疫即不合矣，故古或借瘍为疫以言其易，而不知瘍本脉瘍之名也。如本文"疫，民皆疾也；从疒，役省声。"《疒部》："瘍，脉瘍也；从疒，易声。"而《玉篇·疒部》云："瘍，脉病也。又病相染也。"《广韵·昔韵》云："瘍，病相染也。"《集韵·昔韵》云："关中谓病相传为瘍。"是也。疫由后世之人知其病可相易因借瘍为之，可知上古之疫（伇、役）名本无染义也。

至于汉末刘熙《释名·释天》云："疫，役也，言有鬼行役也。"五代徐锴《说文系传》云："鬼神在其间，若皆应役然也。"此疫之言役谓鬼行役者，则殆又本诸先秦以迄于东汉颇为盛行之"疫鬼"说耳。《周礼·夏官·方相氏》："方相氏掌蒙熊皮，黄金四目，玄衣朱裳，执戈扬盾，帅百隶而时难（傩），以索室驱疫。"郑玄注云："蒙，冒也。冒熊皮者，以惊驱疫疠之鬼。"《睡虎地秦墓竹简·日书甲种》简 37—38 云："一宅中，毋故而室人皆疫，或死或病，是是棘鬼在焉。"简 40—41 云："一宅之中毋故而室人皆疫，多霣（梦）米（寐）死，是是匀貍（埋）焉。"《后汉书·礼仪志》："先腊一日曰大傩，谓之逐疫。"刘昭注引《汉旧仪》云："颛顼氏有三子，生而亡去为疫鬼。"《释名疏证补·释天》引王启原云："按疫有鬼，自昔云然。周氏之傩，即逐疫之意。秦汉世则直言逐疫鬼。高诱《吕氏春秋·季冬纪》注云：'前岁一日，击鼓驱疫疠之鬼。'《续汉·礼仪志》：'先腊一日大傩，谓之逐疫。'侲子和曰：'凡使十二神追恶凶，赫女驱（驱），拉女干，节解女肉，抽女肺肠，女不急去，后者为粮。'《东京赋》亦备言驱厉之事，亦以群鬼为辞，故《玉篇》直释疫云疠鬼也。《汉旧仪》：'颛顼氏有三子，生而亡去为疫鬼。'则疫鬼之传旧矣。"是也。盖疫鬼之说，昉于先秦，盛于东汉，虽荒诞不经，然所来有自。乃以疫疾之发，则"病流行"（《字林》）而"民皆疾"（《说文》），且染者多死，"家家有僵尸之痛，室室有号泣之哀"（曹植《说疫气》），颇似于"鬼神在其间"，而病者"若皆应役然也"（《释名》）。然此先秦以来之疫鬼说，迨至于汉末三国时，由乎温凉失时、异气从生之说之渐萌生，遂日趋衰落而式微也。此观之曹植《说疫气》所谓"建安二十二年，疠气流行，家家有僵尸之痛，室室有号泣之哀，或阖门而殪，或覆族而丧。或以为疫者鬼神所作。夫罹此者，悉被褐茹藿之子，荆室蓬户之人耳。若夫殿处鼎食之家，重貂累蓐之门，若是者鲜焉。此乃阴阳失位，寒暑错时，是故生疫。而愚民悬符厌之，亦可笑也"，则由可知矣。此疫之名义，初言役人，继言疫鬼，终言染易之大略也。

瘆

概说

《说文》:"瘆,马病也;从疒,多声。"按许君训瘆为马病者,殆本诸其所引《诗》"瘆瘆骆马"者。然观今本《诗经》乃作"啴啴骆马",其啴啴义同于瘆瘆,而非专用以言马,则其训瘆为马病者,殆误。盖病之以瘆而为名者,瘆之为言侈也;侈者,奓也,字本从人(大,亦人形),复以二肉相叠、喻人肉多之多为声,而谓人肉之宽缓下垂也。故病以瘆称者,本与瘅通,乃人病筋肉弛缓之名也。盖瘆与瘅通者,此由瘆从多声,瘅从单声,而多声单声音近义通,如"哆,张口也""啴,喘息也","哆,唇缓也""啴,声缓也","䠥,小儿行貌""蹓,小儿行也"、"䠥,跌蹶也""蹓,踏也",可以知矣。故一犹瘅之含啴亦含蹓,为唇缓足弱等人病筋肉弛缓之总名,而瘆亦含哆亦含䠥,而并为唇缓足弱等人病筋肉弛缓之统称也。

瘏，马病也；从疒，多声。《诗》曰："瘏瘏骆马。"丁可切。

【系传】

瘏，马病；从疒，多声。《诗》曰："瘏瘏骆马。"臣锴曰：马疲乏也。吐佐反。

【段注】

瘏，马病也；从疒，多声。丁可切：十七部。《诗》曰："瘏瘏骆马"：《小雅·四牡》曰："啴啴骆马。"《口部》既偁之训喘息皃，与《毛传》合矣，此复偁作瘏瘏训马病，其为三家诗无疑也。单声之字，古多转入弟十七部，此其异字异音之故。《汉书》大人赋："衍曼流烂，瘏以陆离。"《史记》瘏作壇。

【纲疏】

"瘏，马病也"者，徐锴《说文系传》云："马疲乏也。"按：《说文》训瘏为"马病"、《系传》释之为"马疲乏"者，盖皆本之《诗》"瘏瘏骆马"之"瘏瘏"叠言以状马之疲也。然观今《诗·小雅·四牡》作"啴啴骆马"，毛亨传云"啴啴，喘息之貌"，其"瘏"又作"啴"乃亦谓马疲，而古言啴者又本非专用之以言马，则《说文》与《系传》以瘏为马之病疲之专名者，殆失其义也。盖瘏字从疒，本以言病，乃人病筋肉弛纵之名，而特以人之疲极者可现此状，马之力竭者状亦类之，故义之引申，则人疲马疲而并以称焉。《玉篇·疒部》云："瘏，力极也。"《广韵·箇韵》云："瘏，病也。"本以瘏为言病、亦言力极者，即其证也。

瘏

今谓痵之与痿，本音近义通，而俱为人病筋肉弛纵之名也。此由痵从多声，痿从单声，而古之多声与单声之字每每互通者，义可知也。古之单声与多声之字每每互通者，《说文》"哆，张口也"，"啴，喘息也"；《集韵》"哆，唇缓也"，"啴，声缓也"；《玉篇》"踌，小儿行貌"，《集韵》"蹿，小儿行也；《方言》"踌，跌蹶也"，《集韵》"蹿，踏也"。又《说文》引《诗》，"痵痵骆马"，今本《诗·小雅·四牡》作"啴啴骆马"。是也。故一犹痵义含哆亦含踌，本为筋肉弛纵之总名，而痿义含啴亦含蹿，亦为筋肉弛纵之统称矣。《灵枢·口问》云："黄帝曰：人之痿者，何气使然？岐伯曰：胃不实者则诸脉虚，诸脉虚则筋脉懈惰，筋脉懈惰则行阴用力，气不能复，故为痿。因其所在（按谓因其所在口唇抑或肢体也），补分肉间。"是也。且痵之与痿，声既相通义亦无别，故古于二者之称又每每互作，而直视痵痿为同名也。《诸病源候论·风病诸候上·风痿曳候》云："痿曳者，肢体弛缓不收摄也。人以胃气养于肌肉经络也。胃若衰损，其气不实，经脉虚，则筋肉懈惰，故风邪搏于筋，而使痿曳也。"所言"痿曳"即《灵枢》之"痿"，而《备急千金要方·中风》书此"痿曳"为"痵曳"者，是也。

古称筋肉弛纵之病之为痵者，盖痵之为言侈也，本以义谓肌肉之松弛宽缓之侈为名也。此以侈从多声，而先秦每借"多"字以为"侈"。《说文》训"从人、多声"之"侈"为"掩胁者"，本谓体肉之松缓下垂而蔽胁肋也。《说文古籀补》卷八云："多，古侈字，不从人。《韩仲侈壶》《战国策》公仲侈，或作仲朋，或作仲明，皆'多'之讹也。"又，《左传·定公十三年》云："荀跞、韩不信、魏曼多奉公以伐范氏、中行氏。"《史记》晋世家、魏世家中"多"作"侈"。

又，大徐本《说文·口部》云："哆，张口也；从口，多声。"慧琳《一切经音义》卷六十引之为"（哆）张口也；从口，从侈省声也。"即古之以"多"为"侈"，而瘳乃由"侈"得名者也。唯《说文古籀补》谓"古侈字，不从人"者固不误，由《左传》"侈"正作"多"者可以证之。然又谓《战国策》或本"侈"之作"朋"乃"多"字之讹者，则恐误也。此殆不知"多"字所从之"重夕"者，本为"二肉"之讹，取二肉会意以示其多；而"朋"字所从二"月"者，或当时人正以其为"肉"字之变体，故书"朋"即一犹书"多"也。由观古之以"肉"为形符者均隶定为"月"，而称之为"肉月旁"者，可知之矣。而《古籀补》之所以言此者，盖泥于《说文·多部》"多，重也。从重夕。夕者，相绎也，故为多。重夕为多，重日为叠"，而误以"多"字为从"重夕"耳。此由甲骨文"多"，字本作"多"（见《殷墟书契前编》二、二八、六），而亦作"多"（见《殷虚书契续编》五、二、二），正从二肉。而说者以为"多，从二卪，卪象块肉形。古时祭祀分胙肉，分两块则多义自见"（见《汉语古文字字形表》），则"多"字所从之二"卪"，乃为"二肉"，而非"重夕"者，益易明矣。多从二肉本言其肉多，故以"多"为声并从"人"会意之"侈"者，当即以人之肉多逾常而松弛宽缓为其义也。此由"侈"之异体之"奓"字，义本谓"体大碍物"者，如《文选·张衡〈西京赋〉》"心奓体忲"（当云"心忲体奓"，犹言"心广体胖"矣），李善注引《声类》云"奓，侈字也"，又《吴下方言考》卷九"奓"云"《庄子·知北游》：'妸荷甘日中奓户而入。'案：奓，侧身㩰开门也。吴中谓体大碍物曰奓。"其义可知也。肉多松弛，下垂蔽胁，亦正《人部》"侈，掩胁"之谓也。而段注云："掩者掩盖其上，胁者胁制其旁。凡自多以陵人曰侈。此侈之本义也。"以"侈"训"掩胁"为恃强凌弱亦即所谓胁制者，盖即由不知侈之所从之多者，本为从二肉以言多也。又《说文》训侈为掩胁，本谓肉多松弛以蔽胁，而非恃强凌弱之胁制者，又由其音近义通之"挆"之异体之"㪣"字，义谓"富㪣㪣貌"者，如《奢部》"㪣，富㪣㪣貌"，徐锴《系传》云"谓重而垂也"，段注云"与朵同音，故小徐谓重而垂也。俗用挆字，训垂下貌，疑㪣之变也"，亦可知也。以人之得以富㪣㪣貌而状之者，必肥硕肉多、肉松下垂，而其两乳之肉之下垂蔽胁者，又正即侈之"掩胁"之义也。至于侈之为义，古又训"大"、训"广"、训"奢张"者，如《国语·吴语》"以广侈吴王之心"，韦昭注云："侈，大也。"《淮南子·本经》"侈苑囿之大"，高诱注云："侈，广也。"《说文·人部》，"奢，张也；从大，者声。奓，籀文"，徐灏《注笺》云："奢者，侈靡放纵之义，故曰'张'，言其张大也。"盖又均为侈之本言肉多逾常、肥硕宽松之义之引申也。而侈之引申为"大""广"者，又一犹"㪣（挆）"之引申为"大""宽"也。《广雅·释诂》云："㪣，大也。"《玉篇·奢部》云："㪣，丁可、充者二切，大、宽也。"是也。侈之义谓肉弛缓，而肉之弛缓则垂纵，故古即因侈之声而为"瘗"，以之为人病筋肉弛纵之名也。而其后又复以瘗之多声（侈省声）而为"哆""跢"，分别以称筋肉弛纵之发于口、发于足者，故于瘗之总名下，复有"哆"之与"跢"之类名矣。此人病筋肉弛纵者，而古之总名为瘗、类名为哆为跢，其为名之义之所由来也。

　　人病筋肉弛纵者，古名为瘗；人病疲极委顿者，古名为瘏。然即其音义以求之，殆瘗瘏本亦为一名也。《说文·人部》云："侈，掩胁也；从人，多声。一曰奢也。"《奢部》云："奢，张也；从大，者声。奓，籀文。"张衡《西京赋》"心奓体忲"，李善注引《声类》云："奓，侈字也。"又，本文云："瘥，马病也；从疒，多声。《诗》曰：瘥瘥骆马。"本部云："瘏，病也；从疒，者声。《诗》曰：我马瘏矣。"此瘥之与瘏音义俱同而字亦无别者也。盖病之以瘥而为称者，瘥之为言侈也；病之以瘏而为名者，瘏之为言奢也。而侈从人多声，奢从大者声，其"人"者"大"者俱象人形，"者"声"多"声例可互转也。故侈即奓，而亦即奢，侈之与奢，本为一字，而瘥言侈、瘏言奢，瘥之与瘏，初亦同名也。至若瘥之言侈、侈训掩胁，瘏之言奢，奢训张大，名之既同而义不相若者，盖掩胁者，肉掩胁也，张大者，肉张大也，而人之肉多张大者，则不免宽缓而下垂，而及其胸肉下垂至于胁肋，则正即所谓掩胁也。故瘏一犹瘥，初亦人病筋肉弛纵之名也，而以人之疲极委顿者可现此状，马之力竭跌踬者状亦类之，故人疲马疲遂一并而以之为称焉。

瘶

概说

《说文》："瘶，马胫伤也；从疒，兑声。一曰将伤。"按马之胫伤古名为瘶者，盖瘶即脱字，本以挩为声义也。《礼记》"肉曰脱之"，《疏》："肉去骨曰脱"。又，《说文》"挩，解挩也"，《注》：今人多用脱，古则用挩"。此古言挩者，凡解脱、剥脱之称；而言脱者，但皮肉剥脱之谓也。然则马之胫伤古名为瘶者，本谓其胫之皮肉之剥脱也。盖古之战马之前胫，于其驰骋之中恒以絓绊而皮肉脱，故初即因挩而为脱，后又以瘶而名之也。又《说文》"一曰将伤"者，《系传》作"一曰持伤"。盖大徐本将字误形符，小徐本持字讹声符，故取将之声符，合以持之形符，重构为挀者，当其本字也。而瘶谓挀伤者，乃谓挀之致人于皮肉脱也。此殆以古代军士，常相捉臂以角力，臂膊之皮肉极易因挀伤而致脱耳。而以其皮肉之脱本亦为瘶，可知病以瘶称者，或以言马，或以言人，而本不齐也。

痮，马胫疡也；从疒，兑声。一曰将伤。徒活切。

【系传】

痮，马胫疡；从疒，兑声。一曰持伤也。臣锴曰：持伤，谓骆马为持马所伤也。大活反。

【段注】

痮，马胫疡也：疡，《广韵》作"伤"。从疒，兑声。徒活切：十五部。一曰将伤：将，疑当作"捋"，捋痮叠韵。小徐本作持。

【纲疏】

"痮，马胫疡也"，其疡字《广韵》作伤者，则殆以疡（瘍）之为言锡也，义本谓伤。《矢部》云："锡，伤也；从矢，易声。"《人部》云："伤（傷），创也；从人，锡省声。"《疒部》云："疡（瘍），头创也；（按"头"字剩，见本书"疡"疏。）从疒，易声。"《左传·襄公十七年》："以杖枴其伤而死。"陆德明《经典释文》云："伤，一本作疡。"是也。盖疡之初义，本即谓伤，谓金折疡，而及至《周礼》以"肿""溃""金""折"俱名为疡，即所谓"肿疡""溃疡""金疡""折疡"，则本称为"痈""疽""痤""疖"之肿、溃病，至是而亦归为疡之类耳。而疡既其本义乃谓伤，故《广韵》即其古义径易疡为伤，而段氏殆据于今义反以为异也。

今谓马之胫伤古名曰痮者，盖痮即脱字，本以挩而为声义也。《礼记·内则》："肉曰脱之。"孔颖达疏云："皇氏云：'除去筋膜，取好处。'《尔雅》李巡注云：'肉去其骨曰脱。'郭氏云：'剥其皮。'"《列

痮

378

子·天瑞》：“胡蝶胥也，化而为虫，生灶下，其状若脱。”张湛注引《尔雅注》云：“脱，谓剥皮也。”又，《手部》：“挩，解挩也。”段注云：“今人多用脱，古则用挩，是则古今字之异也。”朱骏声云：挩，“经传以说、以税、以脱为之。”《老子》五十四章：“善抱者不脱。”马叙伦《老子校诂》引范应元本“脱”作“挩”。《易·蒙卦》：“用说桎梏。”王弼注云：“说，解也。”陆德明《经典释文》云：“说，吐活反。”《左传·襄公二十八年》：“税服而如内宫。”杜预注云：“税，解也。”《经典释文》云：“税，吐活反。”是也。按，古言挩者，凡解脱、剥脱之称；而言脱者，则但皮肉剥脱之谓也。然则，瘃之为言挩也；马之胫伤古名为瘃者，本谓其胫之皮肉之剥脱也。盖古之战马之前胫，于其驰骋之时恒多以絓绊而皮肉脱，故于此伤病，初即因挩而为脱，后乃制瘃字以名焉。《左传·桓公三年》云：“骖絓而止。”《成公二年》云：“骖絓于木而止。”即谓此也。

　　“一曰将伤”者，《系传》作“一曰持伤”。按，大徐本将伤之将，殆误形符；小徐本持伤之持，乃误声符；而取大徐本“将”之声符、合之小徐本“持”之形符重构为“捋”者，当其本字也。段注所谓“将，疑当作捋”者，所言即此也。而病以瘃称，古或谓之为捋伤者，盖捋者字本作寽，谓五指捋也。《受部》云：“寽，五指持也。”段注改五指持为五指寽（按：持亦捋讹，本当作捋。段注是也），云：“各本寽作持，今依《集韵·十三末》作寽。今俗用五指持物引取之曰寽。”又，《手部》：“捋，取易也。”王筠云：“容易之义，亦轻易之义。《诗·芣苢》：‘薄言捋之。’传云：‘捋，取也。’……《寽部》：‘寽，五指捋也。’”盖人以五指攒合捋取物，则所取甚易；而以五指攒合捋取人，则皮肉易脱。故所言捋者即犹言脱，谓捋之致人于皮肉脱也。此殆以古之军士，每常交相捉臂以角力，其臂膊之皮肉极易因捋伤而致脱耳。而人之臂肉因于捋伤而剥脱，与夫马之胫肉因于絓伤而剥脱者，所脱甚似，故古之以瘊而名伤病者，则既可谓马，而亦可谓人，所称俱不外皮肉脱也。观许君所谓"瘊，马胫疡也。一曰捋伤"，于言马之后复言人者，由知汉之病以瘊称者，或以言马，或以言人，而本不齐也。

療

概说

《说文》："療，治也；从疒，樂声。疗，或从尞。"按療，古恒以藥字而为之；而藥，又恒以樂字为之也。盖療病者主以藥，乃以藥治之之谓也；而藥之者使之樂，俾忧去樂来之谓也。故療之为言藥也，亦言樂也，谓以藥治之，俾病瘉（愈、愉）而樂。此由古称人之罹病之为恙、为不豫，而恙与不豫义皆谓忧，称病之获已之为瘉、之为瘳，而瘉之与瘳义皆谓樂者，可以知矣。至于"疗，或从尞"，療字之古亦作疗者，盖疗之言憭、尞读为憭也。而憭者了也，本谓慧谓快，亦谓瘉谓瘳，殆亦治病疗疾，俾忧去樂来，快然慧了也。然则療者，藥之使樂也；疗者，治之使憭也。而憭者快也，快者樂也，樂之与憭音近义通。此療字之古又作疗之故也。

療，治也；从疒，樂声。力照切。療，或从尞。

【系传】

療，治也；从疒，樂声。读若劳。臣锴按:《诗》曰:"多将嘻嘻，不可救療。"是也。弋勺反。療，或从尞。

【段注】

療，治也:《方言》曰:"療，治也。"《周礼注》云:"止病曰療。"《诗·陈风》:"泌之洋洋，可以樂饥。"传云:"可以樂道忘饥。"笺云:"可饮以療饥。"是郑读樂为療也。经文本作樂，唐石经依郑改为療，误矣。从疒，樂声，读若劳。力照切:二部。療，或从尞:尞声。

【纲疏】

療（療），古恒以藥字而为之；而藥，又恒以樂字为之也。《左传·襄公二十六年》:"不可救療。"《诗·大雅·板》"療"本作"藥"。《荀子·富国》:"藥伤补败。"注云:"藥，犹医也。"此療字之古亦作藥者。《五十二病方·干骚》云:"裹樂以靡（磨）其骚。"《武威汉代医简·治诸癃》云:"石癃出石，血癃出血，膏淋出膏，泔癃出泔，此五癃皆同樂治之。"此藥字之古又作樂者也。盖療病者主以藥，乃以藥治之之谓也；而藥之者使之樂也，俾忧去樂来之谓也。《周礼·天官·疡医》云:"以五藥療之，以五味节之。"《神农本草经》卷三云:"療寒以热藥，療热以寒藥。"《三国志·魏志·王郎传》云:"医藥以療其疾，宽徭以樂其业。"晋·孙楚《荼荑赋》云:"应神农之本草，療生民之疹疾。"此療病而古本主以藥者。《易·无妄·九五》云:"无妄之疾，勿藥有喜。"《损·六四》云:"损其疾，

療

382

使遄有喜。"《喻林·人事门》引《医喻经》云:"何名为知病所起?随起用藥,谓知其病。或从风起,或从癀起,或从癥起,或从骨节起,或积实所起,知如是等病所起处,随用藥治,令得安樂。"此藥之而本为使之樂者也。故癥之为言藥也,亦言樂也,谓以藥治之,俾病瘉(愈、愉)而樂也。

癥谓以藥治病,俾瘳而愉樂者,此由古称人之罹病之为恙、为不豫,而恙也、不豫也义皆谓忧,又称病之获已之为瘉、为瘳,而瘉也、瘳也义皆谓樂者,可以知矣。清·卢文弨《群书拾补·风俗通逸文·无恙》云:"俗说:'恙,病也。凡人相见,及通书问,皆曰无恙。'"《尔雅·释诂》:"恙,忧也。"郭璞注云:"今人云无恙谓无忧。"郝懿行疏云:"按忧又患也、病也。病与忧相连,故《樂记》云:'病不得其众也。'郑注:'病,犹忧也。'《孟子》云:'有采薪之忧。'赵岐注:'忧,病也。'《尔雅》忧、病相次,亦其义也。"又,《逸周书·五权》篇:"维王不豫,于五日召周公旦。"朱右曾释云:"天子有疾称不豫。"《孟子·公孙丑下》:"夫子若有不豫色然。"赵岐注云:"颜色不悦也。"此古称人之罹病为恙、不豫,而恙与不豫义本为忧者。又本部云:"瘉,病瘳也;从疒,俞声。""瘳,疾瘉也;从疒,翏声。"而瘉即愈即愉、愉亦忿亦豫;瘳本音嵺,义谓慘乐也。《汉书·高帝纪》:"病瘉。"《史记·高祖本纪》瘉作"愈"。《汉书·卢绾传》:"幸上病瘉。"颜师古注云:"瘉与愈同。"《荀子·君子》:"形至佚,心至愈。"杨倞注云:"愈读为愉。"《说文·心部》:"《周书》曰:'有疾不忿。'忿,喜也。"《逸周书·五权》忿作"豫"。又,《诗·郑风·风雨》二章云:"风雨潇潇,鸡鸣胶胶,既见君子,云胡不瘳。"三章云:"既见君子,云胡不喜。"俞樾《群经平议·毛诗一》云："瘳，当为嘐。……云胡不瘳，犹言云胡不喜。"此又古称病之获已之为瘉、之为瘳，而瘉之与瘳义皆为樂者也。今由此古称人之罹病之为恙、为不豫，本言其罹忧而不愉悦，病之获已之为瘉、之为瘳，乃谓其忧已而心愉樂，则"瘵，治也"云者，瘵之言藥也，亦言樂也，本谓以藥治之，俾病瘉而乐者，益可明矣。固人之既病而不愉悦，颇多"不藥"而瘳得愉樂者，如《尚书·金縢》之所谓"王有疾，不豫。周公乃卜，翌日乃瘳"，然不藥者正谓不瘵也，此所以《金縢》之但云"周公乃卜"而不云"周公乃瘵"耳。然则療之一字之古作"瘵"者，本一犹翳之一字之古作"醫"，盖皆于上古療病以藥之后而产生，而非療病以巫之时所出现者，亦由可知矣。《说文·酉部》云："醫，治病工也。殹，恶姿也，醫之性然。得酒而使，从酉，王育说。一曰：殹，病声。酒所以治病也，《周礼》有醫酒。古者巫彭初作醫。"是也。

　　至于"療，或从尞"，瘵之古亦作療者，盖療之言憭、尞读为憭也。而憭者，字亦作"了"，本谓慧谓快，而亦谓瘉谓瘳，殆亦即所谓治疾療病，俾其忧去樂来，快然慧了者也。《心部》云："憭，慧也；从心，尞声。"玄应《一切经音义》卷二十引《广雅》云："憭，快也。"《方言》卷三云："了，快也。"《广韵·篠韵》云："了，慧也。"又，《方言》卷三云："差、间、知、愈也。……或谓之慧，或谓之憭。"《诸病源候论·解散病诸候·寒食散发候》云："弩力强饮热酒以和其脉，强冷食冷饮以定其脏，强起行以调其关节，酒行食充，关机以调，则洗了矣。云了者，是慧然病除，神明了然之状也。"是也。然则瘵者，藥之使樂；療者，治之使憭也。而憭者快也，快者樂也，樂之与憭音既相近，义亦相通。此瘵之一字古亦作療之故也。

瘵

痼

概说

《说文》:"痼,久病也;从疒,古声。"按痼,字亦作瘤,段《注》易《说文》痼字为瘤者,是也。盖瘤之初本为痼者,乃以其古声言故久也。而痼字之后亦作瘤者,又以其固声言坚固也。而故疾久病者,每每根深而蒂固,故古之与固义即相因,而痼之与瘤得为同字耳。至于痼之异体之瘤字,本所谓会意兼声者,而《说文句读》乃谓之曰"作固自足见义,何必从疒也"。殊不知固乃凡固之称,瘤则固疾之名,"瘤"固"固"之分别文,而"固"乃"瘤"之语源字耳。是故但言瘤者,即犹言固疾,则不必缀"疾"于"瘤"之后,而言固者,若无后缀,则直不知所云为何固?盖《句读》是说,乃为纠《段注》"(瘤)多假固为之"而发者,然由其乃视固瘤为一字,可知段注既枉,而王说亦过正矣。

痼，久病也；从疒，古声。古慕切。

【系传】

痼，久病也；从疒，古声。臣锴曰：刘桢诗曰："余婴沈痼疾，窜身清漳滨，自夏及徂秋，旷尔十余旬。"是也。古语反。

【段注】

痼，久病也：多假固为之。《月令》："十二月行春令，则国多固疾。"注曰："生不充其性，有久疾、废疾为锢疾。"痼谓久疾，故许异其义。从疒，固声。古慕切：五部。

【纲疏】

痼，字亦作痼。本文云："痼，久病也；从疒，古声。"《玉篇·疒部》云："痼，久病也。痼，同上。"是也。而段注径改大徐本《说文》之"痼"为"痼"者，亦由是也。盖痼字之古初为痼者，当以其古声言故久也；痼字之古亦作痼者，又以其固声言坚固也。而故疾久病者，每每根深而蒂固，故古之与固义即相因，而痼之与痼得为同字耳。《说文·古部》云："古，故也。"《尔雅·释诂》云："古，故也。"《玉篇·古部》云："古，久也。"《小尔雅·广诂》云："固，久也。"《左传·成公十六年》："修陈固列"。杜预注云："固，坚也。"《吕氏春秋·达郁》："筋骨欲其固也。"高诱注云："固，坚也。"是也。然则，痼之言故也，亦言固也；古之以痼而名病者，本即所谓"坚久之疾"，亦即所谓"故疾""固病"也。《资治通鉴》卷四十八："汉和帝长子胜，有痼疾。"注云："痼疾，坚久之疾也。"《金

痼

匮要略·脏腑经络先后病脉证》云："夫病故疾，加以卒病，当先治其卒病，后乃治其故疾也。"《礼记·月令》云："季冬行春令，则国多固疾。"是也。

至于痼之异体之瘤字，本所谓会意兼声者，故说解之当谓"瘤，固病也，一曰久病也；从疒，从固，固亦声"。而王筠《说文句读》乃谓之曰："《月令》：'国多固疾。'《论衡》：'天且雨，固疾发。'曹植《髑髅说》：'将婴兹固疾。'然则作固自足见义，何必从疒也。"此殆不知固乃凡固之称，痼乃固疾之名，而"痼"固"固"之分别文耳。是故言"痼"者，即犹言"固疾"，不必缀"疾"于"痼"之下；而言"固"者，若无后缀，则直不知所言为何固？此痼之为名本源于固，乃又不同于固者之故也。而王氏深谙于分别文，于其《说文释例》中言之洋洋矣，而于此固痼之字独迷盲，真所谓专谙著述而不擅实用者也。盖王氏是说乃为纠段注"（痼）多假固为之"、以固为痼借而发者；然由其所谓"作固自足见义，何必从疒"以观之，乃视固、痼为一字矣。然则二《说文》大家之于痼之言固、固乃痼之语源字，古之以固言凡固、痼谓固病者均失之究，故段注既枉，而王说过正矣。

瘩瘌

概说

《说文》:"瘩,朝鲜谓药毒曰瘩。""瘌,楚人谓药毒曰痛瘌。"
而段《注》引《方言》"凡饮药傅药而毒,南楚之外谓之瘌,北燕朝
鲜之间谓之瘩,东齐海岱之间谓之瞑,或谓之眩"为之释,殆甚然
《方言》之所说,而以瘩瘌与瞑眩为一病也。此甚误也。盖瘩瘌与瞑
眩,固皆伤于药毒之疾,然瞑眩者,本言"迷糊",乃心神不憭、迷
昏如醉之称,多由饮药中毒之所起;而瘩瘌者,本言"蓼辣",乃皮
肤肿溃、焮热辣痛之名,恒为敷药被毒之所致。固瞑眩之作,间或
由毒矢所射之外伤,一似于敷药而起者,然此毒矢所致之瞑眩,乃
起于体内毒血之布散,故虽曰外来,而一犹饮药耳;瘩瘌之作,间
或由辛药入口之戟喉,一似于饮药所致者,然此戟喉所致之瘩瘌,
则本于体表黏膜之受损,故虽曰入口,而一犹敷药耳。此瘩瘌与瞑
眩,虽浑言无别,而析言有异,不可混为一谈者也。

瘆，朝鲜谓药毒曰瘆；从疒，劳声。郎到切。瘌，楚人谓药毒曰痛瘌；从疒，刺声。卢达切。

【系传】

瘆，朝鲜谓饮药毒曰瘆；从疒，劳声。力到反。瘌，楚人谓药毒曰痛瘌；从疒，刺声。臣锴曰：日中人生疮烂。力带反。

【段注】

瘆，朝鲜谓药毒曰瘆；从疒，劳声。郎到切：二部。郭音聊。瘌，楚人谓药毒曰痛瘌：《方言》曰："凡饮药傅药而毒，南楚之外谓之瘌，北燕朝鲜之间谓之瘆，东齐海岱之间谓之眠或谓之眩，自关而西谓之毒。瘌，痛也。"郭云："瘆瘌，皆辛螫也。"按瘌如俗语言辛辣。从疒，刺声。卢达切：十五部。

【纲疏】

《方言》卷三云："凡饮药傅药而毒，南楚之外谓之瘌，北燕朝鲜之间谓之瘆，东齐海岱之间谓之眠或谓之眩，自关而西谓之毒。瘌，痛也。"所言瘆瘌，殆为古代文献所首载，亦为许君说解之所本也。唯《方言》以瘆瘌与眠眩实本为一，特以方域不同而名遂各异者，盖笼统未析之说耳。

今谓瘆瘌之与眠眩，浑言则同，而析言则异。乃以瘆瘌、眠眩，固皆伤于药毒之谓，然眠眩者，本言"迷糊"，乃心神不憭、昏蒙如醉之称，多由饮药中毒之所起；而瘆瘌者，本言"蓼辣"，乃皮肉肿溃、焮热辣痛之名，恒为敷药被毒之所致也。观《方言》卷十"南楚饮毒药潬，谓之顿愍，犹中齐言眠（瞑）眩也"，其"顿愍"之言实即"童蒙"，而倒言语转又为"酩酊"，则瞑眩之本谓饮药中毒，以致昏蒙如醉者，由可知矣。（说详愚著《中医百病名源考》中《瞑眩》篇。）又，《方言》卷三郭璞注："瘑痢，皆辛螫也。"其"辛螫"者，谓辛辣之物螫人肤也。《汉官仪》二卷云："鸡舌香（按，即"母丁香"）颇小，辛螫，不敢咀咽。"不敢咀咽者，恐其辛辣之味之螫口咽耳。此一犹口腔黏膜之敷药者也。又，毛茛，味辛，《本草纲目》卷十七"毛茛"云："山人截疟，采味，挼贴寸口，一夜作泡如火燎，故呼为天灸自灸。"此则为身体皮肤之敷药者也。故瘑痢之本谓敷药中毒，以致于皮肉肿溃、焮热辣痛者，亦由可知矣。固瞑眩之作，间或由"金伤"，一似于敷药而起者，即明·张萱《疑耀·药箭》所谓："两粤溪洞之蛮，以毒药傅弩矢射人者，俗语曰'绵药'。余初不解其义，及读扬子《方言》'凡饮药傅药而毒，东齐海岱之间谓之眠'，乃知'绵药'当作'眠药'也。"然此毒矢射人之瞑眩（眠，即瞑眩。说详《瞑眩》篇），起于血行之布散，故虽曰外来，而一犹饮药耳。又瘑痢之作，亦间或由"入口"，一似于饮药所致者，即汉·张仲景《金匮要略·果实菜谷禁忌并治》所谓"蜀椒，闭口者有毒，误食之，戟人咽喉。"明·李时珍《本草纲目》卷十七所说："（半夏）凡用，以汤洗十许过，令滑尽；不尔有毒，戟人咽喉。""（大戟）其根辛苦，戟人咽喉，故名。"然此误食入口所致之瘑痢，本于黏膜受损，故虽曰入口，而一犹敷药耳。由是以观，瘑痢之与瞑眩，虽浑言无别，而析言有异也。

　　盖瘑痢者，同义连文也。故分言之为"瘑"为"痢"，而合言之又为"瘑痢"矣。《方言》云："南楚之外谓之痢，北燕朝鲜之间谓之痨。"所言"痨""瘌"，即其分言之者。《广韵》云："痨，痨瘌。""瘌，痨瘌。"所言"痨瘌"，又其合言之者。而古以痨瘌为敷药而毒之名者，盖痨之言蓼也，瘌之言辣也，痨瘌之本由蓼辣来也。由其痨音"涝"，亦音"聊"，而痨之聊音乃"蓼"之声借，可知痨瘌之痨者名源于蓼也。《方言笺疏》卷三云：痨，"《集韵》音聊，与俗本同。今从卢据宋本，音涝。"《光绪顺天府志·地理志十四·方言上》云："郭氏《方言音义》痨音涝，诸本涝作聊，与宋本异。"按诸本痨音聊者本不误，古音聊蓼声同，均为来母幽部字，故痨音聊者即一犹痨音蓼也。宋·朱辅《溪蛮丛笑·痨鱼》条云："山猺无鱼具，上下断其水，揉蓼叶困鱼，鱼以辣出，名痨鱼。"即痨之音蓼而痨之言蓼之证也。故"痨鱼"者，谓以蓼困鱼，而亦即蓼鱼使病也。而蓼，"辛菜也"（见《艸部》），所生茎叶皆辛辣，故以蓼病鱼之谓"痨鱼"者，其"痨"实亦谓"辣"，而"辣"之与"蓼"义本相因也。蓼本蔬名，而物之辛者，"莫辛于蓼"（《金匮要略广注》语），故古言蓼者，则又恒以辣为义耳。《易林·观之益》云："去辛就蓼，毒愈酷甚。"所言蓼者，即谓辣也。玄应《一切经音义》卷八引《通俗文》云："辛甚曰辢。"（按辢即"辣"字。《广韵·曷韵》："辢，卢达切，辛辣。"《篇海类编·辛部》："辣，辛味也。辢同。"）此言辣者，尤过于辛也。而蓼言辣，辣甚辛，此《易林》之所以云"去辛就蓼"而"毒愈酷甚"也。痨之言蓼也，而蓼犹言辣也，故痨者本谓辣物螫伤之病也。此由痨鱼之谓以蓼困鱼而实即病鱼，痨字从疒而疒本谓病者，义可知矣。而郭璞《方言注》云："痨瘌，皆辛螫也。"直以痨瘌为辛螫者，误矣。此殆不知辛螫者为其因，痨瘌者乃其果，痨瘌者为源于辛螫之疾病，而非痨瘌者本谓辛物之螫也。

　　瘌者，辛螫之病也；而瘌者，亦辛螫之病也。瘌为辛螫之病之名者，乃以瘌之为言蓼也，蓼犹辣也；而瘌为辛螫之病之名者，则以瘌之为言刺也，刺即辣也。故瘌一犹瘌，本亦谓辣物之毒螫之病也。瘌谓辣物之毒螫病者，左思《魏都赋》云："蔡莽螫刺，昆虫毒螫。"《吴都赋》云："蔡芥螫刺，昆虫毒噬。"而蔡，《玉篇》以为即"草芥"，《字林》训之为"辛菜"；莽之为物即"莽草"，《本经》谓之"味辛温"者，是也。而瘌之言刺、刺即辣字者，《本草纲目拾遗·古剌水》云："《带经堂诗话》：'左公萝右手书一帖云：乙酉年五月，客燕之太医院，从人有自市中买得古剌水者……。'何氏《辟寒录》云：'古辣本宾横间墟名，以墟中之泉酿酒，埋之地中，日足取出，名古辣泉。'孙雍建云：'古剌，地名。古剌水乃三宝太监所求得之物，天下止有十八瓶。'"其以酒之"古剌"即"古辣"、地之"古剌"亦"古辣"者，知"剌"之为字本与"辣"同矣。而近代文字音韵训诂学大师黄季刚先生，于其《说文笺识四种·说文段注小笺》"瘌"字条下云："古无辣字，止作瘌。"殆亦谓此矣。唯所云"古（按，此"古"当指先秦两汉）无辣字"者，说诚是也；而云"（辣）止作瘌"者，则殆非是矣。此盖泥于郭注"瘌瘌皆辛螫也"之说，而误"瘌"为"剌"也。不知瘌为剌病，而剌乃辛螫。此由剌本刀伤，而刀伤肌肤，伤口痛辣，故古称剌者又谓辣也。而至后世以"辛"易"刀"制"辢"字（即"辣"字），则剌之辣义为"辢"所夺，剌乃专谓刀伤矣。然则草木辛螫之谓剌者，实源于刀伤称剌之引申，当即以草木之螫，本一如刀之所剌，而伤处痛辣耳。此剌言螫辣亦即辛螫之义也。瘌之言剌者，谓由辣物之螫而为病矣，故其为名本一同于瘄，而古人之每每合称为"瘄痬"者，即由此也。

草木辛螫之病古谓之瘄痬，敷药辛螫之病古亦谓之瘄痬，然则人被敷药之毒，即一犹人触草木之毒（按："药"，古云"本草"，明其多为草木属也），为病多在于体之表者，亦可知矣。故云瘄痬、瞑眩，浑言之无别，而析言之有异。此瘄痬名病之本义也。

昆虫曰螫，草木曰刺。此痬之言刺，谓草木辛螫之病者。而草木亦曰螫，昆虫亦曰刺。则又痬之言刺，而谓毒虫螫伤之病者也。其草木毒伤亦曰螫者，《史记·龟策列传》云："兽无虎狼，草无毒螫。"是也。昆虫毒螫亦曰刺者，古有"蛓"字，《广雅·释虫》云："蠍也。"则蛓为蠍名者，殆即以古谓蠍螫亦为刺矣。而蠍之为虫既善螫刺，故刺、虫会意而有蛓名也。盖虫之善刺而为蛓者，本一犹草之善刺而为莿也。《广韵·曷韵》云："莿，刺蒿。"当亦以此草之性善刺，故艸、虫会意而名作莿也。而由此蠍性善刺而有蛓名，可知汉时言痬，不独谓草木矣。清·王念孙《广雅疏证》卷二"瘄、痬，痛也"条下云："草木毒伤人，谓之刺，亦谓之螫。……蜂虿毒伤人，谓之螫，螫亦刺也。"是也。此痬之言刺，谓昆虫螫刺者，乃痬以名病之引申义也。而痬之言刺，其谓昆虫毒伤而为病者，所言刺者仍谓辣，而以辛辣为义也。《疡医大全·杨辣虫辣门主论》云："杨蜊虫，即杨辣虫，又有瓦蜊虫，俱能辣人，即令皮肤痛如火燎一般。"是也。而蜊即蛓字，辣即刺字，故由此杨辣善刺而谓之蜊，益可证蠍因善刺而又称蛓矣。

瘥

概说

《说文》:"瘥,瘉也;从疒,差声。"按先秦之以瘥为名者,瘥之言差也;差,犹衰也、减也、杀小之也。盖物之既衰,必视前有差,且其差正其所衰所减者。故古言差者即一犹言衰,而谓其衰杀减少也。物既如此,而病亦犹然,故病势之由盛渐衰、症状之由多浸少者,初即以差而称之,后乃以瘥而名焉。而瘥既病减,则《说文》训瘥为愈者,误矣。此殆以东汉以来,以瘥为减者固有之,而谓瘥为愈者则尤多,因致凡遇"病瘥"二字于医籍,其所言为何则实难判别。故为免此惑,或即称病减之瘥者为"小瘥",因致未冠以小字之瘥者,即以为愈也。此当即《说文》"瘥,瘉也"、训瘥为愈之所由来耳。

瘥，瘉也；从疒，差声。楚懈切，又才他切。

【系传】

瘥，瘉也；从疒，差声。臣锴曰：今人病差字。才他反。

【段注】

瘥，瘉也：通作差。凡等差字，皆引伸于瘥。从疒，差声。楚懈切，又才他切：十七部。

【纲疏】

疾病之瘉古称为瘥者，盖瘥之为言差也；差，犹衰也，减也，杀小之也。而物之既衰，必视前有差，且其差正其所衰所减者也。故古言差者即一犹言衰，而谓其衰杀减少也。《左传·昭公三十二年》："迟速衰序。"杜预注云："衰，差也。"《桓公二年》："皆有等衰。"杜注云："衰，杀也。"《国语·齐语》："相地而衰征。"韦昭注云："衰，减也。"《考工记·轮人》："杀其一。"郑云注云："杀，衰小之也。"此瘥之言差，而差犹衰减者。又《左部》云："差，贰也，差不相值也。"按：贰者，不等一也；不相值者，不相当也。《证类本草》：委蛇"多叶，而两两相值"，黄芩"赤黄叶，两两四四相值"，木甘草"大叶如蛇状，四四相值"，乌头"叶四四相当，与蒿相似"。故差之训贰，即犹训差不相值矣。此物之既衰，必视前有差者也。而物象如是，数学亦然。《九章算术·三》云："衰分以御贵贱禀税。"所言衰分亦即差分，谓数之由大渐差而小也。《周礼·地官·保氏》："六曰九数。"郑司农云："九数：方田、粟米、差分、少广、商功、均输、方程、赢不足、旁要。"孙诒让《正义》云:"案差分即衰分。"引李籍《音义》云:"衰,差也;以差而平分,故曰衰分。"是也。而物、数如此,病亦犹然也。故病势之由盛渐衰者,初乃亦以差称之,后则字复增疒而作瘥耳。

　　瘥之为言差也,而差犹衰、犹减也。故瘥者,病势之由盛渐衰、症状之由多浸少之谓,而与瘳则义本无别也。然今则许君说瘥为瘉,解瘳为减,所训瘥乃与瘳异者,则以东汉以来,言瘥为减者固有之,而谓瘥为愈者则尤多也。此但列张仲景《金匮要略》中所言瘥者以观之,即可见其大略也。如仲景于《血痹虚劳病脉证并治》篇云:"劳之为病,其脉浮大,手足烦,春夏剧,秋冬差;阴寒精自出,酸削不能行。"此瘥之言差,义谓病减者。又,《疟病脉证并治》篇云:"病疟,以月一日发,当以十五日愈;设不差,当月尽解。"《水气病脉证并治》篇云:"当先攻击冲气令止,乃治咳;咳止其喘自差。"《呕吐哕下利病脉证并治》篇云:"下利脉数而渴者,今自愈;设不差,必清脓血。"又云:"(服桂枝汤)若一服汗出病差,停后服。"此瘥之言差,义谓病瘉者。又,《黄疸病脉证并治》篇云:"黄疸之病,当以十八日为期,治之十日以上差,反剧,为难治。"《呕吐哕下利病脉证并治》篇云:"下利已差,至其年月日时复发者,以病不尽故也。"《备急千金要方》作:"下利差,至其年月日时复发者,此为下之不尽,更下之愈。"此又瘥之言差,而谓减、谓瘉之卒难立断者也。盖今析《金匮要略》之瘥为数类者,乃以其瘥剧对言,因谓此瘥言病减也;以其瘥瘉互文,因谓此瘥言病瘉也;而于其"十八日为期、治之十日以上"之瘥,与夫既云复发,初当为愈,而乃谓病之不尽之瘥者,以未确知其疗程(满十八日否),及未亲临其病者

瘥

396

（脉舌症如何），故其瘥究为言减与言瘳，则实难立判焉。或正由汉前言瘥，既多类此似是而非之记述，故至汉而或即以瘥言病减者称"小瘥"，以明示其病未至瘳而但小瘳耳。如《金匮要略·水气病》篇云："医以为留饮而大下之，气击不去，其病不除。后重吐之，胃家虚烦，咽燥欲饮水，小便不利，水谷不化，面目手足浮肿。又与葶苈丸下水，当时如小差，食饮过度，肿复如前。"是也。而及至于称谓小瘳为小瘥，则因之称瘳而为瘥耳。此殆即东汉许慎"瘥，瘳也"之训瘥为瘳之故也。

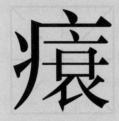

概说

　　《说文》："癠，减也；从疒，衰声。一曰耗也。"按"癠，减也"者，谓病衰减也。此以癠字从疒，疒犹病也；而癠字声衰，衰犹减也。故"从疒，衰声"之癠者，正病之衰减之谓也。盖衰之谓减，本谓凡减，举凡物象之由多而少、杀损而减者尽皆属之；而以其专言病之减，遂又因衰之声而为癠耳。然则段《注》之以"凡盛衰字引伸于癠；凡等衰字亦引伸于癠"者，则为倒果为因之说也。癠之言衰也，衰者减也。而物既衰减，必视前有差，其差则又正其所减之者；而未得尽减者，则其余也。故物之可谓衰减者，则必有差，而恒有余焉。此古之言癠，何以但可训之为病减，而不可训之为病愈者也。至于"癠，一曰耗"者，殆又所谓体衰耗也。所以然者，盖癠之言衰也，而衰者谓减，并亦谓耗，故以凡言物象衰耗之衰，而专称年老体弱之病体衰者，遂有此义谓衰耗之癠。

癠

398

瘶，减也；从疒，衰声。一曰耗也。楚追切。

【系传】

瘶，减也；从疒，衰声。一曰衰耗。臣锴曰：病将愈也。此韦反。

【段注】

瘶，减也：减，亦谓病减于常也。凡盛衰字引伸于瘶，凡等衰字亦引伸于瘶，凡丧服曰衰者谓其有等衰也，皆瘶之叚借。从疒，衰声。楚追切：古音在十七部。一曰耗也：耗之本义禾名也

【纲疏】

"瘶，减也"者，谓病衰减也。此以瘶字从疒，疒者病也；而瘶字声衰，衰者减也。故"从疒，衰声"之瘶者，正病之衰减之谓也。《战国策·赵策四》："日饮食得无衰乎？"高诱注云："衰，减也。"《周礼·冬官·考工记·轮人》："参分其幅之长，而杀其一。"郑玄注云："杀，衰小之也。"《淮南子·精神训》："其杀我也，将何以损？"高诱注云："损，减也。"《易·损卦·六四》："损其疾，使遄有喜。"高亨注云："有病者，医之以减其病，使之速愈，自无咎。"以衰即杀、杀即损，而"损疾"即所谓使病减者，是也。盖衰之谓减，本谓凡减，举凡物象之由多而少、杀损而减者均皆属之；而以其专言病之减，遂又因衰之声而为瘶耳。然则段注之以"凡盛衰字，引伸于瘶；凡等衰字，亦引伸于瘶"者，则为倒果为因之说也。

瘶之言衰也，衰者减也。而物有衰减，必视前有差。此衰之训

减，本一犹训差者也。《国语·齐语》："相地而衰征。"韦昭注云："衰，减也。"《管子·小匡》："相地而衰其政。"尹知章注云："衰，差也。"是也。而物既衰减，视前有差，则其差又正其所减之者；而其未得尽减者，则其余也。《经义述闻》卷二十二云："晋赵衰，字子余（僖二十四年传）:《说文》:'瘘，减也。'瘘与衰通。物减少，则但存其余矣。《玉篇》《广韵》并云:'余，残也。'是减少之义也。"是也。故物之可谓衰减者，则必有差，恒有余焉。此古之言瘘，何以但可训之为病减，而不可训之为病愈者也。本文："瘘，减也。"徐锴《说文系传》云："病将愈也。"段氏《说文解字注》云："减，亦谓病减于常也。"是也。

"瘘，一曰耗"者，殆又所谓体衰耗也。所以然者，盖瘘之言衰也，而衰者谓减，并亦谓耗；凡物象之由多而少、杀损而减者本所谓衰，而物象之由强而弱、损耗浸微者亦所谓衰也。《穀梁传·序》："昔周道衰陵。"何休注云："衰，弱也。"《礼记·王制》："五十始衰。"郑玄注云："衰，浸微也。"是也。故以此凡言物象衰耗之衰者，而转称年老体弱之病体衰，遂有此瘘言衰耗之名耳。《素问·阴阳应象大论》："年四十，而阴气自半也，起居衰矣。"王冰注云："内耗故阴减，中干故气力始衰。"《急就篇》卷四："笃癃瘘疲迎医匠。"颜师古注云："瘘，损耗也。"是也。

人之既老，则形易衰耗，故或据玄应《一切经音义》卷一"耗，古文秏、秏二形，今作耗，同"之说，遂以《说文》"瘘，耗"之"耗"字当为"秏"，义乃谓老，而因谓颜注《急就篇》"瘘，损耗也"之训为误者也。如桂馥《说文义证》瘘下云："一曰

瘘

400

耗也者，耗当为氋。"（按即"氋"字。）《一切经音义》卷一：'衰，字体作瘘，同。所龟反。《说文》：瘘，减也，亦损也。《礼记》：年五十始衰。瘘，懈也。今皆作衰。氋，古文氋氋二形，同，莫报反。'馥案：《急就篇》：'笃癃瘘疲迎医匠。'颜注：'瘘，损耗也。'此误以为虚耗，与减义何别？《论语》：'甚矣，吾衰也！'东方朔《七谏》：'寿冉冉而俞衰。'"即谓此也。按：桂说误矣！盖其以颜注为非者，乃不知颜注训瘘为损耗者，谓体损耗也，而许君训瘘为衰减者，谓病衰减也。固耗即减、减即耗，损耗与衰减义无别，而一以言病，一以言体，所言异矣。《广雅·释诂》云："耗（即"耗"字），减也。"此损耗与衰减本无别者。《素问·刺疟》篇云："（疟）先其发时如食顷而刺之，一刺则衰，二刺则知，三刺则已。"《论语·述而》云："甚矣，吾衰也！"此又病衰与体衰所言异者也。故瘘之为言衰也，病之衰减者可谓为瘘，而体之衰耗者亦可谓瘘也。此"减""耗"义同，俱以谓衰，而《说文》之所以谓瘘本曰减一曰耗、别其义之为二者耳。至于桂氏谓"耗当为氋"者，殆又不知耗之为氋，本一犹衰之为瘘也。盖古言耗者为总言世间万物之凡衰耗，而言氋者则但谓年老体弱之人衰耗也。此耗言凡耗、氋言体耗，本一如衰言凡衰、瘘言体衰者也。然人之形体衰耗者，又不独年事既高者可为然，即年壮而斫丧太过者亦有之，即所谓"未老先衰"者；而人之年寿既高，亦未必皆衰，其形体强壮者亦复不少，即所谓"老而不衰"者也。《素问·上古天真论》云："余闻上古之人，春秋皆度百岁，而动作不衰；今时之人，年半百而动作皆衰者……上古之人，其知道者，法于阴阳，和于术数，食饮有节，起居有常，不妄作劳，故能形与神俱，而尽终其天年，度百岁乃去。今时之人不然也，以酒为浆，以妄为常，醉以入房，以欲竭其精，以耗散其真，不知持满，不时御神，务快其心，逆于生乐，起居无节，故半百而衰也。"是也。且所谓"耄"者，固多与"老"相关联，而又实以衰耗为先决也。盖年之既寿，而形无衰耗，即无所谓"耄"，而虽为壮年，其形已衰老，则又正所谓"耄"耳。《素问·阴阳应象大论》云："能知七损八益，则二者（按指阴阳）可调，不知用此，则早衰之节也。年四十，而阴气自半矣，起居衰矣。年五十，体重，耳目不聪明矣。年六十，阴痿，气大衰，九窍不利，下虚上实，涕泣俱出矣。故曰：知之则强，不知则老。故同出而名异耳。"王冰注云："知，谓知七损八益、全形保性之道也；同，谓同于好欲；异，谓异其老壮之名。"是也。然则"瘪，一曰耗也"者，其"耗"当一如许书作"耗"为是，而不必如桂氏"耗当为耄"之读耗为耄也。此又由年少病久而形体衰耗者，即但可以"瘪，耗也"释之，而断不可以"瘪，耄也"训之者，亦可知矣。

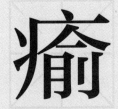

概说

《说文》:"瘉,病瘳也;从疒,俞声。臣铉等曰:'今别作愈,非是。'"按义谓"病瘳"之瘉字,本即愈字,而亦即愉字也。盖古言愉者,乃谓常愉;而言瘉者,则谓病愉。常愉者本谓心悦,故字从心;病愉者乃谓疾瘳,故字从疒矣。至于愈字,可谓介于二字之间者,故既可为愉字而言常愉,亦可为瘉字而言病愉也。而以此由常及变及于病,遂有此愉、愈、瘉之三形耳。然则病之获瘳而古称为瘉者,瘉之为言愉也。盖人之有疾,为其所苦,则恒忧之;而一俟病瘳、忧去愉来,故谓之瘉矣。《易》所谓"无妄之疾,勿药有喜""损其疾,使遄有喜"者,是也。至于段《注》训瘉曰:"浑言之,谓瘳而尚病也。"此殆折中于瘉之《说文》训瘳、《毛传》训病说,直以瘉字而为瘥也。此说殆误。盖自古瘉字无训为病者,固《诗经》"父母生我,胡俾我瘉""不令兄弟,交相为瘉",其瘉正谓病,然殊不知其瘉字实为瘐之借,其本字乃谓"怀忧病"也。而由《诗经》两言瘉者皆谓病忧,可知其瘉字当读为瘐也。

瘉，病瘳也；从疒，俞声。臣铉等曰：今别作愈，非是。以主切。

【系传】

瘉，病瘳也；从疒，俞声。臣锴曰：今作愈字。弋主反。

【段注】

瘉，病瘳也:《释诂》及《小雅·角弓》毛传皆曰："瘉，病也。"浑言之，谓瘳而尚病也。许则析言之，谓虽病而瘳也。凡训胜训贤之愈，皆引伸于瘉，愈即瘉字也。从疒，俞声。以主切：古音在四部。

【纲疏】

按义训"病瘳"之瘉字，本即愈字，而亦即愉字也。《汉书·高帝纪》"病瘉"，《史记·高祖本纪》瘉作"愈"。《汉书·郊祀志》"病少瘉"，《史记·封禅书》瘉作"愈"。《汉书·卢绾传》"幸上病瘉"，颜师古注："瘉与愈同。"《汉书·丙吉传》"后病果瘉"，颜师古注："瘉与愈同。"又，《荀子·君子》："天子也者，执至重，形至佚，心至愈，志无所诎，形无所劳，尊无上矣。"杨倞注云："愈读为愉。"朱骏声《说文通训定声》愉下云："愉，字亦作愈。"是也。盖瘉者，字本作愈，瘉为愈字之省心从疒者；而愈者，本以谓愉，愈乃愉字之心符易位者也。而愈之为瘉，本一犹悬之为痌、悸之为痵也；愉之为愈，则一犹鹅之为鵞、群之为羣也。所以然者，盖古言愉者，乃谓常愉；而言瘉者，则谓病愉。常愉者本谓心悦，故字当从心；

瘉

404

而病愉者乃谓疾瘳，故字当从疒矣。至于愈字，则可谓介乎二者之间者，故既可为愉字而言常愉，亦可为瘉字而言病愉也。而以此由常及变及于病，遂有此愉、愈、瘉之三形耳。然则病之获瘳而古谓之瘉者，瘉之为言愉也。盖人之有疾，为其所苦，则恒不愉悦；而一俟病瘳，忧去愉来，故谓之瘉矣。《易·兑卦·九四》云："无妄之疾，勿药有喜。"《损卦·六四》云："损其疾，使遄有喜。"此之谓也。

古称疾病之瘳者为瘉，而瘉乃以愉字为声义者，亦可由古称疾病又为忧、又为恙、又为不豫，而恙也、不豫也，义皆谓忧，而与愉反者，可以知矣。《礼记·曲礼下》："君使士射，不能，则辞以疾，言曰：某有负薪之忧。"郑玄注云："忧，或为疾。"《集注》云："负薪之忧，言病不能负薪也。"又，《尔雅·释诂》"恙，忧也。"郭璞注云："今人云无恙谓无忧。"清·卢文弨《群书拾补·风俗通义逸文》云："无恙：俗说'恙，病也'；凡人相见及通书问，皆曰无恙。"又，《逸周书·五权解》："维王不豫。"不豫，本书《心部》作"不念"，云："《周书》曰：'有疾不念。'念，喜也。"《尚书·周书·金縢》："王有疾弗豫。"《尔雅·释诂》云："豫，乐也。"是也。而由此古称疾病之作为忧、为恙、为不豫，疾病之已为喜、为乐及为念者，益可证病瘳曰瘉者，瘉之言愉，瘉由愉来也。

人之既病称不豫，及其获瘳又谓愈。而豫即念，念即愈，故既病似亦可称不念称不愈，而病瘳则亦可名为念名为豫也。然则病之获瘳、不豫而愈者，正谓其不念而豫、忧去愉来也。而愈者瘉也，此瘉之言愉、名由愉来者，则益易明矣。

至于段注据《尔雅》《毛传》"痗，病也"之训，而因谓痗曰："浑言之，谓瘳而尚病也。"此殆折中于痗《说文》训"瘳"、《尔雅》训"病"之说，乃直以痗义等同于"瘝"也。其说甚误！今谓：自古"痗"字无训为"病"者，此由痗之言愉也、愉乃痗之名所由来者，可以知之。固《诗·小雅·正月》有所谓："父母生我，胡俾我痗。"《角弓》："不令兄弟，交相为痗。"其"痗"正如《尔雅》及《毛传》之所释，义确谓"病"，然殊不知其谓"病"之"痗"字，乃借为"瘝"也。由观《尔雅》一书既有《释诂》篇所谓"痗、鳏，病也"，意在训释《诗经》以痗谓病，而复有《释训》篇所谓"痯痯、瘝瘝，病也"，另又或据它书训瘝为病，此《释诂》"痗""鳏"之字，正即《释训》"瘝""痯"之字，本由其音近而借用者，可以知矣。又由《尔雅·释训》"痯痯、瘝瘝，病也"，晋·郭璞《尔雅注》云"皆贤人失志，怀忧病也"，清·郝懿行《尔雅义疏》云"（《释诂》）'痗、鳏，病也。'此作瘝、痯，俱声借之字"，则《诗经》所言"胡俾我痗""交相为痗"之"痗"，正即《尔雅》义谓"贤人失志，怀忧病"之"瘝"，由其音近而假借者，益可知矣。唯郝氏以本当系痗借为瘝者为瘝借为痗，其说亦误，此殆过信《诗》之为经，不容质疑使之然。盖不知瘝以名病者，瘝之为言庾也。庾，本露仓之名（《说文·广部》：庾，仓无屋者"），一而引申为谷积，再而引申为凡积。而《诗经》所言之痗，皆失志怀忧、气机郁积之病，故知其痗字当读为瘝也。

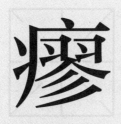

概说

　　《说文》:"瘳,疾瘉也;从疒,翏声。"《说文系传》曰:"忽愈,若抽去之也。"按瘳从翏声,盖音本如之也。此由《广韵》"翏,高飞貌,落萧切"、《诗·郑风·风雨》二章"风雨潇潇,鸡鸣胶胶,既见君子,云胡不瘳"之瘳与潇胶为韵者,可以知矣。而进由三章"既见君子,云胡不喜"以例之,则此"云胡不瘳"之瘳字,当读为憀,义亦云喜也。然则疾病之愈而古称为瘳者,瘳之为言憀也,其翏声本为憀之省也。盖人之罹病者,每由其所苦而忧患之,然一俟其病苦得除,忧去愉回,则憀然乐也。故因憀为瘳以称之,遂有此谓瘉为瘳之名也。古之称瘳,义既同瘉而言憀乐,则《系传》去其古音之落萧切,而从其时音之敕尤反,乃以瘳之言抽,谓"忽愈若抽"者,即大谬也。而瘳之声义既源于憀,故《诗经》径即以瘳为憀,而谓既见君子之愉悦也。

瘳，疾瘉也；从疒，翏声。敕鸠切。

【系传】

瘳，疾病瘉也；从疒，翏声。臣锴曰：忽愈，若抽去之也。《尚书·金縢》："王有疾不豫，周公乃卜，翌日乃瘳。"是愈速也。敕尤反。

【段注】

瘳，疾瘉也：二字互训也。从疒，翏声。赖鸠切：三部。

【纲疏】

瘳从翏声，盖音本如之也。《广韵·萧韵》云："翏，高飞貌。落萧切。"《诗·郑风·风雨》二章云："风雨潇潇，鸡鸣胶胶，既见君子，云胡不瘳。"由此瘳与潇胶为韵者，可知其音本如翏为落萧切也。而进由《风雨》三章"既见君子，云胡不喜"以例之，则此"既见君子，云胡不瘳"之"瘳"者，亦当谓喜，殆本以其声通而谓憀耳。清·俞樾《群经平议·毛诗一》云："瘳，当为憀。《文选·琴赋》注曰：'憀与聊，字义同。'……《楚辞·逢尤》篇曰：'心烦愦兮意无聊。'王逸注曰：'聊，乐也。'……云胡不瘳，犹言云胡不乐。"是也。

瘳之为字，既音本如翏，而义乃谓憀，由知疾病之瘉而古亦称瘳者，瘳之为言憀也，本即以其翏声而谓憀也。此殆以人之罹病者，每由其所苦而不豫悦，而一俟其病苦得除，忧去愉回，遂快然乐也。《尚书·金縢》："王有疾，不豫，周公乃卜，翌日乃瘳。"孔安国传云:"武王有疾不悦豫。"此之谓也。而"不豫"《说文》本亦作"不念",《心部》念下云:"《周书》曰:'有疾不念。'念,喜也。"即谓此也。故瘳之言憀,即犹瘉之言愉也,以疾病之不豫(念)而转豫(念)谓瘳者,本一同于疾病之不豫(念)而转豫(念)谓瘉也。古之称瘳,义既同瘉而言喜乐、言愉悦,则《说文系传》拘泥于瘳之后起之音"敕尤反",乃以瘳之言抽谓"忽愈若抽"者,即大误也。而瘳之声义既源于憀,故《诗经》遂径以瘳为憀,而谓既见君子之愉悦也。

古称疾病之为瘳为瘉,而本以之言憀言愉者,又由瘉即愈,而愈即愉,愉即念,而念即豫,不豫本言不悦愉,而转又径以为病名者,可反证之矣。《孟子·公孙丑下》:"夫子若有不豫色然。"赵岐注云:"不豫,颜色不悦也。"《周书·五权》:"维王不豫。"朱右曾校释云:"天子有疾称不豫。"是也。盖人之罹病称不豫者,言其为病所苦,忧然不愉也。则病之获已称瘳瘉者,乃谓其病苦既去,遂憀然而乐也。而由此古于人之疾病每径以不豫称谓之,益可证病之既已而称瘳称瘉者本即以憀愉为声义也。

癡

概说

《说文》："癡，不慧也；从疒，疑声。"按癡之为病，本所谓佁、騃，亦所谓獃、呆也。盖佁、騃、獃、呆，义均谓癡，本为同名，而佁其本字，騃其借字，獃其俗字，呆其讹字也。故癡者，乃心不聪慧、呆顿无知之名，而与从心之懝，实为同字也。盖癡懝同字者，一犹瘆悸同字，以懝之省心从疒而为癡者，则一犹悸之省心从疒而为瘆也。癡（懝）从疑声，而古用为呆顿不慧之名者，盖癡之为言礙也，谓其病成于心滞礙也。而癡从疑声，所言为礙者，乃以礙疑音同，又并可训止，故从疑即一犹从礙也。盖癡之既言心滞礙，而有所滞礙则迟顿，有所滞礙则不达，而迟顿不达者，又正即癡训不慧之义也。本文："癡，不慧也。"段《注》曰："癡者，迟顿之意，故与慧相反。"是也。

癡，不慧也；从疒，疑声。丑之切。

【系传】

癡，不慧也；从疒，疑声。臣锴曰：癡者，神思不足，故亦病也。丑迟反。

【段注】

癡，不慧也：《心部》曰："慧者，儇也。"《犬部》曰："儇者，急也。"癡者迟钝之意，故与慧正相反。此非疾病也，而亦疾病之类也，故以是终焉。从疒，疑声。丑之切：一部。

【纲疏】

癡之为病，本即先秦两汉之所谓"佁""騃"，亦即宋元明清之所谓"獃""呆"也。盖佁、騃、獃、呆者，义均谓癡，本为同名，而佁其正字，騃其借字，獃其俗字，呆其讹字耳。《人部》云："佁，癡貌；从人，台声。读若騃。"《马部》云："騃，马行仡仡也；从马，矣声。"《方言》卷十云："癡，騃也。"《一切经音义》卷六引《苍颉篇》云："騃，无知之貌也。"《广韵·咍韵》云："獃，獃癡，象犬小时未有分别。"《集韵·咍韵》云："獃，癡也。"《人部》云："保，养也。……呆，古文保。"《中华大字典·口部》云："呆，俗以为癡獃字，误。"是也。故癡者，乃心不聪敏、呆钝无知之病也。本文云："癡，不慧也。"段注云："癡者迟钝之意，故与慧正相反。"《左传·成公十八年》："周子有兄而无慧，不能辨菽麦，故不可立。"杜预注云："菽，大豆也。豆麦殊形易别，故以为癡者之候。不慧，盖世所谓白癡。”是也。

癡训不慧，义谓呆钝，当与"从心疑声"之"懝"同字也。此由癡、懝之字本俱从疑声而义并训騃，《心部》"懝，騃也；从心、疑，疑亦声"、《方言》"癡，騃也"，可知癡之与懝音义并同，而字当无别也。盖懝与癡乃古今字，癡即懝之省心而从疒者耳。懝与癡为古今字者，一犹悸与瘁为古今字，懝之省心从疒而为癡者，一犹悸之省心从疒而为瘁也。本部云："瘁，气不定也；从疒，季声。"《心部》云："悸，心动也；从心，季声。"本俱以季为声而言心气之动者，是也。而《说文》以懝与悸隶属心部，癡与瘁隶属疒部，离析懝癡、悸瘁之各为二字者，误矣。

癡从懝省，懝从疑声，而古用之为呆钝不慧之名者，盖癡之为言礙也，谓其病成于心滞礙也。字从疑声，所言为礙者，《尔雅·释言》："疑，戾也。"郭璞注云："戾，止也。疑者，亦止。"而《说文·石部》云："礙，止也；从石，疑声。"其疑礙同声、并训为止者，是也。又，《言部》："譺，騃也；从言，疑声。"徐锴注云："（譺）言多礙也。"以"从言疑声"之譺，而谓"言礙"者，亦其证也。癡之谓礙，本言滞礙，盖有所滞礙则迟钝，有所滞礙则不达，而迟钝、不达者，又正即癡言不慧之义也。本文："癡，不慧也。"《心部》"慧，儇也"。徐锴云："儇，敏也。"段玉裁云："癡者，迟钝之意，故与慧相反。"《玉篇·疒部》云："癡，癡除，不达也。"《说文·彳部》云："彳，小步也；象人胫三属相连也。丑亦切。""亍，步止也；从反彳，读若畜。丑玉切。"是也。懝从心疑本言其心礙，癡从疑（懝省）疒乃言其懝病，故古以癡懝而为呆钝不慧之名者，癡之为言礙也、心礙也，谓其病之由来于心滞礙也。而《玉篇》所谓"癡，癡除，不达也"者，盖所言"癡除"即犹谓"彳亍"，而彳亍或即癡之长言、癡除之语转也。至于彳训"小步"、亍谓"步止"者，殆本言其"乍行乍止"之貌也。《辵部》："辵，乍行乍止也。从彳、从止。丑略切。"桂馥云："乍行乍止也，犹彳亍也。"而乍行乍止者，则正乃迟滞、不达之谓也。此癡言彳亍与言礙者一矣，本均以迟钝而不达为义也。

癡者，本心礙为病之义，故以之名病，则专谓心不聪慧、暗昧迟钝之疾，而与古方书中所谓"惛塞""暗钝"之病者，则无以异矣。《诸病源候论·小儿杂病诸候四·惛塞候》云："人有禀性阴阳不和，而心神惛塞者，亦有因病而精采暗钝者，皆由阴阳之气不足，神识不分明。"则正谓心不聪慧、暗昧迟钝之病也。此以"惛塞""暗昧"者，惛之言昏也，塞之谓隔也，暗之言暗也，钝之谓迟也；昏则不明、不明则暗，隔则不畅，不畅乃迟耳。故惛塞与暗昧所言不异，本均为惛暗不明、塞滞迟钝之义也。《说文·心部》云："惛，不憭也。"《战国策·秦策》"皆惛于教"，鲍彪注云："惛，不明也。"《尚书·大禹谟》"昏迷不恭"，孔安国注云："昏，暗也。"《老子》"我独若昏"，王弼注云："如暗昧也。"《说文·土部》云："塞，隔也。"《玉篇·土部》云："塞，蔽也。"《广雅·释诂》云："钝，迟也。"《正字通·金部》云："夫质鲁者曰钝。"《史通·内篇·叙事》云："夫以钝者称敏，则明贤达所嗤。"是也。而惛暗不明、塞滞迟钝，亦正即癡之言礙而谓迟钝不达、心不聪慧者也。

癡者，本所谓"佁""騃"，而亦所谓"惛塞"也。然癡与惛塞，则仅为同病，而癫与佁、騃，殆併亦同名矣。盖癫与佁騃，其名本同者，癫从"疑"声（疑，音"yí"，《广韵》"语其"切），本读为"懝"（音"ài"，《广韵》"五溉"切），又音转为"癡"（音"chī"，《广韵》"丑之"切），而佁本音"以"（音"yǐ"，《广韵》"羊己"切），又读若"騃"（音"ái"，《广韵》"五骇"切），又音转为"眙"（音"chì"，《广韵》"丑吏"切），此其音本相通者也。又，癫之为言礙也，礙者止也，而佁之为义本亦谓止。柳宗元《至小丘西小石潭记》云："日光下澈，影布石上，佁然不动。"所言"佁"者即犹言"止"也。又，眙《说文·目部》："直视也。"徐锴云："视不移也。"则眙乃佁之同源字，专即"佁，癡貌"之眼神呆滞而言者也。而《方言·卷七》"眙，逗也。"郭璞注云："逗，即今住字也。"《说文·辵部》云："逗，止也。"则又明谓佁之目光呆滞之眙者，本亦以"止"而为其义也。此癫佁之义复相同者也。而癫与佁音既相通而义复相同，且其语源亦本无别，此其不特同病而亦且同名者也。而又由佁音本如騃，癫字本作懝，而騃与懝古音无异，均为疑纽之部字，则癫之与佁初本一名者，可无疑矣。

癫

本书征引书目

说文解字	汉·许慎著
说文解字新附	宋·徐铉著
说文解字系传	南唐·徐锴著
说文解字注	清·段玉裁著
说文解字义证	清·桂馥著
说文句读	清·王筠著
说文释例	清·王筠著
说文通训定声	清·朱骏声著
说文解字注笺	清·徐灏著
说文解字群经正字	清·邵瑛著
说文解字斠诠	清·钱坫著
说文广义校订	清·吴善述著
说文辨字正俗	清·李富孙著
说文古籀补	清·吴大澂著
说文笺识四种	黄侃著
怀仁斋读说文记	蒋礼鸿著
尔雅	晋·郭璞注，宋·邢昺疏；三国魏·孙炎注
尔雅义疏	清·郝懿行著
尔雅音训	黄侃著
小尔雅	旧题汉·孔鲋著
尔雅翼	宋·罗愿著
急就篇	汉·史游著，唐·颜师古注

方言	汉·扬雄著，晋·郭璞注
方言笺疏	清·钱绎著
方言别录	清·张慎仪著
方言音释	丁惟汾著
新方言	章炳麟著
释名	汉·刘熙著
释名疏证补	清·王先谦著
广雅	三国魏·张揖著
广雅疏证	清·王念孙著
玉篇	南朝梁·顾野王著，唐·孙强修订，宋·陈彭年等重修
残本玉篇	
经典释文	唐·陆德明著
一切经音义	唐·释玄应著
一切经音义	唐·释慧琳著
续一切经音义	辽·释希麟著
广韵	宋·陈彭年等著
集韵	宋·丁度等著
类篇	宋·司马光等著
埤雅	宋·陆佃著
六书故	宋·戴侗著
龙龛手镜	辽·释行均著
字汇	明·梅膺祚著
正字通	明·张自烈著
通雅	明·方以智著
蜀语	明·李实著

字汇补	清·吴任臣著
字诂	清·黄生著
义府	清·黄生著
义府续貂	蒋礼鸿著
吴下方言考	清·胡文英著
蜀方言	清·张慎仪著
周易	三国魏·王弼注，唐·孔颖达疏
尚书	汉·孔安国传，唐·孔颖达疏
尚书大传	旧题西汉伏生撰，汉·郑玄注
诗经	汉·毛亨传，郑玄笺，唐·孔颖达疏
毛诗草木鸟兽虫鱼疏	三国吴·陆玑著
毛诗传笺通释	清·马瑞辰著
周礼	汉·郑玄注，唐·贾公彦疏
周礼正义	清·孙诒让著
礼记	汉·郑玄注，唐·孔颖达疏
左传	晋·杜预注，唐·孔颖达疏；汉·服虔注
公羊传	汉·何休注，唐·徐彦疏
穀梁传	晋·范宁注，唐·杨士勋疏
孝经	唐·李隆基注，宋·邢昺疏
逸周书	晋·孔晁注，朱右曾集训校释
国语	三国魏·韦昭注
战国策	汉·高诱注，宋·鲍彪注
论语	三国魏·何晏注，南朝梁·皇侃疏，宋·邢昺疏
孟子	汉·赵岐注
老子	三国魏·王弼注
庄子	晋·郭象注，唐·成玄英疏

列子	晋·张湛注
墨子	清·孙诒让注
管子	唐·尹知章注
荀子	唐·杨倞注
韩非子	明·赵用贤注
吕氏春秋	汉·高诱注
山海经	晋·郭璞注
楚辞	汉·王逸注，宋·洪兴祖补注
太公六韬	旧题西周·吕望著
淮南子	汉·高诱注
春秋繁露	汉·董仲舒著
太玄经	汉·扬雄著，晋·范望注
新序	汉·刘向著
论衡	汉·王充著
潜夫论	汉·王符著
申鉴	汉·荀悦著
风俗通义	汉·应劭著
易林	汉·焦延寿著
抱朴子	晋·葛洪著
世说新语	南朝宋·刘义庆著，南朝梁·刘孝标注
颜氏家训	隋·颜之推著
史记	汉·司马迁著，南朝宋·裴骃集解，
	唐·司马贞索隐，张守节正义
汉书	汉·班固著，唐·颜师古注，清·王先谦补注
后汉书	南朝宋·范晔著，唐·李贤注
三国志	晋·陈寿著，南朝宋·裴松之注

晋书	唐·房玄龄等著
宋书	南朝梁·沈约著
梁书	唐·姚思廉著
古今注	晋·崔豹著
搜神记	晋·干宝著
水经注	北魏·郦道元著
洛阳伽蓝记	北魏·杨炫之著
荆楚岁时记	北齐·宗懔著
述异记	南朝梁·任昉著
博异志	唐·郑还吉著
谐噱录	唐·朱揆著
朝野佥载	唐·张鷟著
匡谬正俗	唐·颜师古著
学林	宋·王观国著
老学庵笔记	宋·陆游著
臆乘	宋·杨伯岩著
鸡肋编	宋·庄绰著
青箱杂记	宋·吴处厚著
宋景文笔记	宋·宋祁著
岭外代答	宋·周去非著
溪蛮丛笑	宋·朱辅著
焦氏笔乘	明·焦竑著
五杂俎	明·谢肇淛著
疑耀	明·张萱著
潜研堂文集	清·钱大昕著
读书杂志	清·王念孙著

经义述闻	清·王引之著
群经平议	清·俞樾著
诸子平议	清·俞樾著
札朴	清·桂馥著
札迻	清·孙诒让著
群书拾补	清·卢文弨著
双砚斋笔记	清·邓廷桢著
浪迹丛谈	清·梁章钜著
新齐谐	清·袁枚著
观堂集林	王国维著
毛公鼎考释	王国维著
文始	章炳麟著
新方言	章炳麟著
义府续貂	蒋礼鸿著
积微居小学述林	杨树达著
史讳举例	陈垣著
艺文类聚	唐·欧阳询等编
初学记	唐·徐坚等编
太平御览	宋·李昉等编
太平广记	宋·李昉等编
事物纪原	宋·高承编
永乐大典	明·解缙等编
古今图书集成	清·陈梦雷等编
渊鉴类函	清·张英等编
格致镜原	清·陈元龙编
全汉赋	费振刚等辑
乐府诗集	宋·郭茂倩编

文选	南朝梁·萧统编
全唐诗	清·彭定求等编
通志略	南宋·郑樵著
玉函山房辑佚书	清·马国翰辑
甲骨文编	孙海波著
卜辞通纂	郭沫若著
卜辞求义	杨树达著
甲骨文字集释	李孝定著
甲骨文合集	郭沫若主编
甲骨文字典	徐中舒等著
甲骨学辞典	孟世凯著
三代吉金文存	罗振玉著
金文编	容庚著
金文常用字典	陈初生等著
隶释、隶续	宋·洪适著
隶辨	清·顾蔼吉著
隶篇	清·翟云升著
碑别字新编	秦公著
古文字类编	高明著
汉语古文字字形表	徐中舒等著
侯马盟书	
睡虎地秦墓竹简	
张家山汉简脉书校释	高大伦著
马王堆汉墓帛书	
银雀山汉简释文	吴九龙著
阜阳汉墓医简	
武威汉代医简	
楼兰尼雅出土文书	林梅村著

素问

黄帝内经太素　　　　　　　　隋·杨上善著

黄帝内经素问　　　　　　　　唐·王冰著

类经　　　　　　　　　　　　明·张介宾著

黄帝内经素问集注　　　　　　清·张志聪著

素问识　　　　　　　　　　　日人丹波元简著

灵枢

灵枢注证发微　　　　　　　　明·马莳著

灵枢识　　　　　　　　　　　日人丹波元简著

难经　　　　　　　　　　　　旧题战国·秦越人著

难经集注　　　　　　　　　　三国吴·吕广，唐·杨玄操，宋·丁德用、
　　　　　　　　　　　　　　虞庶、杨康侯等注；明·王九思等辑

难经本义　　　　　　　　　　元·滑寿著

难经正义　　　　　　　　　　清·叶霖著

神农本草经

本草经集注　　　　　　　　　南朝梁·陶弘景著

伤寒论　　　　　　　　　　　汉·张仲景著，晋·王叔和编次

注解伤寒论　　　　　　　　　金·成无己著

伤寒明理论　　　　　　　　　金·成无己著

伤寒论脉证式　　　　　　　　日人川越正淑著

金匮要略　　　　　　　　　　汉·张仲景著，晋·王叔和编次

金匮要略广注　　　　　　　　清·李彣著

金匮要略心典　　　　　　　　清·尤怡著

中藏经　　　　　　　　　　　旧题汉·华佗著

脉经　　　　　　　　　　　　晋·王叔和著

针灸甲乙经　　　　　　　　　晋·皇甫谧著

肘后备急方	晋·葛洪著,梁·陶弘景增补,金·杨用道附方
刘涓子鬼遗方	晋·刘涓子著,南朝齐·龚庆宣编
诸病源候论	隋·巢元方等著
新修本草	唐·苏敬等著
备急千金要方	唐·孙思邈著
千金翼方	唐·孙思邈著
外台秘要	唐·王焘著
太平圣惠方	宋·王怀隐等编著
脚气治法总要	宋·董汲著
类证活人书	宋·朱肱著
卫济宝书	宋·东轩居士著
圣济总录	宋·赵佶 敕编
圣济经	宋·赵佶著,吴禔注
重修政和经史证类备用本草	宋·唐慎微著,曹孝忠等修订;金·张存惠增附
鸡峰普济方	宋·张锐著
幼幼新书	宋·刘昉著
三因极一病证方论	宋·陈言著
医说	宋·张杲著
是斋百一选方	宋·王璆著
小儿卫生总微论方	宋·佚名氏著
妇人大全良方	宋·陈自明著
济生方	宋·严用和著
仁斋直指方论	宋·杨士瀛著
素问玄机原病式	宋(金)·刘完素著
儒门事亲	宋(金)·张从正著

世医得效方	元·危亦林著
格致余论	元·朱震亨著
局方发挥	元·朱震亨著
医经溯洄集	元·王履著
外科精义	元·齐德之著
婴童百问	明·鲁伯嗣著
秘传证治要诀及类方	明·戴原礼著
医学正传	明·虞抟著
续医说	明·俞弁著
薛氏医案	明·薛己著
古今医统大全	明·徐春甫著
医学纲目	明·楼英著
疮疡经验全书	明·窦汉卿著
医学入门	明·李梴著
本草纲目	明·李时珍著
赤水玄珠	明·孙一奎著
医旨绪余	明·孙一奎著
证治准绳	明·王肯堂著
寿世保元	明·龚廷贤著
外科正宗	明·陈实功著
简明医彀	明·孙志宏著
红炉点雪	明·龚居中著
医贯	明·赵献可著
景岳全书	明·张介宾著
温疫论	明·吴有性著
尚论篇	明·喻昌著

侣山堂类辩	清·张志聪著
证治百问	清·刘默著
证治汇补	清·李用粹著
张氏医通	清·张璐著
医学心悟	清·程国彭著
医宗金鉴	清·吴谦等著
医碥	清·何梦瑶著
疡医大全	清·顾世澄著
疡科心得集	清·高秉钧著
外科证治全书	清·许克昌著
外科全生集	清·王维德著
本草纲目拾遗	清·赵学敏著
杂病源流犀烛	清·沈金鳌著
松峰说疫	清·刘奎著
风痨臌膈四大证治	清·姜天叙著
温病条辨	清·吴瑭著
重庆堂随笔	清·王秉衡著，清·王士雄注
类证治裁	清·林佩琴著
医醇賸义	清·费伯雄著
奇方类编	清·吴世昌著

浅谈名物训诂

——以此代跋

近些年来，训诂界有一热门话题，即名物训诂。而参与其中发表己见者，或未得门径，文不对题，或思维不清，逻辑混乱，或故作高深，喧宾夺主，总之云里雾里，不知所云。今天也想就此谈谈个人看法，以此代跋。

名物训诂，是传统训诂学的一个分支，就是对名物，即有名的事物进行训释的一种方法。而因世间为人类所认知的万事万物率皆有名，故此法对所有这些事物则均可适用。只是训诂一词的本义为"训故言"，故名物训诂的运用，还主要应在古代文献所记载的诸多名物中进行。与之相对的，则是针对古代文献中众多语词进行释义的一般训诂。二者相辅相成，构成了传统训诂学的两大流派。

名物训诂与一般训诂，在方法上有着很大不同。一般训诂只需解释出所释语词的意义，即其实之所指已告完成；而名物训诂则不但要解释名物的实之所指，并且必须要训解出其名之所由。这就是名物训诂为什么不能叫事物训诂的原因所在，也正是名物训诂为什么一定要脱离一般训诂而需独立存在的原因所在。

一般认为，认知一个事物，只需要弄清它究竟是指何事何物即可，至于它为什么要叫这个名字，那就是可知可不知的事情。其实这种想法，是古今普遍存在的，我们的传统训诂学最初也正是走的这条路子。如撰著于战汉之际，有着"辞书之祖"之称的《尔雅》

一书，虽篇分十九，有语词训诂与事物训诂之不同，然终因但释其义而不释其名，故只能属于一般训诂。而至东汉末年，刘熙著《释名》一书，不仅注重释义，并且尤重释名，实开名物训诂流派之先河，但又因"滥用声训，颇伤穿凿"，故不为后世所重。迄于宋代，复有陆佃者紧步刘熙后尘，著《埤雅》一书，沿续《释名》之法对《尔雅》草木鱼虫等类之释发扬光大，而亦因中多臆说，不足为训。其后明清二朝，虽代有其书，各有亮点，但终因开局不利，饱受诟病，使得这一流派始终跌跌撞撞，未能迈出健康的步伐。总结其中的原因，大致有二：其一为名物训诂对于名源的探讨，多是采用声训的方法，而对此法的应用稍有不慎，即易造成滥用之弊；其二则是古人对名物训诂的效用认识不足，不知释义与释名两两互用，往往在求义不得、身陷谷底时，而能顿获确诂、绝地逢生，其结论也一犹定海神针，不可撼动！

名物训诂中对于物义进行训释的意义与方法，因妇孺皆知，兹不赘述。而对其名源的推求，亦即对于其词根的推求，则非易事，恐怕连专家也未必说得清楚。首先是人类词汇，有着原生词与衍生词（纲按：为叙述方便，姑且拟此二名）的分别。原生词是没有词根的，它的产生多来源于古人对于自然界一些声响与物象的直接描摹与比况，如据于孩提咿呀学语时最易发出的声音，而制定出的"父母""爹娘"，据于大气之清升浊降、物体之生开死合所制定的"天地""阴阳"等，则均属此类。所以，对于这一类原生词的名义推源，亦只能归结于自然现象，而必欲寻其字根，则实不可能。倘若不明此理，仍要因声索义，对其释名义、求词根，就不免要"滥用声训、颇伤穿凿"了。至于衍生词，则是在原生词的基础上所产生，而正是由于这类原生词的存在（或相对原生的衍生词的存在），才使得名物训诂中对于后来以衍生词命名的万事万物的释名成为可能。一般说来，衍生词的由来，多缘于人们对自然界中既已认知的诸多名物的比类取象，即因尚未命名之后物具有既已命名之前物的某些特征，遂乃径取前物之名呼后物，或略转其声称后物；而落实于文字，则多是在前物名字声符不变或稍变的前提下，增益或改变其形符，以之为后物之名字。这种以声音为线索贯穿于原生词与衍生词之间的现象，即成为名物训诂何以要据声释名的原因所在。然而世间万物无穷，人类构音有限，以有限的构音来称谓无穷的事物，就必然会产生大量的同音词，故虽为同音词，但有的同源，有的则否，而人们在名物训诂中，如果不顾客观事实，但凭主观臆断，把本不同源的同音词，硬说成是名所由来之原生词，这同样是犯了"滥用声训、颇伤穿凿"之弊病。另外，必须要强调的是，固然释名的利器为语音，然而语音的载体乃字形，故脱离了对字形的辨认，而直接追求对于语音的识别，即一犹无源之水、无本之木，当亦不可实现！试想如果对一个字究为何形均不能明辨，那么它的读音又何所从来？并且某些字形的本身即富含深义，或者它独体而象某物之形，或者它合体以会某事之意，一望即可知所要表达为何事、为何物，在辨形的基础上结合其音读，即所谓"形声相益"，就可以更加快速、准确地释出其名。这就是名物训诂不但要重音，而且要重形的原因所在。当然对于名物训诂中的字音、字形，还要严格划分其时代，如对汉前名物之训诂，字音须以上古之音，字形多据甲金篆形。

　　名物训诂，实则就是训名与诂物，或称推名与求实的有机结合。

这一方法的产生，是建立在"名以实立、因可责实，而实之既明、名则易断"的原理之上的。至于它的具体实施，则须在览群书识众物、见一斑知全豹、熟古音谙古字、近证据远臆断的前提下，首先应因于声形以释名，据于经典而释物，在各自厘清名实后，进而循其名而责其实，援其物以证其名，循环往复相互求证，如此而践行名物训诂，方能使名实相安，而各得其善。这种既单向发功又双向合力、既独力探索又相互求证的训诂方法所产生的效能，是单纯释义的一般训诂所望尘莫及的。通常说来，一般训诂在随文对一个语词进行训释时，首先在训释者的脑海里会迅速显现出这一词汇的全部义项，然后根据语境，有针对性地从中选择出一个恰如其分的义项为之注释。所以在一般训诂中，最怕的就是生僻字出现，特别是这一生僻字在所要查阅的字典里连其作者亦感生僻而语焉不详之时。如《说文·疒部》中所谓"瘒，病也；从疒，鬼声""瘇，病也；从疒，堇声""痩，病也；从疒，员声""疕，病也；从疒，出声"，就属于这种情形。而这一情形的出现，则足可使一般训诂的从事者立现顿瞀，一筹莫展。但这对名物训诂者来说，就会变得相对简单，通过字音字形以释名，然后循名责实以求证，即多可获得顺利解决。类似的例子在《说文·疒部》中还可以找出很多，如痒、瘕、瘭、瘵、疢、瘵、瘟、痹、痰、疲、癖、痬等，在这些字中有的似较以上例字更加生僻，但优点是许慎对于它们的说解则稍详，训释字由上例的二字各增加至三字、四字、五字不等，最多的是瘭字之说解，字有十三，但中分三义，每义则二至七字不相同。面对如此名字既生僻、释义又不详的局面，要想对它们做出详尽准确的解释，单纯词义训诂，显然是力有未逮。而通过名物训诂，我们即可以较为清晰地得出判断：这些生僻的疾病名字的产生，或由来于其形符的增益变换，或由来于其声符的互转易音，或由来于联绵词的合音急读等，而所有这些名字，又均受了"凡疒之属皆从疒"之造字法则的影响。有了这样的判断，我们即可较为轻松地还原其所以为名的本来面目，从而确切地得出这些疾病的实之所在。因为具体例证业已备述于本书的相应篇章中，故兹不复赘。倒是笔者于1997年在人民卫生出版社出版的《中医百病名源考》一书自序中的一段论述，颇能辅翼本文之说。今录之于下，以飨读者。

"名以实立，而由可责实，此释名之用可谓大矣哉！然名称寄于声音，名称寓乎字形，是名物训诂之与字音字形又未可须臾或离也。第病之为名，源起甚古，肇始于商周，盛行于秦汉，故因乎声形而释名，则非借于汉前古音、甲金篆形，又颇难为功。即如怔忡之名，明清之人或谓实指心悸，或谓二者不同，然倘若知其名乃始于西汉，音本近于'丁冬'及'登冬'，字始从'彳'，初用状人之奔走之步履之声，转又从"忄"，借以喻人之心悸之跳动之声，则怔忡之名当正谓心悸，本乃由心悸之声绝似于步履之声而为名者，由可知矣。又如瞑眩之名，首见于《书》经，其义谓何，异说纷呈，然若知其称本源于凡言物象漫漶、模糊之冥玄，而与迷糊、迷昏、迷魂、迷幻乃至于蒙汗，实并系一声之转，则《书·说命》中'若药弗瞑眩，厥疾弗瘳'之'瞑眩'，义本谓迷糊、迷昏，其为症当一犹张仲景《金匮要略》谓人服乌头桂枝汤后之'如醉状'，亦一犹李时珍《本草纲目》谓人服蒙汗麻醉药后之'迷魂'貌者，亦由可知矣。又如脉瘪之名，人多不解，或谓为'善惊之病'，而若知脉瘪之瘪，音本如惕，病名脉瘪与称人智识不开、蒙昧不明之娹婬、茗芌与懵懂，实亦系一声之转，则于《说文》'瘝，脉瘝也'，《广雅》'瘝，痴也'，古训脉瘝之为痴者，自可了然于胸中而无所疑矣。他如食亦之亦，古音如夜，义因通之，而夜者晦而幽冥之谓，盖入夜幽冥，则其象不明，万物若隐，故但见其食、不见生肉之'善食而瘦'之病，古即以所食若冥、所食若晦之食亦（夜）而名之（此由食亦之名古又称'食晦'，而晦夜义同，亦可证之）；微，当读为溦、霉，义谓物伤久雨而霉黑，盖人病骭疡者，疮口霉黑，状甚类之，故古即以微言溦霉而称之；痹，古音如'比'，乃'不知'二字之合音，而不知者，无所觉知之谓，故人之中风，知觉丧失，既昏不识人又身无痛觉者，古即以痹命名之，而与但身偏废、智识不昏之本称为㾳（偏枯）者，则正互言深浅、义相对待。而唐宋以来之医家，或以食亦之名为言'食也'，谓其纵食也消瘦，或以微之名义为言'微细'，谓其因疮而胫变细，而又众口一词，皆以痹之一名为源于废，本谓其肢体之废用者，其说即误矣。另如腊梨（鬎鬁）之名，本源于癞，语急读之而可得之，故头生白秃、痂厚毛脱、其状如癞（即麻风）者，古即因癞之声而称为腊梨；痹之一名，本源于撇㑉，语缓读之而可得之，故肢体疼痛、关节屈曲、其行撇㑉者，古即因撇㑉之声而称为痹耳。又无辜之无，音本近摹，故无辜之名，亦作摹姑，而由古称形圆之物每拟此声以为名，如山榆之仁之称为无姑，桑楮之菰之谓为蘑菇，则无辜、摹姑本实言瘰疬，乃指小儿疳疾中项下结节之病，而实非人所谓小儿病疳之身体羸弱症者，亦可知之矣。凡此皆由因声释名，而得其所称疾病之实者也。至于因形而释名者，如疒，字本作𤵢（𤵜），象人有疾病之卧床形，故殷商之时有疒首、疒目、疒齿、疒役之名，用之为人之百病之统称，而周秦之季复有疠、瘟、瘟、疫（疫）之称，转以为凡病名字之部首也。又如疠（瘭）字从蛊（蛊亦声），而蛊本作✦，字象性毒善螫之蝎子形，故人为蝎螫，被其毒伤者，古即制疠（瘭）字从疒从蛊而书其名；瘿字从婴（婴亦声），而婴本作✦，字象贝壳联缀之颈饰形，故颈生囊肿，象其饰形者，古即制瘿字从疒从婴而记其称也。他如：疾，字本作✦，象人之腋下着箭矢形；尪，字本作尢，象人之病足之屈曲形；厥（瘚），字本作✦，象人之仆地而气犹出形。故古于箭伤、病足与昏厥病，初即制✦、制尢、制✦而当其名也。凡此又不待审音，直可由辨形即可得其所以为名之义者也。疾病之名称既寄于声音、寓于字形，故审其音而辨其形，则自可明了乎其实矣。"

　　名物训诂是一门实用性很强，但又遭严重低估的学问。为使莘莘学子能够真正地了解它、喜欢它，准确地掌握它、运用它，以更好地供各专业学科研究之用，遂产生了撰写此文的想法。但以医之于文，形同隔山，因之余撰此类文章，当非最佳人选。所以其中问题定然多多，尚望有识之士、大方之家不吝赐教焉！

张　纲

2020 年 7 月 6 日晨　于仰兰斋

55检